外科疾病诊治技术与临床应用

WaiKe JiBing ZhenZhi JiShu Yu
LinChuang YingYong

陈永胜 主编

中国纺织出版社有限公司

图书在版编目（CIP）数据

外科疾病诊治技术与临床应用/陈永胜主编 . -- 北
京 : 中国纺织出版社有限公司 , 2020.12
　　ISBN 978-7-5180-8204-9

　　Ⅰ . ①外… Ⅱ . ①陈… Ⅲ . ①外科 – 疾病 – 诊疗
Ⅳ . ① R6

　　中国版本图书馆 CIP 数据核字 (2020) 第 222930 号

责任编辑：樊雅莉　　责任校对：高涵　　责任印制：王艳丽

中国纺织出版社有限公司出版发行
地址：北京市朝阳区百子湾东里 A407 号楼　邮政编码：100124
销售电话：010—67004422　传真：010—87155801
http://www.c-textilep.com
中国纺织出版社天猫旗舰店
官方微博 http://weibo.com/2119887771
北京虎彩文化传播有限公司印刷　各地新华书店经销
2020 年 12 月第 1 版第 1 次印刷
开本：889×1194　1／16　印张：9.75
字数：293 千字　定价：88.00 元

编　委　会

前　言

近年来，随着卫生事业的蓬勃发展，外科领域的发展突飞猛进，随之涌现出很多新理论、新观点、新技术和新疗法。多种先进的检查手段的应用，使一些过去难以确诊的疾病迎刃而解。我国现代外科与发达国家相比起步较晚，但经过广大外科医务人员的共同努力，以及大量高新技术、先进设备的引进，我国的普通外科疾病临床诊疗水平已迅速得到提高，在某些领域已达到国际水平。

外科是主要通过手术方法帮助患者解除病原，获得健康的学科。外科医生除了要了解疾病的病因病理、临床表现、诊断、分期、治疗，更重要的是掌握外科手术的适应证与禁忌证、术前评估、手术技巧及方法，以及术后并发症的防治。为了适应我国外科医学的快速发展，进一步提高临床普通外科医师的诊治技能和水平，特组织多位临床经验丰富的专家及临床工作者编写了本书。

本书包含水、电解质及酸碱平衡、普外科手术麻醉、外科感染、外科休克、甲状腺与甲状腺旁疾病、胃与十二指肠疾病、肝胆疾病、血管外科疾病、男性生殖器肿瘤，以及肛肠病的中医治疗。本书内容丰富、图文并茂、观点新颖、通俗易懂，希望可以为广大医护人员提供参考和帮助。

本书在编写过程中，借鉴了许多外科相关书籍与文献资料，但由于编校水平有限，书中难免存在疏漏及不足之处，恳请广大读者批评指正。

编　者

2020 年 9 月

目　录

第一章
水、电解质及酸碱失衡

第一节　概述

一、体液的组成与分布

健康成人体内水占全身体重的比例相对恒定，但男女之间有所差别，成年男性水一般占人体重量的60%，女性约为50%。脂肪组织量和年龄等因素对其均有一定影响，脂肪含水很少，所以体瘦者水与体重之比高于胖者达25%～30%。女性因为皮下脂肪较多而肌肉偏少，所以总体液量的百分率较低。

体液可分为细胞内液和细胞外液两大部分，细胞外液又分为组织间液（即血管外液）和血浆（即血管内液）。细胞内液为身体各种细胞内的水，约占体重的40%，由总体液量减去细胞外液量而间接得出，大部分存在于骨骼肌群中，主要阳离子为 K^+ 及 Mg^{2+}，主要阴离子为 HPO_4^{2-} 和蛋白质。

细胞外液约占体重的20%，其中15%为组织间液，5%为血浆。绝大部分的组织间液能迅速和血管内液体或细胞内液进行交换，对维持机体的水和电解质平衡起很大的作用，故又称为功能性细胞外液。另有一小部分组织间液仅有缓慢地交换和取得平衡的能力，虽也有着各自的生理功能，但维持体液平衡的作用甚小，故又称无功能性细胞外液。结缔组织液和所谓透细胞液，如脑脊液、关节液、消化液等，都属于这种无功能性细胞外液。体液在正常情况下有一定的容量、分布和电解质离子浓度，机体必须保持它们的稳定，才能进行正常的新陈代谢。

二、渗透压

只允许溶剂分子通过而溶质分子不能通过的隔膜叫作半透膜，是渗透压存在的基本条件之一。当水和溶液被半透膜分隔时，水可通过半透膜进入溶液，该现象即为渗透作用。由于溶液含有一定数目的溶质微粒，对水产生一定的吸引力，水即渗过半透膜而进入溶液，这种对水的吸引力叫作渗透压。

细胞内外液间离子成分的差别，靠起半透膜作用的细胞膜维持。任何不能自由穿过细胞膜的物质，都能形成细胞外液和细胞内液间隙之间的有效渗透压。作为细胞外液主要阳离子的 Na^+，提供了渗透压的主要部分。正常人血浆渗透压的波动范围是290～310 mmol/L。血浆渗透压可以直接测定，也可以用以下公式近似计算：

$$血浆渗透压（mmol/L）= 2 \times （[血清钠] + [葡萄糖] + [尿素氮]）$$

血清钠、葡萄糖和尿素氮浓度均以 mmol/L 表示。当直接测定的血浆渗透压超过上述公式计算的结果 10 mmol/L 以上时，即出现渗透压间隙。渗透压间隙增加，可能是由于血浆中有 1 个或 1 个以上不能被测定的渗透活性物质有关。它们相差越大，表示病情越重，预后越不佳。

三、水的摄入和排出

正常人每日需水 2 000 ~ 2 500 mL，其中约 1 500 mL 直接摄入，其余 1 000 mL 来自固体食物及其分解代谢过程。水通过 4 种途径排出体外：①尿液 1 000 ~ 1 500 mL。②呼气中丧失水分约 400 mL。如果未加雾化的气管切开，伴有通气过度时，可增加经呼吸道失水，使每日无知觉失水总量达 1 500 mL。③经皮肤不感蒸发的水约 500 mL。④每日经粪便排出水分 60 ~ 150 mL。

组织分解代谢也产生水。在氧化时，1 g 蛋白质可产生 0.41 mL 水，1 g 糖产生 0.60 mL 水，而 1 g 脂肪产生 1.07 mL 水。在严重创伤时大量组织破坏可使体内迅速产生大量的内生水。每破坏 1 g 肌肉约释放出 0.85 mL 水。

四、钠的摄入和排出

正常人每日摄入 4 ~ 5 g 钠盐（含 70 ~ 90 mmol Na^+），摄入的食盐和分泌到消化液中的 Na^+ 几乎全被吸收，过剩的钠主要靠肾脏排出。肾脏功能正常时，钠摄入多，排出也多；摄入少，排出也少。当钠摄入减少或肾外丧失增加时，正常肾脏能在 24 h 内将钠排出减低到每日 1 mmol 以下。少量出汗时，汗液是一种低渗液，平均钠浓度为 15 mmol/L；而大量出汗时，汗液钠浓度可达 60 mmol/L，甚至更高。从皮肤和肺的不感蒸发为纯水。因此，肾功能正常的健康人，正常失水中含钠极低。

正常成人体内 Na^+ 的总量约为 3 700 mmol，其中 44% 分布在细胞外液中，9% 存在于细胞内液中，其余 47% 存在于骨骼中。细胞内、外液中的 Na^+ 都是可交换的，而骨骼中的 Na^+ 只有 45% 是可交换的。在人体代谢或钠异常丢失过程中，可交换钠被利用，起到代偿作用。

五、酸碱平衡调节

正常人的体液保持一定的氢离子浓度，即保持一定的 pH 以维持正常的生理和代谢功能。判断酸碱中毒是以动脉血的 pH 为标准，正常值为 7.35 ~ 7.45，平均为 7.40，人体能耐受的 pH 为 6.8 ~ 8.0。

人体的糖、蛋白质和脂肪在代谢过程中均产酸，分为碳酸（H_2CO_3）和其他如乳酸、硫酸、磷酸等固定酸。人体在物质代谢过程中也产生碱性物质，如氨，但对体液酸碱状态影响不大，食物中的碱性物质主要来源于蔬菜和水果中的有机酸盐在体内形成的碱性物质。人体在代谢过程中，既产酸也产碱，酸性物质的产生量远远超过碱性物质的产生量，故体液中 H^+ 浓度经常发生变动。但人体能通过血液的缓冲系统、肺的呼吸和肾的调节作用，使血液 pH 在小范围内变动。

体内酸碱平衡的调节，以体液缓冲系统的反应最迅速，几乎立即起反应，但只能起短暂的调节作用。血液中的缓冲系统以碳酸氢盐（HCO_3^-）——碳酸（H_2CO_3）最为重要。肺的调节反应略慢，约较体液缓冲系统慢 10 ~ 30 min，但可维持较长时间。肺部排出 H^+ 的办法是将 H_2CO_3 转化为 CO_2 与水，然后由肺呼出 CO_2，使血中 CO_2 浓度恢复正常。肾脏的调节最迟，往往需 5 ~ 6 h，但是最持久，可达数天，作用也最强。肾脏在酸碱平衡中的调节作用是：一方面重吸收经肾小球滤出的 $NaHCO_3$；另一方面肾小管上皮细胞分泌的 H^+ 与肾小管滤液中的 NH_3 或 HPO_4^{2-} 结合，形成 NH_4^+ 或可滴定酸（$H_2PO_4^-$）随尿液排出。

第二节　体液代谢失调

体液代谢失调可以分为三类：容量失调、浓度失调和成分失调。容量失调是指体液量的等渗性减少或增加，仅引起细胞外液量的改变。浓度失调是指细胞外液内水分的增加或减少，以致渗透微粒的浓度发生改变，也就是渗透压发生改变，如低钠血症和高钠血症。细胞外液内其他离子的浓度改变虽能产生各自的病理生理影响，但因量少而不致明显改变细胞外液的渗透压，故仅造成成分失调，如低钾血症或高钾血症、低钙血症或高钙血症以及酸中毒或碱中毒等。

一、水代谢异常

（一）容量不足

1. 病因和发病机制

细胞外液容量不足是由体内总钠的净含量降低引起。体内失钠总是伴有水丢失，失钠的最终结果是细胞外液容量丢失。伴随着容量丢失，是否存在血钠浓度降低、不变或增加主要决定于容量丧失途径（如胃肠道、肾脏）和补充液体种类。其他因素，如抗利尿激素（ADH）分泌或某些物质进入远端肾小管导致水潴留同样可以影响容量丧失时血钠的浓度。细胞外液容量不足的主要病因如下。

（1）肾外因素。①胃肠道：呕吐、腹泻、胃肠减压、胆道引流。②皮肤：出汗。③透析：血透、腹透。④呼吸道：气管切开合并无雾化的辅助呼吸。⑤第三间隙丢失：大量胸腔积液或腹腔积液。

（2）肾上腺上腺因素。①急性肾衰竭：恢复过程中的多尿期。②慢性肾衰竭：梗阻性肾病梗阻解除后，血液透析。③利尿剂。④糖尿病酮症酸中毒。⑤肾上腺疾病：糖皮质激素缺乏，醛固酮缺乏症。

2. 临床表现

主要临床表现为乏力、口干、心悸等。患者皮肤干燥、无弹性，直立性低血压（直立时收缩压降低 > 10 mmHg），心动过速和中心静脉压（CVP）低是比较可靠的体征。轻度细胞外液容量丢失，唯一的体征是皮肤弹性降低和眼球下陷；中度容量不足可以表现为心动过速或直立性低血压；严重容量丢失可以导致精神紊乱和明显的休克症状。

实验室检查可见血液浓缩，血细胞比容增高，白细胞可轻度增高。严重单纯肾外因素引起者，尿量减少，尿比重增加，血尿素氮和肌酐均可轻度增高。血钠浓度可以降低、正常或过高。尿钠浓度根据基本病因而不同，经肾外因素丢失者可低于 10 mmol/L 以下，如果是经肾丢失者，则可达 20 mmol/L 以上。

3. 治疗

容量不足的原发病因必须纠正。轻至中度容量不足，如果患者神志清楚，无胃肠功能紊乱，可以口服钠和水而纠正。如果失水较明显或肠道吸收障碍，可以静脉输入等渗生理盐水。严重容量不足，特别伴有严重营养不良时，应尽快纠正容量不足，同时补充胶体溶液，如白蛋白或血浆。

容量不足的准确定量较为困难，但可根据前述的临床表现作出大致判断。轻度不足时，约丧失体重的 4%；中度不足丧失体重的 6% ~ 8%；重度不足约丧失体重的 10%。补液治疗应根据患者的反应和严密的临床观察进行调整，如容量不足的体征是否纠正，血压、脉率是否稳定，CVP 是否正常和每小时尿量多少等，并纠正可能同时存在的浓度或成分异常。

输液速度需根据体液紊乱的类型和程度，以及是否继续丢失及心脏状况而定。在严重容量不足时，开始以每小时 1 000 mL 的速度输入，待循环状况改善后即减速。伴有心血管疾病的老年人，纠正容量不足时需缓慢、谨慎地在适当监测下进行，包括监测中心静脉压或肺动脉楔压，并适当使用相应的心血管药物。

在严重容量不足或休克状态下，从静脉内输给大量等渗盐水，有导致血氯过高，引起高氯性酸中毒的危险。因平衡盐溶液的电解质含量和血浆内含量相仿，用来治疗容量不足更加符合生理。

（二）水过多

机体入水总量超过排出量，以致水在体内潴留，引起血液渗透压下降和循环血量增多，又称水中毒或稀释性低钠血症。

1. 病因和发病机制

水过多较少发生，仅在抗利尿激素分泌过多或肾功能不全的情况下，机体摄入水分过多或接受过多的静脉输液，才造成水在体内蓄积，导致水中毒。水中毒时，细胞外液量增大，血清钠浓度降低，渗透压下降。因细胞内液的渗透压相对较高，水移向细胞内，结果是细胞内、外液的渗透压均降低，量增大。此外，增大的细胞外液量能抑制醛固酮的分泌，使远曲肾小管减少对 Na^+ 的重吸收，Na^+ 从尿内排出增多，因而血清钠浓度更加降低。

2. 临床表现

急性水中毒时，因为脑细胞肿胀和脑组织水肿造成颅内压增高，引起各种神经、精神症状，如头痛、失语、精神错乱、定向力失常、嗜睡、躁动、惊厥、谵妄，甚至昏迷。有时可发生脑疝，造成呼吸、心搏骤停。

慢性水中毒时，症状一般不明显。患者可软弱无力、恶心、呕吐、嗜睡等，但往往被原发疾病的症状所掩盖。患者的体重明显增加，皮肤苍白而湿润。有时唾液、泪液增多。

实验室检查可发现红细胞计数、血细胞比容、红细胞平均血红蛋白浓度、血红蛋白量和血浆蛋白量均降低，血浆渗透压降低，红细胞平均容积增加。

3. 治疗

预防重于治疗。对容易发生 ADH 分泌过多的患者，如疼痛、失血、休克、创伤和大手术等；急性肾功能不全和慢性心功能不全的患者，应严格限制入水量。对水中毒患者，应立即停止水分摄入，在机体排出多余的水分后，程度较轻者水中毒即可解除，程度较重者除禁水外，还要用利尿剂促进水分排出。一般用渗透性利尿剂，如 20% 甘露醇静脉内快速滴注，以减轻脑细胞水肿和增加水分排出。也可静脉注射袢利尿剂，如呋塞米。注意监测血钠浓度变化，防止血钠浓度变化过快、过大导致脑神经元脱髓鞘病变。

二、钠代谢异常

水和钠的正常代谢及平衡是维持人体内环境稳定的一个重要因素。细胞外液中 90% 的渗透微粒是 Na^+，故 Na^+ 浓度的改变会引起细胞外液渗透压的改变，因此血钠浓度是血浆渗透压的主要决定因素。血清钠的正常值是 135 ~ 145 mmol/L，平均为 142 mmol/L，小于 135 mmol/L 为低钠血症，超过 145 mmol/L 为高钠血症。

（一）低钠血症

1. 病因和发病机制

低钠血症反映出体内总体水量相对多于总体钠含量，按其病因可分为低血容量、稀释性和高血容量低钠血症。

低血容量低钠血症是以缺水和缺钠为特征，但缺钠多于缺水，血浆渗透压低于正常。当体液丢失时，如持续呕吐、严重腹泻、肠道引流、造瘘或由于胰腺炎、腹膜炎、小肠梗阻等原因导致液体潴留在第三间隙，仅补充葡萄糖溶液或低渗液体可以发生低钠血症。正常肾脏对容量丧失的反应是保留钠，典型者其尿钠的浓度 < 10 mmol/L。

稀释性低钠血症又称水潴留性低钠血症，其特征是体内总体水含量增加而总体钠含量无明显增加，血浆渗透压低于正常。因血内 ADH 过多或肾脏对 ADH 的作用特别敏感所致，如抗利尿激素不适当分泌综合征（SIADH）。其发病机制是由外周产生的 ADH（或类似物质）或由于病理性刺激而致 ADH 中枢性释放所引起的持续性抗利尿作用，促使水慢性潴留，以致所有体液间隙的容量增大。细胞外液的增加可抑制钠在肾小管内的重吸收，使钠排出增加。其他病因有疼痛、应激、手术麻醉或利尿剂使用不当引起的 ADH 释放增加。甲状腺功能减退和糖皮质激素缺乏也会导致稀释性低钠血症的发生。

高血容量低钠血症以体内总体钠含量增多，但总体水含量增多更甚为特征，血浆渗透压低于正常。患者常有明显的水肿。常发生在肾衰竭的患者中，另外心功能衰竭和肝硬化等也会引起高血容量低钠血症。这些疾病由于有效循环容量不足导致 ADH 和血管紧张素释放，降低肾小球滤过率，影响肾排水，同时可兴奋口渴中枢，大量饮水，产生低钠血症。

2. 临床表现

由于缺钠时细胞内、外均呈低渗状态，所以无口渴表现。低血钠表现可能不典型，然而因为其症状主要是由于低渗状态引起的，导致水分进入脑及其他细胞，所以临床上主要是精神状态改变，包括性格改变、嗜睡和意识不清。当血浆钠 < 135 mmol/L，患者仅表现为疲乏、头晕和手足麻木；当血浆钠 < 130 mmol/L，除上述症状外，还有纳差、恶心、脉搏细速、视物模糊和直立性昏倒；当血浆钠 < 120 mmol/L，可以有木僵、神经肌肉兴奋性增高、癫痫、长时间昏迷和死亡。低钠血症的症状取

决于血钠下降的程度及速度，下降程度越大，速度越快，症状越严重。低钠血症性脑病通常是可以完全恢复的，但血浆钠浓度急剧降低可导致永久性的神经系统损害及死亡。

如果有效血浆渗透压正常或升高，而血浆钠浓度降低，应考虑假性低钠血症。由于血钠实际上仅存在于血浆中占血浆量的93%的含水部分中，血浆中脂肪等并不含水，如果血中脂肪含量相对过高时，血浆中实际含水部分便缩减，测得的血钠浓度下降，形成假性低钠血症。类似情况也可发生在血液内含有大量球蛋白时，如多发性骨髓瘤、巨球蛋白血症等。

3. 治疗

首先要积极处理病因。轻度或无症状性低钠血症一般不必治疗，严重低钠血症，或伴有明显症状的低钠血症则应及时加以处理。不同类型的低钠血症，低钠的纠正也有所区别。

低血容量低钠血症：针对细胞外液缺钠多于缺水和血容量不足的情况，首先补充血容量，采用含盐溶液或高渗水静脉输注，以纠正体液的低渗状态，高渗盐水一般为5%氯化钠溶液。需要补充的钠含量一般按下列公式计算：

需补充的钠盐量（mmol）＝［血钠的正常值（mmol/L）－血钠测得值（mmol/L）］×体重（kg）×0.60（女性为0.50）

按17 mmol Na^+ ＝1 g钠盐计算补给氯化钠的量。当天补给计算用量的1/2和日需量4.5 g，其中2/3的量以5%氯化钠溶液输给，其余量以等渗盐水补给。以后测定血清Na^+、K^+、Cl^-和行血气分析，作为进一步治疗时的参考。

稀释性低钠血症：治疗方法可参阅水过多的有关内容。对持续性SIADH的长期治疗可以采用去甲金霉素或碳酸锂。前者疗效较好，但对肝硬化患者会引起急性肾衰竭，应尽量避免应用。

高血容量低钠血症：以治疗原发病为主，限制入水量在10 mL/（kg·d）以下。一般不需要补钠，因为补钠可能会加重水肿。同时可用利尿剂尽快排出体内过多水分，难治患者可采用透析治疗等方法。少数低钠血症有严重症状者，应先补充高张溶液，以更快地改善血浆低渗状态。

过快纠正低钠血症后最重要的神经后遗症是中心性脑桥脱髓鞘病变。脱髓鞘同样可影响中枢其他部分，在数天至数周内出现四肢麻痹和舌无力，损伤常常是永久性的。一般认为低钠血症已持续24 h以上，并有症状，使用高张溶液时，血钠浓度提高不应快于每小时1 mmol/L，24 h内血钠浓度提高不超过12 mmol/L，在给盐水时应密切注意心脏功能变化。

（二）高钠血症

1. 病因和发病机制

高钠血症较低钠血症少见，在成年人中，高钠血症是最严重的电解质紊乱，已报告死亡率为40%～60%。因为钠是细胞外液渗透压主要决定因素，高钠血症意味着细胞外液高渗透压。细胞外液相对高张于细胞内液，导致细胞内水向细胞外运动，直至二者间张力相等。水可以单独丢失或与钠一起丢失，因此高钠血症可有细胞外液容量丢失（低容性），细胞外液浓缩和容量过负荷（潴钠性）。高钠血症的常见原因见（表1-1）。

表1-1　高钠血症的常见原因

低溶性高钠血症	浓缩性高钠血症	潴钠性高钠血症
总体水和钠均减少，水减少相对较多	总体水减少，总体钠接近正常	总体钠和水均增加，钠增加相对较多
胃肠道：呕吐，腹泻	呼吸道：呼吸加速	补给高张液体
皮肤：烧伤，过度出汗	皮肤：发热、出汗	碳酸氢钠过多
利尿剂	中枢性尿崩症	全胃肠外营养
尿浓缩功能障碍	肾性尿崩症	醛固酮增多症
	不能获得水	库欣综合征

2. 临床表现

高钠血症的主要症状是口渴。有意识的高钠血症患者如果无口渴感觉往往提示口渴中枢障碍。高钠血症的主要体征是由于脑细胞皱缩引起的中枢神经系统功能紊乱，早期表现为嗜睡、软弱无力及烦躁；后为易激动、震颤、动作笨拙、腱反射亢进、肌张力增高；进一步发展为抽搐、惊厥、昏迷及死亡。严重高钠血症脑体积因脱水而显著缩小时，颅骨与脑皮质之间的血管张力增大，因而可导致静脉破裂而出现局部脑内出血和蛛网膜下隙出血。对于慢性高钠血症，由于中枢神经细胞内液渗透性物质增加，脑细胞脱水程度和中枢症状在慢性高钠血症较急性高钠血症轻。

3. 治疗

首先要纠正病因，同时补充水分。如果患者神志清楚而且无明显胃肠道功能紊乱，口服水效果最好。因持续呕吐或精神状态变化不能饮水的患者，可以静脉补充5%葡萄糖溶液或0.45%氯化钠溶液。如果容量严重不足发生休克时，在给予葡萄糖溶液或低张盐水纠正高钠血症前，需用生理盐水或平衡液和胶体溶液增加血容量。对潴钠性高钠血症，有时需用利尿剂。

为了避免因血浆渗透压很快恢复到正常水平而导致的脑水肿，血钠浓度纠正不宜过快，一般以每小时下降1 mmol/L为宜。如果高钠血症时间小于24 h，可在24 h内加以纠正；如果不知道高钠血症持续了多少时间或慢性高钠血症，纠正时间应延长到48 h内。如果高钠血症已经得到改善，但中枢神经系统症状反而加剧，应想到急性脑水肿的存在。

水分补充量一般可按以下公式计算：

补水量（mL）＝［血钠测得值（mmol/L）－血钠正常值（mmol/L）］× 体重（kg）×4

通常可先补充计算量的1/2，以后根据血钠下降情况再决定。在纠正高钠血症的过程中，应随时注意血浆各种电解质浓度的变化，通常每8 h测定一次。

三、混合性容量和浓度异常

混合性容量及浓度异常可由多种疾病或者不适当的静脉输液所造成。几种液体异常并存时，其临床表现为各个异常症状和体征的代数和。相同的异常症状可起叠加作用，相反的异常症状可相互抵消。

细胞外液不足伴低钠血症是外科常见的一种混合性异常，当患者大量丢失胃肠液的同时，仅补充水分，容易发生这种情况。手术后，在胃肠液丧失时仅用5%葡萄糖溶液补充，也易发生这种情况。大量失水或低渗液的丧失（如大量出汗，渗透性利尿）可造成细胞外液容量不足伴高钠血症。

过量补充钠盐可导致细胞外液容量过多和高钠血症，如在单纯性失水（经皮肤和肺的无知觉失水）时仅补充含钠溶液，或为了对抗乳酸酸中毒而滴注过多的高浓度碳酸氢钠。对少尿性肾衰竭患者补充过量水或低张盐液，可导致细胞外液容量过多和低钠血症。

肾功能正常时，能在一定程度上减轻上述变化，并代偿不恰当补液造成的失误。无尿或少尿性肾衰竭患者则容易发生上述混合性容量和浓度异常。肾功能处于边缘状态的老年患者，轻度容量不足就能发生少尿、血清尿素氮和肌酐增高。这些变化经早期恰当地纠正细胞外液容量不足后，一般均可逆转。

四、钾代谢异常

钾是细胞内最多的阳离子，仅约2%总体钾在细胞外。因为大部分细胞内钾在骨骼肌细胞内，所以总体钾与身体肌肉呈粗略的比例关系，平均70 kg体重成人约有钾3 500 mmol。

钾是细胞内渗透压的主要决定因素，细胞内外液钾离子浓度变化强烈影响细胞膜极化，依次影响重要的细胞程序，如神经冲动传导和肌肉（包括心肌）收缩。

许多因素影响钾在细胞内外液间的分布，其中最重要的是血液中胰岛素水平。有胰岛素，钾向细胞内移动，降低血钾浓度。当胰岛素缺乏时，即使有总体钾缺乏，钾仍可向细胞外移动，提高血钾浓度。交感神经系统兴奋同样影响细胞内钾运动。β受体激动剂，特别是选择性β受体激动剂，能促使细胞吸取钾，而β受体阻滞剂或α受体激动剂能促使钾向细胞外移动。血钾浓度同样明显受血浆pH影响。急性酸中毒促使钾向细胞外移动，而急性碱中毒则促使钾向细胞内移动。

正常人从饮食摄入钾常波动于40 ~ 150 mmol/d。生理状态下，摄入的钾90%经肾从尿液排出，少量随大便（5 ~ 10 mmol）和汗液（0 ~ 10 mmol）排出。肾排钾量因摄入量不同而有很大差异：摄入量增加，排钾量增加；摄入量减少，排钾量减少。但是，肾保钾能力不如保钠能力强，以致在低钾血症情况下，虽然肾排钾量减少，但每天仍继续排钾 15 ~ 20 mmol，几天后可发生明显的低钾血症。

正常血清钾浓度为 3.5 ~ 5.5 mmol/L。

（一）低钾血症

血清钾浓度小于 3.5 mmol/L 称为低钾血症。血清钾浓度降低除体内钾分布异常外，常同时有机休总钾含量缺乏。

1. 病因

低钾血症可分为急性和慢性。急性低钾血症在外科治疗过程中很少发生，除非患者发生严重糖尿病并发症而使用大量胰岛素后。在外科治疗过程中经常碰到的是慢性低钾血症。慢性腹泻、胃肠道外瘘（如十二指肠瘘、回肠造瘘等）等消化液的丢失，长期胃肠道外营养补充无钾溶液是外科常见原因。利尿剂是导致低钾血症的最常用药物之一。排钾利尿剂，包括噻嗪类、袢利尿剂和渗透性利尿剂，能阻止钠在近、远端肾小管回吸收，到达远端肾小管钾分泌部位的尿量增加，促进钾分泌。

2. 临床表现

低钾血症可引起多种功能和代谢变化，这些变化的严重程度与钾缺乏程度密切相关，但不同个体间也显示出明显差异。一般而言，严重低钾血症（血清钾 < 3 mmol/L）才出现严重的临床症状。

肌无力为最早表现，以四肢近端肌肉最多见。少数患者有手指发硬、持物费力、腿沉、头抬不起和眼睑下垂症状。进而呼吸肌（主要是膈肌）软弱无力而引起呼吸困难。严重的病例，二头肌、三头肌、膝腱和跟腱反射均可完全消失。其他肌肉功能紊乱包括肌痉挛，肌束自发性收缩和横纹肌溶解。通过自主神经可引起肠麻痹而发生腹胀或肠梗阻。持续性低钾血症可损害肾浓缩功能，引起多尿伴继发性烦渴。常常有代谢性碱中毒和反常性酸性尿。

血清钾水平 < 3 mmol/L 之前通常对心脏影响甚微，心脏受累主要表现为传导和节律异常。典型的心电图改变为早期出现 T 波降低、变宽、双相或倒置，随后出现 ST 段降低、QT 间期延长和 U 波。但低钾血症患者不一定出现心电图改变，故不能单纯依赖心电图改变来判定有无低钾血症的存在。应该注意，患者伴有严重的细胞外液减少时，低钾血症的一些临床表现有时可以很不明显，而仅出现缺水、缺钠所致的症状，但在纠正缺水后，由于钾进一步被稀释，可出现低钾血症的症状。

一般可根据病史和临床表现作出低钾血症的诊断。心电图检查虽有助于诊断，但一般不宜等待心电图显示出典型改变后才肯定诊断。血清钾测定常降低。

3. 治疗

应尽早治疗造成低钾血症的病因，减少或中止钾的继续丧失。

轻度低钾血症或必须持续服用排钾药物的患者，可口服含钾药物补充钾离子，如氯化钾口服液、钾碱合剂或氯化钾缓释片等。口服补钾较静脉补钾更为安全。

当低血钾严重（ < 3 mmol/L），症状明显或对口服补钾无反应时，必须静脉补钾。临床上常用 10% 氯化钾溶液来补充钾，每克氯化钾含钾 13.4 mmol。静脉补钾应注意以下几点：①补钾量可根据血清钾测定结果初步确定。如果血清钾 < 3 mmol/L，给予钾 200 ~ 400 mmol，一般能提高血清钾 1 mmol/L。如果血清钾为 3.0 ~ 4.5 mmol/L 时，给予钾 100 ~ 200 mmol，一般能提高血清钾 1 mmol/L。②钾离子进入细胞缓慢，而细胞外液的钾总量仅为 60 mmol，如果从静脉输入含钾溶液过快，可在短时间内使血钾增高很多，引起致命的后果。所以补钾不宜过多过快，一般速度不应超过 20 mmol/h，每日补钾总量则不宜超过 100 ~ 150 mmol。③静脉补钾浓度以每升溶液中含钾量不超过 40 mmol 为宜，但现代精确的静脉微灌注泵已大大减少了高浓度氯化钾溶液的危险。④患者如有休克，应先输入晶体和胶体溶液，以尽快恢复血容量。待每小时尿量超过 40 mL 后，再从静脉输给氯化钾溶液，"见尿补钾" 是治疗的原则。⑤为了补充氯化钾，常选用生理盐水，葡萄糖溶液不是理想选择，因为使用葡萄糖溶液后患者血浆胰岛素水平的增高可导致一过性低钾血症加重，症状加剧。⑥细胞内钾恢复较慢，有时需补钾 4 ~ 6 d 后细胞内外的钾才能达到平衡，严重者需补钾 10 ~ 15 d 以上。因此，治疗钾缺乏不可操之过急。

低钾血症常合并低镁血症，镁与钾在生理功能上有协同作用，如果两者的血清含量均降低，会出现尿钾排出量增加，出现顽固性低钾血症，同时增加心律失常的发生率。所以出现顽固性低钾血症时，应在补钾的同时适当补镁。

包括手术在内的各种创伤，由于组织被破坏，大量钾释放到体液中，肾排钾增加以维持血浆钾平衡，此过程可在术后持续一段时间，因此，除非术前已存在严重缺钾，术后 48 h 内一般不会发生低钾血症，不需补钾。但是，钾是一个相当关键的细胞内阳离子，在患者术后早期就应该严密监测其变化。

（二）高钾血症

血清钾浓度高于 5.5 mmol/L 称为高钾血症。

1. 病因

大致可分为 3 类。①肾排钾减少：这是引起高钾血症最主要的原因，可见于急慢性肾衰竭、Ⅳ型肾小管酸中毒、盐皮质激素缺乏和长期应用潴钾类利尿剂。②钾摄入过多：在肾功能正常的情况下，高钾饮食引起的高钾血症极为罕见，只有当静脉内补钾过多过快，特别在肾功能低下时，才能引起高钾血症。③细胞内钾移到细胞外：见于胰岛素缺乏和高血糖、组织损伤、酸中毒和高钾性周期性肌麻痹等。

2. 临床表现

一般无特异性症状，轻度高钾血症可出现四肢感觉异常、刺痛等症状，严重高钾血症可出现吞咽、发音及呼吸困难，甚至上行性麻痹，松弛性四肢瘫痪。中枢神经系统可表现为烦躁不安、昏厥及神志不清。高钾血症最初心电图改变是 QT 间期缩短和高耸、对称 'T' 波峰，当血钾超过 6.5 mmol/L 时产生结性和室性心律不齐，QRS 波群增宽，PR 间期延长和 'P' 波消失，最后，QRS 波群衰变为正弦波和室性停搏或室性纤颤。

有引起高钾血症原因的患者出现一些不能用原发病来解释的临床表现时，即应考虑有高钾血症的可能，并应作心电图检查，血清钾测定常升高。

3. 治疗

高钾血症的治疗包括尽可能纠正原发病因、停止外源钾摄入、降低血清钾的浓度和促进钾的排泄。

为了暂时对抗血钾突然升高对心肌的作用，在心电监护下，静脉注射 10% 葡萄糖酸钙溶液 20 mL，可重复应用或将 10% 葡萄糖酸钙 30 ～ 40 mL 加入静脉补液内滴注。输入葡萄糖可刺激胰岛素的释放，进而增加细胞钾摄入，可用加有胰岛素的碳酸氢钠葡萄糖溶液（45 mmol 碳酸氢钠溶于 10% 葡萄糖溶液 1 000 mL 中，加 20 U 胰岛素）来暂时降低血清钾水平，必要时可以重复使用。如果肾功能不全，不能输液过多者，可用 10% 葡萄糖酸钙溶液 100 mL，11.2% 乳酸钠溶液 50 mL，25% 葡萄糖溶液 400 mL，加入胰岛素 30 U，静脉持续滴注 24 h，每分钟 6 滴。

以上措施可争取时间，而要彻底清除体内过多的钾可采用以下方法：口服阳离子交换树脂，每次 15 ～ 30 g，4 ～ 6 h 一次，可从消化道排出钾离子。为防止便秘、粪块阻塞，可同时口服山梨醇或甘露醇导泻。如果肠梗阻或其他原因不能服药的患者，可用同等剂量树脂与 10% 葡萄糖溶液 200 mL 混匀后作保留灌肠。每克树脂约移去 1 mmol 钾，但治疗作用缓慢。肾衰竭患者紧急治疗无效后应迅速进行血液透析，腹膜透析除钾效果相对较差。

五、镁代谢异常

镁在含量上是居机体内第 4 位的阳离子，仅次于钠、钾和钙；在细胞内，镁的含量仅次于钾而占第 2 位。正常成年人体内约有 1 000 mmol 镁，约合镁 23.5 g。其中 50% 存在于骨内，不易和其他部位交换，细胞外液镁分布仅占 1%，其余在细胞内。正常血镁浓度为 0.70 ～ 1.10 mmol/L。镁的主要来源为绿叶蔬菜，正常人每日需摄入 0.3 mmol/kg。镁主要由小肠吸收，钙和镁在肠的吸收有竞争作用。肾脏排镁与排钾情况相似，即虽有血清镁浓度降低，肾排镁并不停止。

镁可催化或活化机体 325 种以上的酶，在能量传递、贮存和利用上起关键作用。镁又是 Na^+-K^+-ATP 酶的重要辅酶因子，因此，缺镁可影响钾的平衡。此外，镁能维持细胞膜稳定，对中枢和周围神经系统、心肌、骨骼肌以及血管和胃肠的平滑肌均有抑制作用。

（一）低镁血症

长期的胃肠道消化液丧失，如肠瘘或大部小肠切除术后，加上进食少，是造成缺镁的主要原因。其他原因有长期应用静脉营养未加适量镁作补充、甲状腺功能亢进、甲状旁腺功能低下、急性胰腺炎等。

低镁血症的主要临床表现为神经肌肉应激性增加，如肌肉抽搐，甚至惊厥，也有焦虑、激动、烦躁、精神错乱等中枢神经系统症状，以及心律不齐、心动过速、室性期前收缩、室颤等心血管系统表现。外科术后心律失常常与低钾血症和低镁血症有关。

血清镁浓度的测定一般对确诊无多少价值。因为镁缺乏不一定出现血清镁过低，而血清镁过低也不一定表示有镁缺乏。必要时，可作镁负荷试验，有助于镁缺乏的诊断。正常人静脉输入氯化镁或硫酸镁 0.25 mmol/kg 后，注入量的 90% 很快地从尿内排出，如果排出量不超过 60%，可诊断为低镁。

一般可按 0.25 mmol/（kg·d）的剂量补充镁盐。如患者的肾功能正常，而镁缺乏又严重时，可按 1 mmol/（kg·d）补充镁盐。输液后，细胞外液镁离子浓度升高，能部分或完全缓解症状，为补足细胞内镁离子，需继续补给 1 ~ 3 周，一般用量为每日补充 5 ~ 10 mmol 镁盐。镁中毒可导致心搏骤停，大剂量静脉给镁离子时应注意急性镁中毒的可能，严密监测心率、呼吸及心电图，观察有无镁中毒的征象，备好氯化钙或葡萄糖酸钙，以对抗镁浓度升高产生的不良作用。

临床上常用 25% 硫酸镁溶液补充镁离子，25% 硫酸镁溶液 10 mL 大约含 10 mmol 镁。长期完全胃肠外营养患者，每天应加入 25% 硫酸镁 6 ~ 7 mL，防止低镁血症的发生。

（二）高镁血症

高镁血症相当少见，主要发生在肾功能不全时，也可发生在低镁血症的治疗过程中。

临床表现早期症状和体征有嗜睡、软弱无力及腱反射进行性消失。随着血镁水平增高，出现心脏传导异常，心电图显示 PR 间期延长，QRS 波群增宽，T 波升高。随着高镁血症加重，可以出现低血压、呼吸抑制和麻醉状态，甚至心搏骤停。

治疗应先从静脉缓慢给予 10% 葡萄糖酸钙 10 ~ 20 mL 或 10% 氯化钙 5 ~ 10 mL，能迅速改善高镁的毒性作用，如注射后 2 min 仍未见效，应重复治疗，同时积极纠正酸中毒，补充细胞外液容量不足和停止给镁，并治疗其原发病因。如果容量充足和肾功能良好，静脉给予呋塞米可以增加镁从肾脏排泄。对治疗效果不佳的严重高血镁，应及早采用血液透析或腹膜透析。

六、钙代谢异常

成人体内总钙量为 1 000 ~ 1 200 g，大部分以磷酸盐和碳酸盐的形式存在于骨骼中，细胞外液钙仅占总钙量 0.1%。血清钙浓度的正常值为 2.25 ~ 2.75 mmol/L，其中约半数为与血清蛋白相结合的非离子化钙，另外 5% 非离子化钙与血浆和组织间液中其他物质相结合，还有 45% 离子化钙维持着神经肌肉的稳定性。离子化钙与非离子化钙的比率受 pH 影响，酸中毒时离子化部分增加，而碱中毒时减少。外科患者一般很少发生钙代谢紊乱。

（一）低钙血症

可发生在急性胰腺炎、慢性肾衰竭、甲状旁腺功能减退、维生素 D 代谢障碍、大量输库存血、消化道瘘等疾病中。

慢性、轻中度的低血钙可不伴有症状，但血清钙离子严重而迅速下降可致明显症状。临床表现主要由神经肌肉兴奋性升高引起，可出现手足抽搐、肌痉挛、喉鸣和惊厥，严重者有癫痫发作，体检有腱反射亢进，Chvostek 征和 Trousseau 征阳性。心电图上表现为 QT 时间延长、ST 段延长及 T 波平坦或倒置。

血清钙测定低于 2 mmol/L 时，基本上可确定诊断。治疗上，应治疗原发疾病，纠正碱中毒，同时补充缺失。静脉注射葡萄糖酸钙或氯化钙可缓解急性症状（1 g 葡萄糖酸钙含 Ca^{2+} 2.5 mmol；1 g 氯化钙含 Ca^{2+} 10 mmol），必要时可多次给药。需长期补钙的患者可口服钙剂，或同时应用维生素 D。

（二）高钙血症

甲状旁腺功能亢进是高血钙的主要原因，其次是骨转移性癌，多见于转移性乳腺癌的患者。

高钙血症临床表现主要有便秘、厌食、恶心、呕吐、腹痛、多尿、夜尿。轻度高钙血症，许多患者常无症状。血清钙超过 3 mmol/L 时，常伴有情绪不稳定、意识模糊、谵妄、木僵和昏迷。血清钙增高达 4 ~ 5 mmol/L 时，即有生命危险。

轻度高钙血症若无明显的临床症状可不予治疗，控制钙和维生素 D 的摄入即可。有明显症状的高钙血症应及时治疗。大量输液可纠正脱水，促进钙的排泄；使用药物降低血钙，如糖皮质激素、呋塞米、降钙素等；对甲状旁腺功能亢进症应进行手术治疗，才能根本解决高钙血症。

七、磷代谢异常

成人体内磷酸盐含量为 700 ~ 800 g，80% ~ 85% 存在于骨骼中，其余大部分在细胞内作为缓冲阴离子。正常成人血清无机磷浓度为 0.96 ~ 1.62 mmol/L。肾脏为排磷的主要途径，正常饮食者磷缺乏罕见。

（一）低磷血症

血清无机磷浓度 < 0.96 mmol/L 称为低磷血症，< 0.5 mmol/L 时为重度低磷血症。但磷缺乏者，血磷不一定降低，仍可正常。

主要发生在长期经静脉或胃肠补充不含磷营养物的患者。甲状旁腺功能亢进症由于大量无机磷从肾排泄，可引起低磷血症。另外，严重的感染、烧伤患者也可见血磷降低。

低磷血症一般无明确特异的症状，但厌食、肌肉软弱和软骨病可以发生在严重慢性磷缺失。严重低磷血症可出现神经系统和精神症状，如躁动、易激动、精神错乱、抽搐、木僵，甚至昏迷。横纹肌可出现溶解。血液学异常包括溶血性贫血，血红蛋白氧释放减少，白细胞和血小板功能下降。

如果存在发生低磷血症的原因，出现上述神经、肌肉和血液系统症状而不能用其他原因解释时，应考虑有本病可能。治疗是经验性的，除积极治疗病因外，可口服或静脉滴注磷酸盐。对需长期静脉输液者，溶液中应每天补充磷 10 mmol。如患者合并肾衰竭，补磷应慎重，以免导致高磷血症。原发性甲状旁腺功能亢进症如有指征，须手术治疗。

（二）高磷血症

成人血清无机磷浓度 > 1.62 mmol/L 为高磷血症。

主要发生在肾衰竭和甲状旁腺功能减退患者。大多数高磷血症患者无症状，如果同时有低钙血症，可以出现低钙血症引起的各种症状。治疗上，应治疗原发病及低血钙。肾衰竭所致高血磷症可用透析治疗。氢氧化铝凝胶和磷形成不溶解的化合物，口服后能阻止磷从肠道吸收。

第三节　酸碱平衡紊乱

一、血气分析各种指标及其临床意义

（一）血液 pH

血液 pH 是反映血液中 H^+ 浓度的指标，正常人动脉血 pH 为 7.35 ~ 7.45。单凭一项 pH 仅能说明是否有酸中毒（小于 7.35）或碱中毒（大于 7.45），只有结合其他酸碱指标、生化指标（如钾、氯、钙）及病史，才能正确判断是何种类型的酸中毒、碱中毒还是复合型酸碱中毒。

（二）动脉血二氧化碳分压（$PaCO_2$）

血浆中呈物理溶解状态的二氧化碳所产生的压力，是反映酸碱平衡中的呼吸因素的指标。通气不足时增高，表示有二氧化碳潴留，通气过度时二氧化碳排出过多则降低。正常值为 4.53 ~ 6 kPa（34 ~ 45 mmHg），平均为 5.33 kPa（40 mmHg），在代谢性酸碱平衡紊乱时可有代偿性改变。

（三）标准碳酸氢盐和实际碳酸氢盐

1. 标准碳酸氢盐（SB）

指在标准条件下（37℃，$PaCO_2$ 5.33 kPa，血红蛋白充分氧合）测得的血浆 HCO_3^- 含量。因为已排除呼吸性因素的影响，所以 SB 是反映酸碱平衡代谢性因素的指标，正常值为 22 ~ 27 mmol/L，平均为 24 mmol/L。

2. 实际碳酸氢盐（AB）

实际碳酸氢盐是隔绝空气的血液在实际 $PaCO_2$ 和血氧饱和度条件下测得的血浆 HCO_3^- 含量（血气报告中的 HCO_3^- 即指 AB），它同时受呼吸与代谢两种因素的影响。正常人 AB 与 SB 相等，AB 与 SB 的差值反映呼吸性因素对酸碱平衡的影响。

（四）缓冲碱（BB）

指血液中所有具有缓冲作用的阴离子总和，包括 HCO_3^-、HPO_2^-。

血浆蛋白及血红蛋白阴离子等，通常以氧饱和的全血测定，正常值为 45 ~ 55 mmol/L。BB 不受呼吸性因素影响，所以是反映代谢性因素的指标。

（五）碱剩余（BE）

碱剩余是指在温度为 37℃，$PaCO_2$ 5.33 kPa，血红蛋白完全氧合的情况下，将 1 L 全血滴定至 pH7.4 所需加入的酸或碱量。如需用酸滴定，表明受测血样缓冲碱量高，为碱剩余，用正值表示（即 +BE），见于代谢性碱中毒。如用碱滴定，表明受测血样缓冲碱量低，为碱缺失，用负值表示（即 –BE），见于代谢性酸中毒。BE 正常值为 – 3 ~ + 3 mmol/L。

（六）阴离子间隙（AG）

阴离子间隙是指血浆中未测定的阴离子（UA）与未测定的阳离子（UC）的差值，即 AG = UA – UC。由于细胞外液阴阳离子总当量数相等，故 AG 可用血浆中的可测定阳离子与可测定阴离子的差算出，即 AG = Na^+ –（HCO_3^- + Cl^-），正常值为 10 ~ 15 mmol/L。一般情况下，UC 含量相对较小且较稳定，故 AG 高低主要取决于 UA 含量的变化。

二、代谢性酸中毒

代谢性酸中毒是最常见的酸碱平衡紊乱，其病理生理基础是血浆 HCO_3^- 的浓度原发性减少。

（一）病因

造成 HCO_3^- 浓度减少的原因很多，根据 AG 值的变化，可将代谢性酸中毒分为两类：AG 增大型和 AG 正常型（表 1–2）。

表 1–2　代谢性酸中毒的原因

类型	病因	机制
AG 增大型	休克、心搏骤停、低氧血症	乳酸生成过多
	糖尿病、饥饿、乙醇中毒	酮酸增加
	肾衰竭	硫酸或磷酸潴留
	摄入阿司匹林、甲醇、乙二醇	转化为水杨酸、甲酸、乙二酸
AG 正常型	腹泻、肠瘘、结肠造瘘	HCO_3^- 丢失
	近端肾小管酸中毒	HCO_3^- 重吸收减少
	远端肾小管酸中毒	肾小管排酸障碍
	产酸性药物摄入过多	HCO_3^- 消耗过多
	稀释性酸中毒	以不含 HCO_3^- 的液体扩容

（二）临床表现

酸中毒的主要表现由于与原发病症状难以区别，常常不明显。轻度酸中毒可以无症状或有模糊不清的疲劳、恶心和呕吐。严重代谢性酸中毒（pH < 7.20，HCO_3^- < 10 mmol/L）最具特征性的症状是通气增加，作为呼吸性代偿重要部分，开始呼吸深度轻度增加；随后可见呼吸深而快、张口呼吸（Kussmaul 呼吸），呼吸辅助肌有力收缩，有时呼气中带有烂苹果味。患者面颊潮红，心率加快，血压常偏低，可出现神志不清或昏迷，常伴有严重缺水的一些症状。代谢性酸中毒可降低心肌收缩力和周围血管对儿茶酚胺的敏感性，患者容易发生心律失常、急性肾功能不全和休克。

血气分析显示 pH < 7.35，BE 负值增大，起初 $PaCO_2$ 正常，SB、AB、BB 均降低。代偿期通过

$PaCO_2$ 一定程度的降低使血 pH 可在正常范围内。单纯代谢性酸中毒，$PaCO_2$ 的降低和血浆 HCO_3^- 的降低存在一定的比例，平均血浆 HCO_3^- 每降低 1 mmol/L，$PaCO_2$ 代偿性下降 0.133 ~ 0.173 kPa（1 ~ 1.3 mmHg）。大于或小于预期的 $PaCO_2$ 降低分别提示同时有原发性呼吸性碱中毒或呼吸性酸中毒或其他混合型酸碱平衡紊乱。

（三）治疗

以消除引起代谢性酸中毒的原发病因为主要措施。由于肺部和肾脏对酸碱平衡有较强的调节能力，病因被消除、缺水被纠正后，轻度酸中毒（血浆 HCO_3^- 为 16 ~ 18 mmol/L）常可自行纠正，不必应用碱剂治疗。

低血容量休克可导致代谢性酸中毒，在补充血容量，组织灌注恢复后，轻度酸中毒也随之被纠正，这类患者不宜过早使用碱剂，否则可能会造成重度代谢性碱中毒。

对血浆 HCO_3^- 浓度低于 10 mmol/L 的重度代谢性酸中毒的患者，应立刻用液体和碱剂进行治疗。临床上常用碱性溶液为 5% 碳酸氢钠溶液，进入体液后，即离解为 Na^+ 和 HCO_3^-：HCO_3^- 与体液中的 H^+ 化合形成 H_2CO_3，再离解为 H_2O 和 CO_2，CO_2 自肺部排出，体内 H^+ 减少，可改善酸中毒；Na^+ 留于体内，可提高细胞外液渗透压和增加血容量。5% 碳酸氢钠溶液每毫升含有 Na^+ 和 HCO_3^- 各 0.6 mmol。因为 5% 碳酸氢钠溶液为高渗性，为避免过快输入导致血渗透压升高，可稀释成 1.25% 溶液后再应用。下列公式可计算拟提高血浆 HCO_3^- 浓度所需的 $NaHCO_3^-$ 的量：

HCO_3^- 需要量（mmol）=［HCO_3^- 正常值（mmol/L）－ HCO_3^- 测得值（mmol/L）］× 体重（kg）× 0.4

一般可将应输给量的 1/2 在 2 ~ 4 h 内输完。

按公式法计算的碳酸氢钠输入量仅供参考，临床上在用后 2 ~ 4 h 复查动脉血气分析和电解质浓度，根据测定结果和病情变化再决定是否需继续输入碳酸氢钠。边治疗边观察，逐步纠正酸中毒是治疗的原则。酸中毒纠正后，要注意防治低钙血症和低钾血症。

三、代谢性碱中毒

代谢性碱中毒是由于体内 H^+ 丢失或 HCO_3^- 原发性增多所引起。

（一）病因

引起代谢性碱中毒的病因，通常按给予盐水后代谢性碱中毒能否得到纠正而将其分为两大类：盐水反应性和盐水抵抗性。盐水反应性碱中毒多见，常合并细胞外液容量不足，盐水抵抗性碱中毒细胞外液容量一般正常或稍增加（表 1-3）。

表 1-3　代谢性碱中毒的原因

类型	病因
盐水反应性	呕吐，幽门梗阻或鼻胃管引流
	滥用泻药
	髓袢利尿药（呋塞米）或噻嗪类利尿药
	先天性氯腹泻症，结肠绒毛状腺瘤
	慢性高碳酸血症快速纠正后
盐水抵抗性	碳酸氢盐等碱性药物摄入过多
	原发性醛固酮增多症，库欣综合征
	慢性低钾血症或低镁血症
	大量输入库存血液
	食用含有甘草酸的物质，如甘草和某些烟草

外科患者中发生代谢性碱中毒的最常见原因是胃液丢失过多。在严重呕吐或长期胃肠减压状况下，大量 H^+ 丢失，肠液中 HCO_3^- 不能被酸中和，于是 HCO_3^- 被重吸收入血，使血浆 HCO_3^- 增高。另外，由于 Cl^- 丢失过多，血 Cl^- 降低，引起 HCO_3^- 在肾小管内的再吸收增加，大量胃液丢失也丧失了 Na^+，在代

偿的过程中，K^+ 和 Na^+ 的交换及 H^+ 和 Na^+ 的交换增加，引起 H^+ 和 K^+ 丧失过多，造成代谢性碱中毒和低钾血症。

（二）临床表现

代谢性碱中毒患者通常无症状，或出现与碱中毒无直接关系的表现，如因细胞外液减少而引起的无力、肌痉挛或直立性眩晕；因低钾血症引起的口渴、肠麻痹等。但是，严重的代谢性碱中毒可出现许多功能变化。

严重的代谢性碱中毒患者常出现中枢神经系统兴奋症状，如烦躁不安、精神错乱和意识障碍等。神经肌肉兴奋性增高，可出现面部和肢体肌肉抽动、手足抽搐等症状。另外，由于血红蛋白氧离曲线左移，血红蛋白不易将结合的氧释放，因而虽然患者的血氧含量和氧饱和度仍正常，但组织仍可发生缺氧。

血气分析显示 $pH > 7.35$，BE 正值增大，起初 $PaCO_2$ 正常，SB、AB、BB 均升高。代偿期通过 $PaCO_2$ 一定程度的升高使血 pH 接近正常。在单纯的代谢性碱中毒，$PaCO_2$ 的增高和血浆内 HCO_3^- 的增高存在一定的比例，平均血浆 HCO_3^- 每增高 1 mmol/L，$PaCO_2$ 代偿性提高 0.066 ~ 0.093 kPa（0.5 ~ 0.7 mmHg）。大于或小于预期的 $PaCO_2$ 增高分别提示同时有原发性呼吸性酸中毒或呼吸性碱中毒或其他混合型酸碱平衡紊乱。

（三）治疗

应积极治疗原发病，尤其对盐水抵抗性碱中毒。对盐水反应性碱中毒，通过输入等渗盐水或葡萄糖盐水，恢复细胞外液量和补充 Cl^-，轻症低氯性碱中毒可被纠正，使 pH 恢复正常。

碱中毒时几乎都同时存在低钾血症，故须考虑同时补给钾盐，才能加速碱中毒的纠正，但应在患者尿量超过 40 mL/h 后再补给钾盐。对缺钾性碱中毒，补充钾才能纠正细胞内外离子的异常交换和终止从尿中继续排酸。补钾只有补充氯化钾才能同时纠正低钾血症和碱中毒，其他如碳酸氢钾、醋酸钾或柠檬酸钾替代氯化钾，因能促进 H^+ 排出，碱中毒反而得不到纠正。

严重代谢性碱中毒（血浆 HCO_3^- 45 ~ 50 mmol/L、$pH > 7.65$），上述方法不能充分纠正或无反应，可从中心静脉缓慢滴注 0.1 mol/L 的等渗盐酸溶液（25 ~ 50 mL/h）。切忌将该溶液经周围静脉输入，因一旦溶液渗漏，会导致皮下软组织坏死的严重后果。输注盐酸溶液的目的是尽快补充 H^+ 和 Cl^-，迅速清除碳酸氢钠。也可用盐酸精氨酸纠正碱中毒，1 g 盐酸精氨酸含 H^+ 和 Cl^- 各 4.8 mmol，既可补充 Cl^-，又可中和过多的 HCO_3^-，但能引起血钾升高，治疗期间注意血钾浓度。盐酸或盐酸精氨酸输入量可按下列公式：①需要补给的 Cl^- 量（mmol）=［Cl^- 的正常值（mmol/L）－ Cl^- 的测得值（mmol/L）］× 体重（kg）× 0.2。②需要补给的 H^+ 量（mmol）=［HCO_3^- 的测得值（mmol/L）－ HCO_3^- 的正常值（mmol/L）］× 体重（kg）× 0.4，算出盐酸或盐酸精氨酸用量。第一个 24 h 内一般可给计算所得的补给量 1/2，必要时第二天重复治疗。

代谢性碱中毒纠正不宜过快，一般也不要求完全纠正，关键是解除病因。治疗期间，应经常进行血气分析、电解质、尿液 pH 或尿 Cl^- 的测定，以观察疗效。

四、呼吸性酸中毒

呼吸性酸中毒是指肺泡通气功能下降，不能充分排出体内生成的 CO_2，使 $PaCO_2$ 增高，引起高碳酸血症。

（一）病因

呼吸性酸中毒的常见病因有：

（1）异物、喉痉挛等造成的气道阻塞。

（2）药物、麻醉、神经性疾病等造成的呼吸中枢抑制。

（3）多发性脊髓炎、重症肌无力、重症低钾血症等造成呼吸肌麻痹。

（4）胸部挤压伤、严重气胸、大量胸腔积液等造成的胸廓活动异常。

（5）呼吸机使用不当，通气量过小。

（6）广泛的肺组织病变，如严重支气管哮喘、成人呼吸窘迫综合征、急性心源性肺水肿和慢性阻塞性肺疾病都可由于肺通气障碍引起高碳酸血症。外科患者如果合并存在这些肺部慢性疾病，在手术后更容易发生呼吸性酸中毒。

（二）临床表现

患者可有呼吸困难、全身乏力和换气不足，有时有气促、发绀、头痛、胸闷。随着酸中毒的加重，患者可有血压下降、谵妄、昏迷等。如果没有低氧性脑损伤，脑病通常可以逆转。

在急性呼吸性酸中毒，血气分析显示由于 $PaCO_2$ 急性升高导致的 pH 降低，HCO_3^- 可以正常或轻度增加。虽然存在缓冲，但是由于 $PaCO_2$ 每升高 0.133 kPa（1 mmHg），血浆 HCO_3^- 仅升高 0.1 mmol/L，而且其总量增加不超过 3 ~ 4 mmol/L，不足以维持血浆 HCO_3^- 和 H_2CO_3 浓度的正常比值，因此急性呼吸性酸中毒往往是失代偿的。在慢性呼吸性酸中毒，由于肾脏的代偿作用，血浆 HCO_3^- 增高，pH 下降减弱，大致 $PaCO_2$ 每升高 0.133 kPa（1 mmHg），血浆 HCO_3^- 增加 0.3 ~ 0.4 mmol/L，大于或小于预期血浆 HCO_3^- 增加提示分别同时存在原发性代谢性碱中毒或代谢性酸中毒或其他混合型酸碱平衡紊乱。

（三）治疗

急性呼吸性酸中毒时，应迅速去除引起通气障碍的原因，改善通气功能，使积蓄的 CO_2 尽快排出。必要时，作气管插管或气管切开术，使用呼吸机，以改善换气。如果因呼吸机使用不当而发生酸中毒，则应调整呼吸机的频率、压力或容量。

碳酸氢钠是常用碱性药物，但此药能产生更多的二氧化碳，所以在治疗急性呼吸性酸中毒中不常规使用，其使用指征仅限于：①pH 低于 7.10 ~ 7.15，$PaCO_2$ 又一时不能控制者，可用小量碳酸氢钠（44 ~ 88 mmol）。②严重哮喘发作状态，因 pH 低，气管对支气管舒张药的反应性降低，用碳酸氢钠调整 pH 后能产生支气管扩张效应。但必须注意治疗反应，若用药后支气管痉挛不减轻或 $PaCO_2$ 增高，则应停药或同时使用机械通气。

引起慢性呼吸性酸中毒的基础疾病大多难以治愈，因此强调预防，加强围手术期处理，如控制呼吸道感染、体位引流、促进排痰和应用小支气管扩张剂等。在严重慢性呼吸性酸中毒患者，因低 PaO_2 成为呼吸中枢唯一有效的刺激因素，而且由于血浆 HCO_3^- 代偿性地增高，CO_2 如果排出过快，将导致代谢性碱中毒，血红蛋白氧离曲线左移，血钾减低，脑血管和冠状血管收缩，致使病情恶化，所以通常给予持续低流量吸氧（0.5 ~ 2.0 L/min 或吸入氧浓度为 0.24 ~ 0.35）和（或）使用机械通气，逐步降低 $PaCO_2$（每小时不超过 0.67 ~ 0.8 kPa），同时监测血钾浓度。

五、呼吸性碱中毒

呼吸性碱中毒是指肺泡通气过度，体内生成的 CO_2 排出过多，以致血的 $PaCO_2$ 降低，引起低碳酸血症。

（一）病因

引起通气过度的原因很多，例如癔病、疼痛、低氧血症、水杨酸或氨中毒、肝硬化、肝性脑病、发热、革兰阴性菌败血症和呼吸机辅助通气过度等。

（二）临床表现

通常呼吸的深度和频率明显增加，患者常诉焦虑，胸部紧缩感或胸痛，可有口周、肢端麻木和针刺感，手足搐搦，头晕，轻度头痛，晕厥等症状。危重患者发生急性呼吸性碱中毒，常提示预后不良，或将发生急性呼吸窘迫综合征。

急性呼吸性碱中毒时，血浆 pH 升高，$PaCO_2$ 迅速降低，HCO_3^- 正常或略微降低，一般 $PaCO_2$ 每下降 0.133 kPa（1 mmHg），血浆 HCO_3^- 浓度仅降低 0.2 mmol/L，而且其总量降低不超过 3 ~ 4 mmol/L，不足以完全代偿。慢性呼吸性碱中毒时，由于肾脏的代偿作用，血浆 HCO_3^- 降低，pH 下降减弱，平均 $PaCO_2$ 每下降 0.133 kPa（1 mmHg），血浆 HCO_3^- 降低 0.4 ~ 0.5 mmol/L，大于或小于预期 HCO_3^- 降低提示同时存在原发性代谢性酸中毒或代谢性碱中毒或其他混合型酸碱平衡紊乱。

（三）治疗

应防治原发病和去除引起通气过度的原因。急性呼吸性碱中毒患者可吸入含 5% CO_2 的氧气，或用纸袋罩于患者口鼻使其再吸入呼出的气体以维持血浆 H_2CO_3 的浓度。对精神性通气过度患者可用镇静剂。

机械通气患者，应调整呼吸机的频率、压力或容量，增加呼吸道无效腔。手足搐搦患者可静脉注射葡萄糖酸钙溶液。

六、混合型酸碱平衡紊乱

混合型酸碱平衡紊乱是指同一患者有两种或两种以上的单纯型酸碱平衡紊乱同时存在。混合型酸碱紊乱的病理生理变化比较复杂，临床表现不典型，会给诊断带来较大的困难。遇到酸碱平衡紊乱的患者，如果 $PaCO_2$ 和血浆 HCO_3^- 测定的结果不符合两者变化的比例关系时（表 1-4），应考虑有混合型酸碱紊乱的可能。此外，阴离子间隙的测定有助于判断是否同时存在代谢性酸中毒和代谢性碱中毒。

表 1-4 单纯型酸碱平衡紊乱发生代偿时 $PaCO_2$ 和血浆 HCO_3^- 的变化

名称		$PaCO_2$ 和血浆 HCO_3^- 变化之间的关系
代谢性酸中毒		血浆 HCO_3^- 降低 1 mmol/L，$PaCO_2$ 下降 0.133 ~ 0.173 kPa（1.0 ~ 1.3 mmHg）
代谢性碱中毒		血浆 HCO_3^- 升高 1 mmol/L，$PaCO_2$ 升高 0.066 ~ 0.093 kPa（0.5 ~ 0.7 mmHg）
呼吸性酸中毒	急性	血浆 HCO_3^- 增加不超过 3 ~ 4 mmol/L
	慢性	$PaCO_2$ 升高 0.133 kPa（1 mmHg），血浆 HCO_3^- 升高 0.3 ~ 0.4 mmol/L
呼吸性碱中毒	急性	血浆 HCO_3^- 降低不超过 3 ~ 4 mmol/L
	慢性	$PaCO_2$ 降低 0.133 kPa（1 mmHg），血浆 HCO_3^- 降低 0.4 ~ 0.5 mmol/L

混合型酸碱平衡紊乱可有多种不同的组合形式，但呼吸性酸中毒和呼吸性碱中毒不会同时存在，各类混合型酸碱平衡紊乱的特点及治疗原则见（表 1-5）。

三重性混合型酸碱平衡紊乱比较复杂，必须在充分了解原发病及病情变化的基础上，结合实验室检查，进行综合分析才能得出正确结论。

表 1-5 各类混合型酸碱平衡紊乱的特点及治疗原则

类型	原发性紊乱		pH	治疗原则
	HCO_3^-	$PaCO_2$		
相加型				
代酸 + 呼酸	降低	升高	显著下降	治疗原发病，气管插管和呼吸机，静脉滴注碱剂
代碱 + 呼碱	升高	降低	显著升高	消除病因，静脉滴注等渗盐水或稀盐酸
相消型				
代碱 + 呼酸	升高	升高	不定	消除病因，改善通气功能
代酸 + 呼碱	降低	降低	不定	治疗原发病
代酸 + 代碱	不定	不定	不定	治疗原发病
三重型				
代酸 + 代碱 + 呼酸	不定	不定	不定	治疗原发病
代酸 + 代碱 + 呼碱	不定	不定	不定	治疗原发病

第二章
普外科手术的麻醉

普外科疾病和手术种类较多，包括甲状腺和甲状旁腺手术、乳腺手术、腹部手术以及血管外科手术等。甲状腺和甲状旁腺手术除了解剖方面涉及颈部大血管、气道和神经外，还可能伴随甲状腺和甲状旁腺的内分泌异常，以及由此引起的全身性代谢紊乱。乳腺手术由乳腺活检到扩大乳腺癌根治，手术范围和创伤差异甚大。腹部手术涉及的脏器更广，涵盖从贲门到肛管、直肠周围的整个消化道、肝胆、胰、脾、肠系膜，乃至腹膜后和腹壁手术。血管外科手术从大隐静脉等外周动静脉手术，到腹主动脉瘤手术，麻醉处理差别更大。腹部手术也逐步向微创和内镜甚至机器人辅助方面发展，将给麻醉提出更多的要求。

第一节　腹部手术的麻醉

一、腹部手术的麻醉特点

（一）腹腔内脏的神经支配

腹腔内脏器官受交感神经和副交感神经双重支配，内脏痛和牵拉反应与这些神经分布有密切关系。

1. 交感神经

内脏大神经起自脊髓胸 4～10 节段，终止于腹腔动脉根部的腹腔节，部分纤维终止于主动脉肾节和肾上腺髓质。内脏小神经起自脊髓 $T_{10~12}$ 节段，终止于主动脉肾节。内脏最小神经起自胸 12 节段，与交感神经干一并进入腹腔，终止于主动脉肾节。由腹腔神经节、主动脉肾节等发出的节后纤维分布至肝、胆、胰、脾、肾等实质器官和结肠脾曲以上的肠管。腰交感干由 4～5 对腰节组成，节上的分支有腰内脏神经，终止于腹主动脉丛及肠系膜丛等处，其节后纤维分布于结肠脾曲以下的肠管和盆腔脏器，部分纤维随血管分布至下肢。盆腔神经丛来自骶 2～3 骶节和尾节所发出的纤维。

2. 副交感神经

中枢位于脑干的副交感神经核及骶部 2～4 节段灰质的副交感核。迷走神经的腹腔支参与肝丛、胃丛、脾丛、胰丛、肾丛及肠系膜上下神经丛的组成，各丛分别沿同名血管分支达相应脏器。结肠脾曲以下肠管和盆腔脏器受骶 2～4 副交感节前纤维组成的直肠丛、膀胱丛、前列腺丛、子宫阴道丛等支配。

3. 重要腹腔内脏的神经支配（表 2-1）

在结肠脾曲以上肠管和肝、胆、胰、脾等手术时，椎管内麻醉要阻滞内脏神经交感神经支，阻滞平面应达 $T_4～L_1$，但迷走神经支不可能被椎管内麻醉所阻滞。为消除牵拉结肠脾曲以上肠胃等内脏的反应，可辅用内脏神经局麻药局部封闭。结肠脾曲以下肠管和盆腔脏器的手术，阻滞平面达 $T_8～S_4$，交感神经和副交感神经可同时被阻滞。

（二）腹部手术特点和麻醉要求

（1）腹部外科主要为腹腔消化系统疾病的手术。消化道主要功能是消化、吸收、代谢；清除有毒物质；参与机体免疫功能；分泌多种激素调节消化系统和全身生理功能。因此，消化器官疾病必然导致相应的生理功能紊乱及全身营养状态变化。

表 2-1　重要腹腔内脏的神经支配

器官	神经	沿内脏神经的传入路径	节前纤维
胃、小肠、横结肠	交感	腹腔丛→内脏大、小神经→T_6 ~ L_1 脊髓后角	T_6 ~ L_1 脊髓侧角
	副交感	迷走神经→延髓束核	迷走神经背核
降结肠、直肠	交感	腰内脏神经和交感干骶部分支，到达 $L_{1~2}$ 脊髓后角	T_{12} ~ L_3 脊髓侧角
	副交感	肠系膜下丛、盆丛→盆内脏神经→$S_{2~4}$ 脊髓后角	$S_{2~4}$ 副交感核
肝、胆、胰	交感	腹腔丛→内脏大、小神经→$T_{4~10}$ 脊髓后角	$T_{4~10}$ 脊髓侧角
	副交感	迷走神经→延髓束核	迷走神经背核

（2）胃肠道每日分泌大量消化液，含有相当数量的电解质，一旦发生肠道蠕动异常或肠梗阻，消化液将在胃肠道内潴留；或因呕吐、腹泻等，导致大量体液丢失，细胞内、外液的水和电解质锐减，酸碱平衡紊乱。

（3）消化道肿瘤、溃疡或食管胃底静脉曲张，可继发大出血。除表现呕血、便血外，胃肠道可潴留大量血液，失血量难以估计。麻醉前应根据血红蛋白、尿量、尿比重、血压、心率、脉压、中心静脉压等指标补充血容量和细胞外液量，并做好大量输血的准备。

（4）胆管疾病多伴有感染、阻塞性黄疸和肝损害。麻醉时应注意肝肾功能的维护，出凝血异常及自主神经功能紊乱的防治。

（5）急腹症如胃肠道穿孔，急性胆囊炎，化脓性胆管炎，胆汁性腹膜炎及肝、脾、肠破裂等，病情危重，需急诊手术。急腹症手术麻醉的危险性、意外以及并发症的发生率，均比择期手术高。应尽可能在术前短时间内对病情作出全面估计和准备。

（6）严重腹胀、大量腹水、巨大腹内肿瘤患者，当术中排出大量腹水、搬动和摘除巨大肿瘤时，腹内压容易骤然下降而发生血流动力学及呼吸的明显变化。

（7）腹内手术中牵拉内脏容易发生恶心、呕吐。呕吐或反流误吸是腹部手术麻醉常见的死亡原因。胃液、血液、胆汁、肠内容物都有被误吸的可能，会导致急性呼吸道梗阻、吸入性肺炎或肺不张、误吸综合征和急性肺损伤等严重后果。

（8）良好的肌肉松弛是腹部手术麻醉的重要条件。

（三）腹部手术常用的麻醉方法

腹部手术患者具有年龄范围广、病情轻重不一及并存疾病不同等特点，故对麻醉方法与麻醉药物的选择，需根据患者全身状况，重要脏器损害程度，手术部位和手术时间长短，麻醉设备条件以及麻醉医师技术的熟练程度作综合考虑。

1. 局部麻醉

局部麻醉适用于短小手术及严重休克患者。可用的局麻方法有局部浸润麻醉，区域阻滞麻醉和肋间神经阻滞麻醉。腹腔内手术中还应常规施行肠系膜根部和腹腔神经丛封闭。本法安全，对机体生理影响小，但阻滞不易完善，肌松不满意，术野显露差，故使用上有局限性。

2. 脊麻

脊麻适用于下腹部及肛门会阴部手术。脊麻后尿潴留发生率较高，且禁忌证较多，故基本已被硬膜外阻滞所取代。

3. 连续硬膜外阻滞麻醉

连续硬膜外阻滞麻醉为腹部手术常用的麻醉方法之一。该麻醉法痛觉阻滞完善；腹肌松弛满意；对呼吸、循环、肝、肾功能影响小；因交感神经被部分阻滞，肠管收缩，手术野显露较好；麻醉作用不受手术时间限制，并可用于术后止痛，故是较理想的麻醉方法，但内脏牵拉反应较重，为其不足。

4. 全身麻醉

随着麻醉设备及条件的改善，全身麻醉在腹部手术的选用日益增加，特别是某些上腹部手术，如全胃切除术，腹腔镜手术，右半肝切除术，胸腹联合切口手术以及休克患者手术，均适合选用全身麻醉。

由于患者情况不同，重要器官损害程度及代偿能力的差异，麻醉药物选择与组合应因人而异。目前常用方法有静吸复合全麻、神经安定镇痛复合麻醉、硬膜外阻滞与全麻复合麻醉等。麻醉诱导方式需根据患者有无饱胃及气管插管难易程度而定。急症饱胃者（如进食，上消化道出血，肠梗阻等），为防止胃内容误吸，可选用清醒表麻插管。有肝损害者或 3 个月内曾用过氟烷麻醉者，应禁用氟烷。胆管疾患术前慎用吗啡类镇痛药。

二、胃肠道手术的麻醉

1. 麻醉前准备

（1）胃肠道疾病，特别是恶性肿瘤患者，术前多有营养不良、贫血、低蛋白血症、浮肿、电解质异常和肾功能损害。麻醉前应尽力予以调整，以提高患者对手术、麻醉的耐受性，减少术后并发症。

（2）消化道溃疡和肿瘤出血患者多并存贫血，如为择期手术，血红蛋白应纠正到 100 g/L 以上，血浆总蛋白在 60 g/L 以上，必要时应给予小量多次输血或补充白蛋白。

（3）消化道疾病发生呕吐、腹泻或肠内容物潴留，最易发生水、电解质及酸碱平衡紊乱，出现脱水、血液浓缩、低钾血症，上消化道疾病易出现低氯血症及代谢性碱中毒；下消化道疾病可并发低钾血症及代谢性酸中毒等。长期呕吐伴有手足抽搐者，术前术中应适当补充钙和镁。

（4）为避免麻醉中呕吐、误吸及有利于术后肠功能恢复，对幽门梗阻的患者术前应常规洗胃；胃肠道手术宜常规行胃肠减压。

（5）麻醉前用药需根据麻醉方式和病情而定。对饱胃及可能呕吐者，应避免用药量过大，以保持患者的意识和反射。

2. 麻醉处理

（1）胃、十二指肠手术：连续硬膜外阻滞可经 $T_{8\sim9}$ 或 $T_{9\sim10}$ 间隙穿刺，向头侧置管，阻滞平面以 $T_4\sim L_1$ 为宜。为清除内脏牵拉反应，进腹前可适量给予氟芬或杜氟合剂，或哌替啶及东莨菪碱。上腹部手术的阻滞平面不宜超过 T_3，否则胸式呼吸被抑制，膈肌代偿性活动增强，可影响手术操作。此时，如再使用较大量镇痛镇静药，可显著影响呼吸功能而发生缺氧和二氧化碳蓄积，甚至发生意外。因此，麻醉中除应严格控制阻滞平面外，应加强呼吸监测和管理。腹部手术选用全麻时，宜选择麻醉诱导快，肌松良好，清醒快的麻醉药物。肌松药的选择及用药时间应合理掌握，需保证进腹探查、深部操作、冲洗腹腔及缝合腹膜时有足够的肌肉松弛，注意药物间的相互协同作用，加强呼吸、循环、尿量、体液等变化管理和维护水、电解质及酸碱平衡。

（2）结肠手术：右半结肠切除术选用连续硬膜外阻滞时，可选 $T_{11\sim12}$ 间隙穿刺，向头侧置管，阻滞平面控制在 $T_6\sim L_2$。左半结肠切除术可选 $T_{12}\sim L_1$ 间隙穿刺，向头侧置管，阻滞平面需达 $T_6\sim S_4$。进腹探查前宜先给予适量辅助药，以控制内脏牵拉反应。选用全麻使用肌松药时，应注意与链霉素、新霉素、卡那霉素或多黏菌素等的协同不良反应（如呼吸延迟恢复）。结肠手术前常需多次清洁洗肠，故应注意血容量和血钾的变化。严重低钾血症可导致心律失常，术前数小时应复查血钾，麻醉中需有心电图监测。

（3）直肠癌根治术的麻醉：手术需取截石位。经腹会阴联合切口，选用连续硬膜外阻滞时宜用双管法。一点取 $T_{12}\sim L_1$ 间隙穿刺，向头侧置管；另一点经 $L_{3\sim4}$ 间隙穿刺，向尾侧置管。先经低位管给药以阻滞骶神经，再经高位管给药，使阻滞平面达 $T_6\sim S_4$，麻醉中适量应用辅助药可满足手术要求。麻醉中应注意体位改变对呼吸、循环的影响，游离乙状结肠时多需采用头低位，以利于显露盆腔，此时应注意呼吸通气情况，并常规面罩吸氧。术中出血可能较多，要随时计算出血量，并给予及时补偿。

3. 麻醉后注意事项

（1）腹部手术结束，需待患者各项生命体征稳定后方可送回术后恢复室或病房；麻醉医师须亲自检查呼吸、血压、脉搏、四肢末梢温度、颜色及苏醒程度，向主管手术医师和值班护士交待清楚后，方可离开患者。

（2）患者尚未完全清醒或循环、呼吸功能尚未稳定时，应加强对呼吸、血压、中心静脉压、脉搏、尿量、体温、意识、皮肤颜色、温度等监测，并给予相应处理。术后应常规给予氧治疗，以预防术后低氧血症。

（3）麻醉手术后应立即进行血常规、红细胞比积、电解质、血气分析等检查，并依检查结果给予相应处理。

（4）持续静脉补液：手术当天的输液量（包括术中量），成人为 3 500 ~ 4 000 mL，如术中有额外出血和体液丢失，应依出量予以补充调整。热量供应于成人大手术后为 209.2 kJ/（kg·d）［50 kcal/（kg·d）］；小手术后为 167.4 kJ/（kg·d）［40 kcal/（kg·d）］。术前营养差的患者，术后应给予肠道外高营养治疗。

（5）术后可能发生出血、呕吐、呃逆、尿潴留和肺部并发症，须予以重视和防治。

三、胆囊、胆管手术的麻醉

1. 麻醉前准备

（1）重点应检查心、肺、肝、肾功能。对并存疾病特别是高血压、冠心病、肺部感染、肝功能损害、糖尿病等应给予全面的内科治疗。

（2）胆囊、胆管疾病多伴有感染；胆管梗阻多有阻塞性黄疸及肝功能损害，麻醉前要给予消炎、利胆和保肝治疗。阻塞性黄疸可导致胆盐、胆固醇代谢异常，维生素 K 吸收障碍，致使维生素 K 参与合成的凝血因子减少，发生出凝血异常，凝血酶原时间延长。麻醉前应给维生素 K 治疗，使凝血酶原时间恢复正常。

（3）血清胆红素升高者：在腹部外科多为阻塞性黄疸，术前应加强保肝治疗，术中、术后加强肝肾功能维护，预防肝肾综合征的发生。

（4）阻塞性黄疸的患者：多有自主神经功能失调，表现为迷走神经张力增高，心动过缓。麻醉手术时易发生心律失常和低血压，麻醉前应常规给予阿托品。

（5）胆囊、胆管疾病患者：常有水、电解质及酸碱平衡紊乱，营养不良、贫血、低蛋白血症等继发性病理生理改变，麻醉前均应作全面纠正。

2. 麻醉选择及处理

胆囊、胆管手术，可选择全身麻醉、硬膜外阻滞或全麻加硬膜外阻滞麻醉。硬膜外阻滞可经 $T_{8~9}$ 或 $T_{9~10}$ 间隙穿刺，向头侧置管，阻滞平面控制在 $T_{4~12}$。胆囊、胆管部位迷走神经分布密集，且有膈神经分支参与，在游离胆囊床、胆囊颈和探查胆总管时，可发生胆—心反射和迷走—迷走反射。患者不仅出现牵拉痛，而且可引起反射性冠状动脉痉挛，心肌缺血导致心律失常，血压下降。应采取预防措施，如局部神经封闭，应用哌替啶及阿托品或依诺伐等。吗啡、芬太尼可引起胆总管括约肌和十二指肠乳头部痉挛，而促使胆管内压上升达 300 mmH₂O 或更高，持续 15 ~ 30 min，且不能被阿托品解除，故麻醉前应禁用。阿托品可使胆囊、胆总管括约肌松弛，麻醉前可使用。胆管手术可促使纤溶酶活性增强，纤维蛋白溶解而发生异常出血。术中应观察出凝血变化，遇有异常渗血，应及时检查纤维蛋白原、血小板，并给予抗纤溶药物或纤维蛋白原处理。

阻塞性黄疸常伴肝损害，应禁用对肝肾有损害的药物，如氟烷、甲氧氟烷、大剂量吗啡等。恩氟烷、异氟烷、七氟烷或脱氟烷也有一过性肝损害的报道。麻醉手术中因凝血因子合成障碍，毛细血管脆性增加，也促使术中渗血增多。但经部分临床观察，不同麻醉方法对肝功能正常组与异常组的凝血因子未见有明显影响。

胆管外科患者病情与体质差异极大，肥胖体形者逐年增多，麻醉选择与处理的难度也各异。

3. 麻醉后注意事项

（1）术后应密切监测血压、脉搏、呼吸、尿量、尿比重，持续鼻导管吸氧，直至病情稳定。按时检查血红蛋白、红细胞比积及血电解质，动脉血气分析，根据检查结果给予调整治疗。

（2）术后继续保肝、保肾治疗，预防肝肾综合征。

（3）对老年人、肥胖患者及并存气管、肺部疾病者，应防治肺部并发症。

（4）胆总管引流的患者，应计算每日胆汁引流量，注意水、电解质补充及酸碱平衡。

（5）危重患者和感染中毒性休克未脱离危险期者，麻醉后应送术后恢复室或 ICU 进行严密监护治疗，直至脱离危险期。

四、脾脏手术的麻醉

1. 麻醉前准备

（1）脾脏是人体血液储存和调节器官，有清除和调节血细胞，及产生自身免疫抗体的功能。原发性或继发性脾功能亢进需行手术者，多有脾肿大、红细胞、白细胞、血小板减少和骨髓造血细胞增生。麻醉医师应在麻醉前全面了解病史及各种检查结果，估计可能出现的问题，做好相应准备。

（2）严重贫血，尤其是溶血性贫血患者，应输新鲜血。有肝损害、低蛋白血症者，应给予保肝及多种氨基酸治疗。有血小板减少、出凝血时间及凝血酶原时间延长者，应小量多次输新鲜血或浓缩血小板，并辅以维生素 K 治疗。待贫血基本纠正、肝功能改善、出血时间及凝血酶原时间恢复正常后再行手术。

（3）原发性脾功能亢进者除有严重出血倾向外，大都已长期服用肾上腺皮质激素和 ACTH。麻醉前除应继续服用外，尚需检查肾上腺皮质功能代偿情况。

（4）有粒细胞缺乏症者常有反复感染史，术前应积极防治。

（5）外伤性脾破裂除应积极治疗出血性休克外，应注意有无肋骨骨折、胸部挫伤、左肾破裂及颅脑损伤等并存损伤，以防因漏诊而发生意外。

2. 麻醉选择与处理

（1）无明显出血倾向及出凝血时间、凝血酶原时间已恢复正常者，可选用连续硬膜外阻滞。麻醉操作应轻柔，避免硬膜外间隙出血。凡有明显出血者，应弃用硬膜外阻滞。是否选择全麻根据有无肝损害而定，可用静脉复合或吸入麻醉。气管插管操作要轻巧，防止因咽喉及气管黏膜损伤而导致血肿或出血。

（2）麻醉手术处理的难度主要取决于脾周围粘连的严重程度。游离脾脏、搬动脾脏、结扎脾蒂等操作，手术刺激较大，有发生意外大出血的可能，麻醉医师应提前防治内脏牵拉反应，并做好大量输血准备。巨大脾脏内储血较多，有时可达全身血容量的 20%，故麻醉中禁忌脾内注射肾上腺素，以免发生回心血量骤增而导致心力衰竭危险。

（3）麻醉处理中要密切注意出血、渗血情况，维持有效循环血量。渗血较多时，应依情使用止血药和成分输血。

（4）麻醉前曾服用激素的患者，围术期应继续给予维持量，以防肾上腺皮质功能急性代偿不全。

3. 麻醉后注意事项

（1）麻醉后当天应严密监测血压、脉搏、呼吸和血红蛋白、红细胞比积的变化，严防内出血和大量渗血，注意观察膈下引流管出血量，继续补充血容量。

（2）加强抗感染治疗。已服用激素者，应继续给维持量。

五、门脉高压症手术的麻醉

1. 门脉高压症主要病理生理特点

门静脉系统是腹腔脏器与肝脏毛细血管网之间的静脉系统。当门静脉的压力因各种病因高于 25 cmH$_2$O 时，可表现一系列临床症状，统称门脉高压症。其主要病理生理改变为表现为：①肝硬化及肝损害。②高动力型血流动力学改变：容量负荷及心脏负荷增加，动静脉血氧分压差降低，肺内动静脉短路和门、体静脉间分流。③出凝血功能改变：有出血倾向和凝血功能障碍。原因为纤维蛋白原缺乏、血小板减少、凝血酶原时间延长、第Ⅴ因子缺乏、血浆纤溶蛋白活性增强。④低蛋白血症：腹水、电解质紊乱、钠和水潴留、低钾血症。⑤脾功能亢进。⑥氮质血症、少尿、稀释性低钠、代谢性酸中毒和肝肾综合征。

2. 手术适应证的选择

门脉高压症手术麻醉的适应证，主要取决于肝损害程度、腹水程度、食管静脉曲张及有无出血或出血倾向。为做好术前准备和估计，降低死亡率，可将门脉高压症的肝功能情况归纳为 3 级，见

表 2-2。Ⅲ级肝功能者不适于手术麻醉，应力求纠正到Ⅰ或Ⅱ级。Ⅰ、Ⅱ级术后死亡率约为 5%，Ⅲ级者死亡率甚高。

表 2-2 门脉高压症肝功能分级

项目	肝功能分级		
	Ⅰ 级	Ⅱ 级	Ⅲ 级
胆红素（μmol/L）*	< 20.5	20.5 ~ 34.2	>34.2
血清蛋白（g/L）	≥ 35	26 ~ 34	≤ 25
凝血酶原时间超过对照值（min）	1 ~ 3	4 ~ 6	>6
转氨酶			
金氏法（U）	< 100	100 ~ 200	>200
赖氏法（U）	< 40	40 ~ 80	>80
腹水	（ – ）	少量，易控制	大量，不易控制
肝性脑病	（ – ）	（ – ）	（ + ）

注：* μmol ÷ 17.1 = mg/dL。

高桥成辅指出，门脉高压症麻醉危险性增加的界限为：黄疸指数大于 40 U；血清胆红素大于 20.5 μmol/L；血浆总蛋白量小于 50 g/L；白蛋白小于 25 g/L；A/G 小于 0.8；GPT、GOT 大于 100 U；磺溴酞钠（BSP）潴留试验大于 15%；吲哚氰绿（ICG）消失率小于 0.08。为探讨肝细胞功能的储备能力，糖耐量曲线试验有一定价值，90 ~ 120 min 值如高于 60 min 值者，提示肝细胞储备力明显低下，麻醉手术死亡率极高。

近年来多以综合性检查结果来判断门脉高压症的预后，详见表 2-3。这种分类为麻醉临床提供科学依据。

表 2-3 门脉高压症的预后判断分类

项目	预后分类			
	Ⅰ	Ⅱ	Ⅲ	Ⅳ
有效肝血流量（mL/min）	> 600	600 ~ 400	400 ~ 300	< 300
肝内短路率（%）	< 15	15 ~ 30	30 ~ 40	> 40
肝静脉血氨法（μg/dL）	< 65	65 ~ 80	80 ~ 100	> 100
肝静脉血氨法（μg/dL）	< 10	10 ~ 30	30 ~ 35	> 35
ICG 消失率	> 0.01	0.1 ~ 0.08	0.08 ~ 0.04	< 0.04
术后生存率（%）	91.5	79.4	51	14.3

3. 麻醉前准备

门脉高压症多有程度不同的肝损害。肝脏为三大代谢和多种药物代谢、解毒的器官，麻醉前应重点针对其主要病理生理改变，做好改善肝功能、出血倾向及全身状态的准备。

（1）增加肝糖原，修复肝功能，减少蛋白分解代谢：给高糖、高热量、适量蛋白质及低脂肪饮食，总热量应为 125.5 ~ 146.4 kJ（30 ~ 35 kcal/kg）。必要时可静脉滴注葡萄糖胰岛素溶液。对无肝性脑病者可静脉滴注相当于 0.18 g 蛋白 /（kg·d）的合成氨基酸。脂肪应限量在 50 g/d 以内。为改善肝细胞功能，还需用多种维生素，如每日复合维生素 B 6 ~ 12 片口服或 4 mg 肌内注射；维生素 B_6 50 ~ 100 mg；维生素 B_{12} 50 ~ 100 μg；维生素 C 3 g 静脉滴入。

（2）有出血倾向者可给予维生素 K 等止血药，以纠正出凝血时间和凝血酶原时间。如系肝细胞合成第 V 因子功能低下所致，麻醉前应输新鲜血或血浆。

（3）腹水直接反映肝损害的严重程度，大量腹水还直接影响呼吸、循环和肾功能，应在纠正低蛋白血症的基础上，采用利尿、补钾措施，并限制入水量。有大量腹水的患者，麻醉前应多次小量放出腹水，并输用新鲜血或血浆，但禁忌一次大量放腹水，以防发生休克及低盐综合征或肝昏迷。

（4）凡伴有水、电解质、酸碱平衡紊乱者，麻醉前应逐步纠正。

4. 麻醉选择与处理

肝脏是多种麻醉药代谢的主要场所，而多数麻醉药都可使肝血流量减少。麻醉选择与处理的主要原则是选用其最小有效剂量，使血压维持在 80 mmHg 以上，否则肝脏将丧失自动调节能力，并可加重肝细胞损害。

（1）麻醉前用药：大量应用阿托品或东莨菪碱可使肝血流量减少，一般剂量时则无影响。镇静镇痛药均在肝内代谢，门脉高压症时分解代谢延迟，可导致药效增强、作用时间延长，故应减量或避免使用。

（2）麻醉药：氧化亚氮在无缺氧的情况下，对肝脏无直接影响。氟烷使肝血流量下降约 30%，部分患者术后可有 GPT 与 BSP 一过性升高，因此原有肝损害或疑有肝炎者宜禁用。恩氟烷是否存在肝损害，尚未定论，但用药后 1 周内 GPT 可上升至 100 U 以上，故最好避免使用。异氟烷、七氟烷在体内降解少，对肝功能影响轻微，可考虑选用。肝损害时血浆蛋白量减少，应用巴比妥类药时，因分解代谢减缓，使血内游离成分增加，药效增强，但睡眠量巴比妥类对肝脏尚无影响。氟哌利多、芬太尼虽在肝内代谢，但麻醉常用量尚不致发生肝损害，可用于门脉高压症手术的麻醉，但对严重肝损害者应酌情减量。氯胺酮、咪达唑仑、哌替啶均可选用。

（3）肝硬化患者的胆碱酯酶活性减弱，使用琥珀胆碱时，其作用可增强，易发生呼吸延迟恢复；应用潘库溴铵时可无影响。正常人筒箭毒碱可经肾和胆汁排泄，门脉高压症患者经胆汁排出减少，故禁忌大量使用箭毒类药。

（4）酯类局麻药由血浆胆碱酯酶分解，酰胺类局麻药都在肝内代谢。由于血浆内胆碱酯酶均来自肝脏，肝硬化患者应用局麻药可因其分解延缓，易于蓄积，故禁忌大量使用。

综合上述特点，门脉高压症分流手术的麻醉可选用下列方法之一：①硬膜外阻滞辅以依诺伐。②依诺伐、氧化亚氮、氧、肌松药复合麻醉。③氯胺酮、咪达唑仑、氧化亚氮、氧、肌松药复合麻醉。④异氟烷、芬太尼、氧化亚氮、氧、肌松药复合麻醉。

5. 麻醉处理要点

（1）维持有效循环血量：通过 EKG、血压、脉搏、SpO$_2$、中心静脉压、尿量等的监测，维持出入量平衡，避免血容量不足或过多，预防低血压和右心功能不全，维护肾功能。输液时不可大量使用乳酸钠林格液或生理盐水，否则钠负荷增加可导致间质性肺水肿；伴肾功能损害者尤需避免。此外，麻醉中可通过血气分析和电解质检查，及时纠正水、电解质和酸碱失衡；如有可能，测定血浆及尿渗透浓度，有指导价值。

（2）保持血浆蛋白量：低蛋白血症患者麻醉时应将白蛋白提高到 25 g/L 以上，不足时应补充白蛋白，以维持血浆胶体渗透压和预防间质水肿。

（3）维护血液氧输送能力：须保持血容量、每搏量、红细胞比积、血红蛋白及氧离解曲线的正常。心功能正常者，为保持有效循环血量，宜使红细胞比积保持在 30% 左右，以降低血液黏滞度，保证最佳组织灌流。为确保氧的输送能力，对贫血者可输浓缩红细胞。

（4）补充凝血因子：麻醉前有出血倾向者，应输用新鲜血或血小板。缺乏由维生素 K 合成的凝血因子者，可输给新鲜血浆。麻醉中一旦发生异常出血，应即时查各项凝血功能，作针对性处理。

（5）处理大量出血：门脉高压分流术中，出血量在 2 000 mL 以上者，并非少见，可采用血液回收与成分输血，适量给予血浆代用品。输血、输液时应注意补充细胞外液、纠正代谢性酸中毒、充分供氧及适量补钙。

（6）保证镇痛完善，避免应激反应。

六、急腹症手术的麻醉

急症手术中以急腹症最常见。据统计，急诊麻醉中急腹症约占 82.6%。其特点是发病急、病情重、饱胃患者比例大，继发感染或出血性休克者多，麻醉前准备时间紧，难以做到全面检查和充分准备。麻醉危险性、意外发生率及麻醉手术后并发症均较择期手术高。

1. 麻醉前准备

（1）麻醉医师必须抓紧时间进行术前访视，重点掌握全身状况、神志、体温、循环、呼吸、肝及肾功能；追问既往病史、麻醉手术史、药物过敏史、禁食或禁饮时间。根据检查，选定麻醉方法和药物，做好意外防治措施。

（2）对并存血容量不足、脱水、血液浓缩、电解质及酸碱失衡或伴严重合并疾病以及继发病理生理改变者，根据血常规、红细胞比积、出凝血时间、血型、心电图、X线检查，血气分析、血清电解质、尿常规、尿糖、尿酮体等的检查结果，进行重点处理或纠正。

（3）对休克患者必须施行综合治疗，待休克改善后再行麻醉。但有时由于病情发展迅速，应考虑在治疗休克的同时进行紧急麻醉和手术。治疗休克应重点针对脱水、血浓缩或血容量不足进行纠正，以改善微循环和维持血压。术前要备足全血，以便于麻醉中进一步补足血容量。纠正电解质与酸碱失衡，血压维持在 80 mmHg 以上，红细胞比积在 30% 以上，重要脏器的血流灌注和肾功能尚可维持。对大量出血患者，应尽快手术以免延误手术时机。

（4）饱胃、肠梗阻、消化道穿孔、出血或弥漫性腹膜炎患者，麻醉前必须进行有效的胃肠减压。

（5）剧烈疼痛、恐惧和躁动不安必然促使儿茶酚胺释放，加重微循环障碍，促进休克发展，故麻醉前应给一定的术前药，但剂量应以不影响呼吸、循环，保持意识存在为准。

2. 麻醉选择及处理

（1）胃、十二指肠溃疡穿孔：除应激性溃疡穿孔外，多有长期溃疡病史及营养不良等变化。腹膜炎患者常伴剧烈腹痛和脱水，部分患者可继发中毒性休克。在综合治疗休克取得初步纠正的基础上，可慎用硬膜外阻滞，但需小量分次用药，严格控制阻滞平面。麻醉中继续纠正脱水、血浓缩和代谢性酸中毒，防治内脏牵拉反应。对严重营养不良、低蛋白血症或贫血者，术前宜适量补血或血浆。麻醉后重点预防肺部并发症。

（2）上消化道大出血：食管静脉曲张破裂、胃肠肿瘤或溃疡及出血性胃炎，经内科治疗 48 h 仍难以控制出血者，常需紧急手术。麻醉前多有程度不同的出血性休克、严重贫血、低蛋白血症、肝功能不全及代谢性酸中毒等，术前均需抗休克综合治疗，待休克初步纠正后可选用全身麻醉或连续硬膜外阻滞。麻醉中应根据血压、脉搏、脉压、尿量、中心静脉压、血气分析、心电图等监测情况，维护有效循环血容量，保持血压在 90 mmHg 以上，维持呼吸功能，避免缺氧和二氧化碳蓄积，纠正酸碱失衡。使尿量在 30 mL/h 以上。

对出血性休克或持续严重出血的患者，宜选用气管内插管浅全麻。为预防误吸，应施行表面麻醉，清醒气管内插管。麻醉维持可选用对心肌和循环抑制轻的依托咪酯、γ-羟丁酸钠、氯胺酮、咪达唑仑、芬太尼、氧化亚氮及肌松药等。有肝、肾功能损害者注意维护肝、肾功能。

（3）急性肠梗阻或肠坏死：无继发中毒性休克的患者，可选用连续硬膜外阻滞。有严重脱水、电解质及酸碱失衡、腹胀、呼吸急促、血压下降、心率增快的休克患者，以选择气管内插管全麻为安全。麻醉诱导及维持过程中应强调预防呕吐物反流误吸；继续进行抗休克综合治疗，维护心、肺、肾功能，预防呼吸困难综合征、心力衰竭和肾衰竭。输血输液时，应掌握剂量与速度，胶体与晶体比例，以维持生理需要的血红蛋白与红细胞比积。麻醉后需待患者完全清醒、呼吸交换正常、循环稳定、血气分析正常，方停止呼吸治疗。

（4）急性坏死性胰腺炎：循环呼吸功能稳定者，可选用连续硬膜外阻滞。已发生休克经综合治疗无效者，应选用对心血管系统和肝肾功能无损害的全身麻醉。麻醉中应针对病理生理特点进行处理：①因呕吐、肠麻痹、出血、体液外渗往往并存严重血容量不足，水、电解质紊乱，应加以纠正。②胰腺酶可将脂肪分解成脂肪酸，与血中钙离子起皂化作用，因此患者可发生低钙血症，需加以治疗。③胰腺在缺血、缺氧情况下可分泌心肌抑制因子（如低分子肽类物质），因此抑制心肌收缩力，甚至发生循环衰竭，应注意预治。④胰腺炎继发腹膜炎，致使大量蛋白液渗入腹腔，不仅影响膈肌活动，而且使血浆渗透压降低，容易诱发肺间质水肿、呼吸功能减退，甚至发生急性呼吸困难综合征（ARDS）。麻醉中应在血流动力学指标监测下，输入血浆代用品、血浆和全血以恢复有效循环血量，纠正电解质紊乱及低钙血症，同时给予激素和抗生素治疗。此外，应注意呼吸管理，维护肝功能，防治 ARDS 和肾功能不全。

七、类癌综合征手术的麻醉

1. 类癌综合征主要病理生理特点

（1）见于胃肠道、胆、胰、甲状腺、肺、支气管、前纵隔、卵巢、睾丸等部位，发生率占类癌患者的 18%。

（2）其病理生理改变主要由于色胺酸代谢紊乱，分泌 5- 羟色胺、缓激肽、组胺等血管活性物质所造成。类癌综合征患者在麻醉中易促使神经节阻滞药的作用增强，致血压下降、支气管痉挛、高血糖、肠蠕动亢进。5- 羟色胺可通过血脑屏障对中枢产生抑制作用，使麻醉苏醒延迟。缓激肽可引起严重血管扩张、毛细血管通透性增加和血压下降。

（3）临床表现主要有皮肤潮红、毛细血管扩张，以面部、颈部和胸部明显，多次发作后肤色呈紫绀状；眼结膜有毛细血管扩张和水肿；血压下降，极度乏力；腹泻呈水样及脂肪样大便，每日多达 20 ~ 30 次，可导致营养不良，水、电解质失衡；心内膜、心包膜、胸膜、腹膜纤维组织增生，出现三尖瓣、肺动脉瓣狭窄或关闭不全，最终发生心力衰竭，严重支气管痉挛可导致窒息。

2. 麻醉前准备

（1）对疑有类癌综合征的患者要全面检查。对原发病灶部位、肝损害及其程度和心功能代偿情况等作重点检查和全面评估。

（2）手术前应对综合征发作的患者试用 5- 羟色胺拮抗剂（如 Nozlnam），缓激肽拮抗剂（如抑肽酶，Trasylol），以及皮质类固醇等进行试探性治疗，找出有效治疗药物和剂量，以供麻醉处理时参考使用。

（3）改善全身状况和营养不良，纠正水、电解质失衡。手术前禁用含有大量色胺酸的饮料和食物（如茶、酒、脂肪及某些蔬菜）；禁忌挤压肿瘤，以防诱发综合征的发作。

（4）保持患者镇静，避免交感—肾上腺系统兴奋，麻醉前用药宜适当增量。

3. 麻醉选择和处理

（1）吗啡、硫喷妥钠、右旋糖酐、多黏菌素 B 等，可增加肠色素颗粒细胞膜的通透性，或使泵作用发生改变而促使 5- 羟色胺分泌增加，故应禁用。

（2）琥珀胆碱的去极化作用，可增高腹内压；筒箭毒碱的神经节阻滞和组胺释放作用，可诱发血压严重波动和支气管痉挛，故应慎用。

（3）因类癌分泌的活性物质，直接作用于神经末梢与靶细胞的交接处，由此引起类癌综合征的发作，各种麻醉包括局麻、神经阻滞、脊麻或硬膜外阻滞中都会同样发作。因此在麻醉管理中应提高警惕，尽量避免导致血压下降和呼吸抑制的各种影响因素。

（4）神经安定药、抗组胺药可降低肠色素颗粒细胞膜的通透性，并阻滞 5- 羟色胺、组胺的作用，故类癌综合征手术可选用神经安定镇痛麻醉或静脉复合麻醉，肌松药中可选用潘库溴铵或维库溴铵等无组胺释放作用的药物。

（5）麻醉力求平稳，诱导期避免各种应激反应和儿茶酚胺释放因素，控制适当的麻醉深度。手术挤压肿瘤、变动体位、缺氧、二氧化碳蓄积、低血压等因素都会促使类癌的活性物质（5- 羟色胺及缓激肽）分泌增加，应严密监护。气管内插管有利于供氧和维持呼吸道通畅，一旦出现支气管痉挛，可立即施行正压辅助呼吸，故适用于类癌手术患者的麻醉。

（6）麻醉中一旦发生缓激肽危象而导致严重低血压时，应禁用儿茶酚胺类药，后者可增加缓激肽的合成，使低血压更加严重。必要时应选用甲氧明、间羟胺或高血压素，最好选用 5- 羟色胺、缓激肽和组胺的拮抗药及激素；补足有效循环血量；纠正水、电解质及酸碱失衡。对并存心肌、心瓣膜损害的类癌患者，应注意防止增加右心负荷，正确掌握输血、输液速度与总量，注意尿量，预防心力衰竭。

第二节　腹腔镜手术的麻醉

腹腔镜手术技术越来越被外科医生和手术患者接受。与传统开腹手术相比，腹腔镜手术具有创伤小、恢复快、住院时间短的特点，尽管其手术时间较长、手术费用及并发症发生率较高。对于麻醉医生而言，腹腔镜手术所遇到的主要问题是人工气腹和特殊体位对患者病理生理造成的干扰。

一、对患者生理功能的影响

人工气腹及腹腔镜手术的特殊体位，对人体生理功能会产生一系列的影响，以下主要介绍对呼吸和循环功能的影响。

（一）对呼吸功能的影响

对呼吸功能的影响主要表现在：人工气腹引起腹内压升高，致膈肌上移，从而使胸廓、肺顺应性减小 30% ~ 50%，还可导致功能残气量降低和气道压力升高，后两者的改变可能会引起通气 / 血流失调。头低位更加剧了上述改变。其次是肺泡通气量的下降和通过腹膜二氧化碳的快速吸收，常致二氧化碳分压升高、高碳酸血症。当 $PaCO_2$ 升高引起酸中毒时对器官功能也有一定影响。如果术前患者的肺活量小于预计值的 70%，扩散能力小于预计值的 80%，提示患者有高碳酸血症和呼吸性酸中毒的危险。但人工气腹引起的 $PaCO_2$ 升高一般通过增加肺泡通气量 10% ~ 25% 即可消除。对肥胖和既往有呼吸系统疾病的患者更应加强对呼吸的监测和支持。

（二）对循环功能的影响

对循环功能的影响包括气腹、体位、高二氧化碳血症、迷走神经张力增高和心律失常等方面。研究表明，建立人工气腹时，心排血量会下降，且心排血量下降程度与充气速度呈正相关，并且增加对外周血管床压迫。有研究表明，当腹内压增加到 15 mmHg，心脏指数下降 30%，外周阻力增加 79%。因此有学者建议，为避免对心血管的影响，腹内压最好不要超过 12 mmHg。一般健康或轻度心血管病变的患者可以耐受这种变化，但对中度及中度以上心血管疾病患者，应该减慢 CO_2 充气速度和控制腹内压。心排血量减少的其他原因还有气腹后腔静脉受压致回心血量减少等。术中头高位后，患者的心脏充盈压、中心静脉压和肺毛细血管楔压均有不同程度的下降。尽管高碳酸血症理论上可引起心律失常，但腹腔镜手术中心律失常的发生与二氧化碳的关系尚难肯定。鉴于长时间的气腹加上体位变化对 ASA Ⅲ 或 Ⅳ 级的患者影响较大，有学者描述了通过腹壁牵引装置以避免使用气腹的"无气腔镜"技术。

此外，还有大量病例报道腹腔镜手术相关低血压、低氧血症及心血管功能衰竭，其原因有：高二氧化碳血症诱发的心律失常；牵拉腹膜引起反射性的迷走神经张力升高；气腹压迫下腔静脉致回心血量剧减；以及损伤血管致大出血及气栓。

二、腹腔镜手术的常见并发症

腹腔镜手术的最常见并发症是皮下气肿，其他还有纵隔、胸腔、心包积气，气体栓塞，意外的气管导管滑入支气管，血管损伤及内脏器官损伤等。据统计，腹腔镜胆囊切除术的死亡率约 0.01%，还有 1% 患者需改行开腹手术，其他脏器穿孔发生率约 0.2%，总胆管损伤 0.2% ~ 0.6%，大出血 0.2% ~ 0.9%。总体而言，腹腔镜行胆囊手术等较小的手术并发症多于开腹手术，但全身并发症如术后肺部感染等要低于后者。

（一）皮下气肿

皮下气肿发生率 0.4% ~ 2.0%。多数是因为建立人工气腹时，穿刺针没有穿通腹膜而是在腹壁组织中，注入的气体进入腹壁各层之间的空隙所致。还有的是反复穿刺，损伤腹壁，过高的腹内压迫使 CO_2 沿损伤处扩散；充气速度过快；手术时间过长等。对于术中出现 $PaCO_2$ 显著升高而增大潮气量仍不能很快使其恢复者，均应怀疑 CO_2 皮下气肿。

（二）纵隔、胸腔、心包积气

脐带残存结构可能导致腹腔与胸腔、心包腔相通或其间结构薄弱，可能导致腹腔二氧化碳进入胸腔、纵隔和心包，或腹膜外气肿延至纵隔。大范围纵隔气肿或心包积气时后果严重，表现为呼吸气促，甚至休克或心搏骤停，应立即停止手术，穿刺排气。

气胸的原因有二：经胸腹腔之间薄弱处漏入胸腔和肺大疱破裂。前者因胸膜吸收二氧化碳的速度快，往往不需特殊处理；而肺大疱破裂的气胸，因肺泡破裂口的存在，需行胸腔闭式引流。

（三）气栓

气栓是腹腔镜手术严重的并发症之一，一般发生在人工气腹建立时，多为注气针误入血管所致。二氧化碳溶解度和弥散性能好，小的气栓能很快经吸收而消失，但若为惰性气体则后果严重。

少量气栓（0.5 mL/kg 气体）可引起心脏多普勒声音改变和肺动脉压力升高，大量气栓（2 mL/kg）可发生心动过速、心律失常、低血压、中心静脉压升高，心脏听诊有"磨坊"样音，发绀，右心扩大的心电图改变等。经中心静脉导管抽出气体可诊断气栓。

发现气栓后应立即停止充气或气腹放气；采取头低左侧卧位，减少气体进入肺动脉；用氧化亚氮麻醉者停吸氧化亚氮而改用纯氧；增加通气量；循环功能支持；必要时插右心导管或肺动脉导管抽气，可疑脑栓塞者建议高压氧舱治疗。

三、腹腔镜手术的适应证和禁忌证

除了颅内高压、脑室腹腔分流术后等少量疾病不宜采用腹腔镜手术外，其余均可使用腹腔镜微创技术。研究表明，呼吸功能不全的患者应用腹腔镜手术可减少术后呼吸系统并发症，尽管术中管理困难加大。若能在气腹时限制腹压，进行母胎监测，保证母体充分供氧和正常的二氧化碳张力，积极预防仰卧位综合征和栓塞，即使对患胆管疾病需手术治疗的三期妊娠患者，仍可安全地进行腹腔镜胆囊手术。但对肾功能不全的患者，由于腹内压增高对肾血流不利，为防止术后肾功能不全恶化，应加强对血流动力学管理，并避免使用有肾毒性的麻醉药物。

四、腹腔镜手术的麻醉选择

由于术中多种因素可引发高碳酸血症，因此，一般而言，腹腔镜手术均采用带气囊的气管导管插管全身麻醉或气管插管全身麻醉复合椎管内阻滞。尽管有喉罩用于腹腔镜手术的报道，但由于腹腔镜手术患者腹内压增高后致气道压升高，若超过一定限度，喉罩可能出现漏气，并且还有反流误吸的危险。因此，喉罩通气只能作为腹腔镜手术的一种"备用选择"。

五、腹腔镜手术的术中管理

因腹腔镜手术的特点，麻醉诱导、术中监测及术后处理均与常规手术略有差异。

（一）麻醉处理

麻醉的诱导和维持与开腹手术的全身麻醉相同，但对心血管功能较差的患者应避免使用抑制心肌的麻醉药。需要注意的是在麻醉诱导加压给氧去氮时，尽量采用略小的潮气量、高呼吸频率的辅助呼吸方式，避免大量气体进入胃，干扰手术操作。有研究表明，腹腔镜手术前放置胃管，可减少胃肠道穿孔，有利于右上腹牵开而改善腹腔镜术野。

对麻醉药，氧化亚氮由于可产生肠胀气和恶心，因此在腹腔镜手术中应用有争议。而异丙酚因具有一定的抗术后恶心、呕吐作用而倍受青睐。

（二）术中监测

除了常规监测外，腹腔镜手术中应注意监测呼气末 CO_2（$P_{ET}CO_2$）。一些腹腔镜手术的并发症，如 CO_2 皮下气肿、气管导管意外滑入支气管等，均可经 $P_{ET}CO_2$ 早期发现。因为心排出量降低和通气/血流比值异常时，$P_{ET}CO_2$ 往往低于动脉 CO_2 分压，因此，必要时还可监测动脉血气。对于危重患者，需直接行动脉压、中心静脉压或肺动脉压、肺毛细血管楔压监测，防止麻醉诱导、建立气腹和体位变动时，血流动力学的剧烈改变。由于心排出量与腹内压呈反相关关系，因此，对此类患者更应注意监测腹内压和血流动力学的变化，最好将腹内压控制在 8 ~ 12 mmHg，并注意头高位的程度。对术中出现难治性持续性的高碳酸血症、酸中毒或混合静脉血氧饱和度降低的患者必要时也可适当放气，降低腹内压力。

在腹腔镜手术中，置入注气套管建立气腹非常重要，将 Veress 针和套管盲插腹腔有损伤腹壁血管、胃肠道、肝脾及大血管的可能性。Gee 等回顾 2 201 例腹腔镜手术，发现损伤大血管的可能性为 0.14%，并主要集中在左髂总静脉、右髂总动脉和左髂内动脉。为避免置入 Veress 针和套管引起的意外损伤，Hasson 等采用小腹腔镜技术建立气腹，然后在小腹腔镜切口处置入大的套管，这样可以减少 Veress 针和套管盲插腹腔引起的损伤。

还有研究表明，腹腔镜手术术中低血压和低温的发生率分别为 12.9% 和 6.2%，而开腹手术为 3.4% 和 2.9%，31.4% 的腹腔镜手术患者回恢复室的温度为 35℃。其中低血压与气腹、体位有关，但低温原因目前还不清楚。提示对腹腔镜手术患者术中应注意保温。

六、腹腔镜手术的术后处理

开放胆囊手术术后呼吸功能异常的特点是以限制性呼吸功能异常为主，主要表现为肺活量和功能余气量的减少，主要是术后疼痛所致。腹腔镜手术避免腹部切口，减轻术后疼痛，降低了术后呼吸系统并发症的发生率。

但是腹腔镜手术也有其特有的不足之处，如术后恶心、呕吐（PONV）发生率高达 40% ~ 70%，特别是年轻的女性患者。有学者认为除了阿片类麻醉药外，气腹也有一定的致 PONV 作用。因此，对腹腔镜手术患者，应考虑预防性使用 5- 羟色胺受体拮抗剂，如昂丹司琼等。

开腹手术患者的疼痛主要为腹壁伤口疼痛，而腹腔镜手术后患者疼痛为内脏性疼痛，如术中膈肌受牵拉导致的术后肩部不适或疼痛，胆囊切除术后的胆管痉挛和输卵管手术后的盆腔痉挛性疼痛等。疼痛治疗对其一般均有效。

第三章

外科感染

第一节　浅部化脓性感染

一、疖

（一）病因和病理

疖是单个毛囊及其所属皮脂腺的急性化脓性感染，常扩展到皮下组织。致病菌大多为金黄色葡萄球菌和表皮葡萄球菌。正常皮肤的毛囊和皮脂腺常有细菌存在，但只有在全身或局部抵抗力减低时，细菌才迅速繁殖并产生毒素，引起疖肿。局部皮肤擦伤、不清洁、皮脂过多、经常受到摩擦和刺激等，都是发生疖肿的诱因。疖常发生于毛囊和皮脂腺丰富的部位，如颈部、头部、面部、背部、腋部、腹股沟部、会阴部和小腿。

多个疖同时或反复发生在身体各部，称为疖病。常见于营养不良的小儿或糖尿病患者。

（二）诊断

1. 临床表现

疖最初表现为毛囊口脓疱或圆锥形隆起的炎性硬块，有红、肿、痛。2～3 d 内，硬块增大，疼痛加剧。以后中心发生组织坏死、溶解和脓肿形成，硬块逐渐变软，疼痛减轻，中心出现黄白色脓头。脓头大多能自行破溃。破溃或经切开引流后，脓腔塌陷，逐渐为肉芽组织所填满，形成瘢痕而愈合。有时感染扩散，可引起淋巴管炎、淋巴结炎。由于解剖特点，面部疖被挤压或挑刺后，可引起颅内感染，患者出现突然延及眼部的进行性肿胀和硬结、头痛、眼角压痛、寒战、高热等症状。

2. 实验室检查

感染较重者，血白细胞计数增加；中老年患者应行血糖、尿糖检查。

3. 诊断依据

（1）好发于头部、面部、颈部、背部、臀部及腋下、会阴部。

（2）临床上以局部红肿热痛，肿势局限，3～5 d 化脓，出脓即愈为主症。

（3）一般无全身症状，重者伴有恶寒、发热。

4. 鉴别诊断

（1）小汗腺炎：多见于婴幼儿头皮、颈部、上胸部，产妇也常发生；夏季多见；为多个黄豆至蚕豆大紫红色结节，中心无脓栓，愈合后无瘢痕。

（2）急性淋巴结炎：局部有红肿热痛，但肿势范围较大，常为单个，表皮紧张光亮；多伴有明显的全身症状。

（3）痈：红肿范围大，有多个脓栓，溃后状如蜂窝；全身症状明显。

（4）沥青皮炎：发病前有沥青接触史及日光照射史；以夏秋季节发病最为严重；皮损以暴露部位最为多见；有丘疹或黑头粉刺样皮疹，或有小硬结等类似本病的症状。

（5）集团性痤疮：虽也有红色结节，但伴有丘疹和黑头，并限于面部和躯干。

（三）治疗

（1）早期仅有红肿时，可用2%碘酊局部涂抹。有脓头时，可用无菌镊子去除，以利引流。

（2）对颈项部皮肤较厚部位疖肿，为了促进其吸收或加速液化，可外敷鱼石脂软膏、红药膏，也可辅以理疗，如红外线、紫外线照射。

（3）对面部、口鼻部三角区的疖肿应特别警惕，因该处面部静脉与颅内海绵窦相通，故感染有播散到颅内的危险。所以此处的疖切忌挤压；宜休息，禁止大声说话；保持大便通畅；给流质饮食，避免咀嚼。并给以大量的抗生素，在感染控制无效时，方可切开引流，手术操作应轻柔。

（4）对有全身症状的患者应给予抗生素治疗，合并糖尿病患者，同时治疗糖尿病。

（四）预防

注意皮肤清洁卫生，勤洗澡、洗头，勤换衣服、剪指甲。

二、痈

痈是邻近多个毛囊及其所属皮脂腺、汗腺的急性化脓性感染，或由多个疖融合而成。金黄色葡萄球菌为主要致病菌。好发于颈项部、背部等皮肤厚韧处。多见于糖尿病等免疫力低下的成年患者。

（一）病因

致病菌多为金黄色葡萄球菌。感染常由一个毛囊底部开始，因患部皮肤韧厚，感染不易向皮肤表面穿破而容易向阻力较弱的皮下脂肪柱蔓延至皮下组织，并沿深筋膜向周围扩散，侵犯到四周的许多脂肪柱，再向上侵及周围相邻毛囊而形成多个脓头。糖尿病患者易患痈。

（二）诊断

1. 临床表现

初起时局部呈一片稍微隆起的紫红色浸润区，质地坚韧，界限不清，明显疼痛，继之在中央部的表面有多个粟粒状脓栓，破溃后呈蜂窝状，以后中央部发生组织坏死、溶解、塌陷，像"火山口"，其内含有脓液和大量坏死组织。痈易向四周和深部发展，周围呈浸润性水肿，疼痛剧烈。局部淋巴结有肿大和疼痛。患者多有明显的全身症状，如畏寒、发热、全身不适、食欲不振等，易并发全身性化脓性感染。唇痈易引起颅内的海绵状静脉窦炎及急性化脓性脑膜炎，危险性更大。

2. 实验室检查

血白细胞计数增加，中性粒细胞也升高。尿常规检查测定有无尿糖阳性反应。

3. 诊断依据

（1）成年人多，常发生在颈项、背部。

（2）初时局部红肿疼痛，界限不清，在中央部表面有多个粟粒状脓栓，破溃后呈蜂窝状。

（3）全身症状明显，血白细胞计数增高。

4. 鉴别诊断

（1）疖：红肿范围小而多呈高突状，界限清楚，虽有个别皮损范围较大，但溃后仅有一个脓头。全身症状轻。

（2）急性蜂窝织炎：起病急骤，皮色潮红，扩展迅速；有时会出现组织坏死，但不会出现多个脓头，溃破后不会呈蜂窝状。

（3）急性脓肿：表浅者局部红肿疼痛明显，且有明显波动感。

（4）化脓性汗腺炎：表现局部多个痛性硬结，触痛，继之结节增大，红肿热痛，可化脓破溃，不易愈合，病变周围硬结反复出现，增大及破溃后可形成多个脓孔，易和痈混淆，但化脓性汗腺炎多发于炎热的夏季，且多发生于腋窝、肛门、外生殖器周围、腹股沟等处，全身症状较轻。

（三）治疗

1. 药物治疗

（1）抗生素：青霉素40万～80万U，每天3～4次肌内注射，严重感染可静脉注射400万～800万U，用药前应做过敏试验。红霉素 0.5 g，每天 4 次口服，严重感染可静脉滴注 1 g。麦迪霉素每天 0.8～2 g，分 3～4 次口服。头孢替安为第二代头孢菌素类，抗菌谱广，对革兰阳性菌与革兰阴性菌均有杀菌作用，对痈的有效率为 86.7%。0.5～1.0 g，每天 2 次，严重感染可用 0.5～1.0 g，每 6 h 一次肌内注射或静脉注射。头孢沙定为第二代口服头孢菌素，抗菌谱广，成人 250 mg，每天 2 次，早、晚饭后服。头孢拉定（复达欣）为第三代头孢菌素类抗生素，抗菌谱广，对多种革兰阳性菌和革兰阴性菌有杀菌作用，对皮肤和软组织感染有效率为 93.8%。1 g，每天 3 次，或 2 g，每天 2 次静脉注射。

（2）磺胺类药：复方新诺明 2 片，每天 2 次。

（3）局部早期可用金黄膏、50% 硫酸镁或 70% 乙醇湿敷。

2. 手术治疗

如已有大量组织坏死及多个脓头时，应切开引流。切口一般用十字或双十字形切开，长度宜超出病变范围进入健康组织少许，深度深达筋膜或其下。切开后将皮瓣向四周剥离，清除所有坏死组织。有条件的可用电刀切开，以减少出血。尽量保留皮瓣，伤口冲洗干净，用 3% 过氧化氢溶液或 Eusol 溶液湿敷皮肤坏死较多者，待肉芽组织健康、分泌物减少后予以植皮。

（四）预防

保持皮肤清洁，及时治疗疖与疖病和糖尿病，加强全身抵抗力，适当注意休息。患处尽可能避免碰撞，疮面忌挤压，发生在四肢者，应注意抬高患肢。饮食以营养丰富而易消化的食物为主，忌食辛辣、油腻、甜食等。

三、急性蜂窝织炎

急性蜂窝织炎是皮下、筋膜下、肌间隙或深部疏松结缔组织的急性弥散性化脓性感染。急性皮下蜂窝织炎是指真皮和皮下组织的急性化脓性感染。此病特点是扩散迅速、不易局限，与周围组织无明显界限。致病菌多为溶血性链球菌，金黄色葡萄球菌、厌氧菌也能致病。急性炎症可因创伤、化脓性感染灶扩散，或经血流、淋巴传播而发生。感染扩散和不易局限与溶血性链球菌释放出的链激酶和透明质酸酶等有关。感染扩散易导致败血症。

（一）病因和病理

本病可由皮肤或软组织损伤后感染引起，也可由局部化脓性感染直接扩散或经淋巴、血流传播而发生，致病菌为溶血性链球菌或金黄色葡萄球菌，也可有厌氧性细菌。溶血性链球菌引起的急性蜂窝织炎，病变扩展迅速，可引起败血症。葡萄球菌引起的蜂窝织炎，则比较容易局限为脓肿。

急性蜂窝织炎的主要病理变化表现为皮肤和皮下组织广泛的急性化脓性炎症改变，有大量嗜中性粒细胞和淋巴细胞浸润。病变处血管和淋巴管扩张，有时可见到血栓形成。毛囊、皮脂腺、汗腺均遭破坏。病变后期可形成肉芽肿。病变中心区可坏死、化脓。

（二）诊断

1. 临床表现

局部红、肿、热、痛，红色较黯，与正常皮肤无明显分界，中央部颜色较周围为深。病变部位浅、组织较松弛时，肿胀明显而疼痛较轻；病变部位深或组织较致密者，则肿胀不明显而疼痛较剧烈，且易并发淋巴管炎和淋巴结炎。患者多有不同程度的全身症状，如畏寒发热、头痛、乏力，白细胞计数增高等。

口底、颌下和颈部的急性蜂窝织炎，可发生喉头水肿和气管压迫，引起呼吸困难甚至窒息；炎症有时还可蔓延到纵隔。捻发音性蜂窝织炎是由类杆菌、厌氧性链球菌和多种肠道杆菌等产气细菌混合感染引起，局部可检出捻发音，病变中心出现进行性软组织坏死，脓液恶臭，全身症状明显。

2. 实验室检查及其他检查

血常规检查，白细胞总数及中性粒细胞比例增高。

3. 诊断依据

（1）局部红肿热痛，边界不清，病变中央易发生坏死。

（2）病变部位较浅、组织松弛者，肿胀明显，疼痛较轻；病变部位组织致密者，肿胀不显，疼痛较剧。

（3）伴有全身症状。

（4）血白细胞总数及中性粒细胞比例增高。

4. 鉴别诊断

（1）痈：早期虽表现为蜂窝织炎外观，但溃后有多个脓栓。

（2）丹毒：病变处呈片状潮红，边界清楚，扩展较快，但在病变扩展时，中央部分炎症消退，始终不化脓。

（3）接触性皮炎：有接触过敏物质史；局部红肿热痛，病变部位红斑、水泡，边界明显，瘙痒，无疼痛。

（4）深部脓肿：皮色正常或微红，肿胀不明显，与组织致密处蜂窝织炎难以鉴别。脓肿成熟时，穿刺抽取脓汁可确诊。

（三）治疗

患部休息，热敷或 50% 硫酸镁溶液湿热敷。出现波动感或穿刺抽吸到脓液，应及时切开引流。口底与颌下蜂窝织炎应及早切开引流，以防喉头水肿，捻发音性蜂窝织炎也应及早广泛切开引流，切除坏死组织，并用 3% 过氧化氢溶液冲洗和湿敷。

及时给予磺胺药或抗生素治疗。对较严重的感染，应做脓液细菌培养和药物敏感试验，选用敏感有效的抗生素。

四、丹毒

丹毒是 β 溶血性链球菌侵入皮内网状淋巴管所致急性炎症，很少扩展到真皮层下。常因皮肤、黏膜微小损伤或足癣感染引起。好发于面部及小腿。其特点为：发病急、蔓延快、不化脓、无组织坏死、易传染。

（一）病因和病理

本病是由 β 溶血性链球菌引起，主要累及皮内淋巴管，好发于足背及小腿，足癣常是细菌入侵的门户。足癣或血丝虫感染可引起下肢丹毒的反复发作，有时可导致淋巴水肿，甚至发展为象皮肿。

本病的病理主要表现为：表皮显著水肿，有时可有大疱，疱内为浆液或脓液。真皮水肿，血管及淋巴管扩张，附近有弥散性的以嗜中性粒细胞为主的炎性细胞浸润。

（二）诊断

1. 临床表现

好发部位为下肢和头面部。起病急，患者常有头痛、畏寒、发热等全身症状。局部表现呈片状红疹，颜色鲜红，中间较淡，边缘清楚，略为隆起。手指轻压可使红色消退，松压后很快又恢复鲜红色。红肿向四周扩展时，中央红色逐渐消退、脱屑，转为棕黄色。红肿区有时有水疱形成，局部有烧灼样疼痛。常伴有附近淋巴结肿大、疼痛。患者常有头痛、畏寒、发热等全身症状。

2. 实验室检查及其他检查

（1）实验室检查：血白细胞总数增高，中性粒细胞比例增高，红细胞沉降率可增快。

（2）病理切片：真皮高度水肿，血管淋巴管扩张，真皮中有广泛中性多形核白细胞浸润，可深达皮下组织。

3. 诊断

（1）多发于小腿及面部，呈局限性。

（2）起病急骤，发展迅速。

（3）皮损初起为水肿性鲜红斑片，边界清楚，中间较淡。

（4）血白细胞计数增多。

4. 鉴别诊断

（1）类丹毒：常发于手部，与职业有关；范围小，来势慢；无明显全身症状。

（2）接触性皮炎：有接触原发性刺激物致敏史；病变多局限于接触部位；皮损以肿胀、水疱、丘疹为主，自觉刺痒，无触痛；无全身中毒症状。

（3）急性蜂窝织炎：皮肤紫红，肿胀隆起，边缘炎症较轻，界限不清，稍发硬而坚实，按之有陷凹。

（4）药物性皮炎：发病前有服药史；也可见面部红肿，两目合缝，但边界不清；无恶寒、发热等全身症状。

（三）治疗

青霉素是治疗本病的首选药物，病情急重者，可用大剂量静脉滴注，磺胺药可同时应用。对青霉素过敏者可选用红霉素、四环素等。在症状消失后应继续用药 5 ~ 7 d，以防止复发。

同时应注意休息，病在下肢者，应抬高患肢。局部可用 50% 硫酸镁湿敷。全身症状重者应给予对症处理。

五、急性脓肿

急性感染使组织或器官内病变组织坏死、液化，形成局限性脓液积聚，并有一完整脓腔壁者，称为脓肿。

（一）病因和发病机制

脓肿是急性化脓性感染局限，脓液积聚而成，或因脓血症的脓栓迁移而成。致病菌多为金黄色葡萄球菌。脓肿可以是原发于局部损伤后，多见于血肿和异物留存处，也可以继发于其他类型的化脓性感染，如急性蜂窝织炎、淋巴结炎、丹毒、疖等的后期；也可以从远处的原发感染病灶经血流、淋巴道转移而来。

脓肿可出现在人体各部，感染之所以局限成脓肿，主要是由于金黄色葡萄球菌所具有的凝固酶，使血浆凝固，血管血栓形成，同时又有大量纤维素渗出，形成腔壁之故。脓肿分为脓腔（内含脓液）、脓腔壁两部。坏死的炎性组织经过酶的溶解而成脓腔；其周围有未坏死的炎性浸润组织所组成的脓腔壁，脓腔壁有大量毛细血管和增生的结缔组织；脓液是由上述的坏死组织渗出物、死亡的细菌和白细胞组成。

（二）诊断

1. 临床表现

脓肿分浅、深两种。浅表脓肿局部有红、肿、热、痛，脓肿与正常组织界限清楚，压之剧痛，有波动感。深部脓肿，局部红肿多不明显，一般无波动感，但局部有疼痛和压痛。在压痛最明显处，用粗针试行穿刺，抽出脓液，即可确诊。小而浅的脓肿，多无明显的全身症状。大而深的脓肿，常有明显的全身症状，如发热、头痛、食欲不振等。

2. 实验室检查及其他检查

（1）实验室检查：血常规检查白细胞总数和中性粒细胞比例增高；局部脓液涂片检查常能找到致病菌；脓液细菌培养加药物敏感试验可确定致病菌种，指导临床用药。

（2）影像学检查超声波检查可帮助确诊。

3. 诊断依据

（1）浅表脓肿：①有皮肤黏膜感染史。②患处红肿热痛。③中央显著隆起，有波动感。

（2）多发性转移性肌肉深部脓肿：①有外伤或原发性感染病灶。②患处疼痛压痛，但红肿不显著，脓肿形成时波动感不明显。③全身症状明显。④超声波检查发现脓腔或穿刺抽出脓液。⑤脓肿切开或破溃后有一处未愈，他处又起的现象。

4. 鉴别诊断

（1）动脉瘤：多位于腋窝、腘窝及腹股沟区；肿块触及搏动，听诊有血管杂音；阻断近心端动脉，搏动和杂音即消失。

（2）寒性脓肿：常有结核病史，病程长，起病缓慢；局部无红、痛、热等急性炎症表现。

（3）化脓性髋关节炎：疼痛在髋关节部；可使臀部外突，大腿略向外旋，患肢不能伸直和弯曲，甚则肿胀蔓延到腰部、大腿；必要时可作髋关节穿刺以作鉴别。

（三）治疗

脓肿一旦确诊，应及时切开引流。切口应足够大，位置要低，以利于引流。手术后每天换药，直到脓肿消失，创口愈合。

第二节　手部急性化脓性感染

手部化脓性感染是常见外科疾病，若处理不当可引起手的严重感染，甚至造成不同程度的病残，以致影响手部功能。一般有甲沟炎、脓性指头炎、化脓性腱鞘炎、掌间隙感染等。

一、甲沟炎

甲沟炎是甲沟或其周围组织的化脓性感染。多因刺伤、挫伤、倒刺（逆剥）或剪指甲过深等损伤而引起。致病菌多为金黄色葡萄球菌。

（一）诊断

临床表现和诊断初起时，指甲一侧的皮下组织发生红、肿、热、痛，有的可自行消退，有的却迅速化脓。脓液自甲沟一侧蔓延到甲根部的皮下及对侧甲沟，形成半环形脓肿，如不切开引流，脓肿向甲下蔓延，成为指甲下脓肿，表现为指甲下见到黄白色脓液，使该部指甲与甲床分离。如处理不及时，可成为慢性甲沟炎，甲沟旁有一小脓窦口，有肉芽组织向外突出。一般多无全身症状。

（二）治疗

早期用热水浸泡患指、理疗及抗生素治疗。如有脓液，则在炎症严重的甲沟处作纵向切开引流，必要时切除指甲根部，翻开皮肤用橡皮片或凡士林纱条引流。如已形成甲下脓肿则应拔除部分或全部指甲。拔甲时没有损伤甲床，新生指甲不会发生畸形。

（三）预防

注意劳动保护，防止手指皮肤损伤，剪指甲不宜过短，手指有微小伤口要及时进行治疗，以免发生感染。发病后患指要适当制动休息，抬高患肢，忌持重物。

二、脓性指头炎

脓性指头炎是指末节的皮下化脓性感染。

（一）病因和病理

致病菌多为金黄色葡萄球菌。除了可由甲沟炎加重所致，还可发生于指炎或指末节皮肤受伤后。手指末节掌面的皮肤与指骨骨膜间有许多纵行纤维索，将软组织分为许多密封小腔，感染后脓液不易向四周扩散，但小腔内压力很高，故疼痛剧烈，且可引起指骨缺血、坏死，骨髓炎。

（二）诊断

1. 临床表现

患者有针刺样痛；进展快。压力增高后，指端肿胀，继之跳痛，尤以患肢下垂时为甚，可伴全身不适、发烧。检查指端可见红肿，局部发热，也有因肿胀甚而皮肤反呈黄白色的。轻触患者手指即产生剧痛，同侧腋窝淋巴结肿大。

可有急性淋巴管炎、急性淋巴结炎、骨髓炎等并发症。

2. 实验室检查

血白细胞计数可增高等。

3. 鉴别诊断

需与甲沟炎相鉴别。

（三）治疗

（1）早期可用温热盐水浸泡，或鱼石脂软膏外敷、理疗。注意抬高患肢，以减轻疼痛。

（2）给予有效抗生素，如青霉素、庆大霉素或其他消炎药。

（3）如肿痛剧烈、压痛明显，提示已经化脓，应及时切开引流，注意不必等待有明显波动时再切开，应在炎症稍局限后即行切开。切口可侧切，脓腔大者还可对口引流。

三、急性化脓性腱鞘炎

急性化脓性腱鞘炎是一种较常见的手部急性化脓性感染。常见于指屈肌腱，多由深部刺伤感染后引起。临床特征是发病迅速，整个患指疼痛剧烈，肿胀明显。本病属中医"蛇肚疔"范畴。化脓性腱鞘炎的早期诊断、正确治疗，对患指功能的保存至关重要。

（一）病因和发病机制

感染多为直接刺伤腱鞘，也可由于指掌面皮下感染蔓延或脓肿切开误伤腱鞘引起。致病菌以金黄色葡萄球菌为最常见。

手指和手掌的腱鞘、滑液囊、屈指肌腱在手指掌面，它们由腱鞘包绕。手掌处食指、中指和无名指的腱鞘不与任何滑液囊相沟通而小指的腱鞘与尺侧滑液囊，拇指的腱鞘与桡侧滑液囊相通。约有50%的尺侧滑液囊与桡侧滑液囊相连，故拇指和小指发生感染后可蔓延到对方，甚至蔓延到前臂肌间隙，而食指、中指和无名指感染常被局限。由于腱鞘是密闭的腔隙，炎症感染时腔内张力增高，可导致肌腱坏死。

（二）诊断

1. 临床表现

患指红肿疼痛，呈均匀性肿胀，发红，皮肤紧张，状似腊肠。此病发展迅速，疼痛剧烈，患者夜间不能入睡，并伴有高热、头痛、头晕、食欲不振等症状。检查患指除末节外，呈明显均匀性肿胀，皮肤高度紧张。患指各关节呈轻度弯曲，使腱鞘处于松弛位置，以减少疼痛。任何被动的伸指活动，均能引起剧烈疼痛。整个腱鞘部位皆有显著压痛。

由于拇指与小指腱鞘分别与桡侧、尺侧滑液囊相通，因此，这两处化脓性腱鞘炎可发展为桡、尺侧化脓性滑囊炎。桡侧滑囊炎局部表现为拇指肿、微屈、不能外展和伸直，压痛区在拇指和大鱼际处；尺侧滑囊炎则表现为小指及无名指呈半屈位，伸指时疼痛加剧，在小鱼际处有压痛。

2. 诊断依据

（1）发病迅速，患指均匀性肿胀，疼痛剧烈。
（2）检查时沿整个腱鞘均有压痛。
（3）患指所有的关节轻度屈伸，被动伸指活动能引起剧烈疼痛。

（三）治疗

腱鞘炎及滑囊炎诊断一旦明确，即应在大量抗生素治疗的同时作切开引流，通常于患指方作纵向切口，如脓液较稀薄，可在鞘管远近端开窗，置入2根塑料管连续冲洗，伤口可闭合。如果脓稠，肌腱已变性坏死，则应切除鞘管及肌腱，彻底引流，并按皮下脓肿处置。

桡侧滑液囊和尺侧滑液囊感染时，切口分别作在大鱼际及小鱼际的掌心缘，切口近端至少距腕1.5 cm，以免切断正中神经的分支。

四、手掌深部间隙感染

手掌深部间隙是位于手掌屈指肌腱膜的滑液囊深面的疏松组织间隙。其前为掌腱和肌腱，后为掌骨和骨间肌表面筋膜，内侧为小鱼际肌，外侧为大鱼际肌。此间隙分为尺侧的掌中间隙，桡侧的鱼际间隙，由掌腱膜与第三掌骨相连的纤维中隔分开。

（一）病因

掌中间隙感染多是中指和无名指腱鞘炎蔓延引起。鱼际间隙感染则因示指腱鞘感染后引起。直接刺伤也可引起感染，致病菌主要为金黄色葡萄球菌。

（二）诊断

1. 临床表现

间隙感染的局部和全身症状都较严重。局部红肿广泛，有明显压痛。手指呈轻度屈曲位，伸指活动可引起疼痛。掌中间隙感染可使掌心凹陷消失、隆起，皮肤紧张、发白，压痛明显。中指、无名指和小指处于半屈位，被动伸指可引起剧痛。手背水肿明显。鱼际间隙感染，可使大鱼际和拇指指蹼明显肿胀，压痛明显，但掌心凹陷无消失。拇指外展略屈，食指半屈，活动受限，拇指不能对掌。

2. 诊断依据

（1）掌中间隙感染：①有外伤史，或中指和无名指腱鞘炎。②手掌心正常凹陷消失、隆起，压痛明显。③中指、无名指和小指处于半屈位，被动伸指引起剧痛。④伴有全身症状。

（2）鱼际间隙感染：①多有外伤史。②大鱼际及第一指蹼处明显肿胀。③拇指及示指微曲相对如半环状，伸屈拇指及示指时疼痛加剧。④伴有全身中毒症状。

（三）治疗

治疗可用大剂量抗生素。局部早期处理同脓性指头炎。如短期内无好转，应及早切开引流。掌中间隙感染应纵向切开中指与无名指间的指蹼，切口不应超过手掌远侧横纹，以免损伤动脉的掌浅弓。用血管钳撑开皮下组织，即可达掌中间隙，排脓后置引流条。对于鱼际间隙感染的一般治疗与掌中间隙感染相同。引流的切口可直接作在大鱼际最肿胀和波动最明显处。也可在拇指、食指间指蹼（虎口）处作切口，钝性分离进入间隙，排脓后置引流条。

第三节　全身性外科感染

全身性外科感染是指病原菌侵入人体血循环，并生长繁殖，引起严重的全身各系统的感染症状或中毒症状者。常见的致病菌为金黄色葡萄球菌、溶血性链球菌、大肠杆菌和绿脓杆菌等化脓性细菌，故又称全身化脓性感染。近年来由于广谱抗生素、肾上腺皮质激素和免疫抑制剂的大量应用，真菌引起的全身性感染近年来有明显增多，它虽然不属于化脓性感染，但往往引起严重的后果，应给予充分的关注。

一、病因

（1）严重创伤、烧伤、休克、外科大手术后，患者可处于应激状态而释放大量炎性介质，如再次出现致伤因素，如出血、感染作用于靶细胞而引起所谓级联反应，导致感染，可引起脓毒症。

（2）各种化脓性感染如弥散性腹膜炎、胆道或尿路感染，甚至局限性感染均可引起脓毒症。

（3）诱发因素：①机体免疫力低下，如年老体弱、营养不良、严重贫血和慢性疾病等。②长期使用糖皮质激素、免疫抑制剂、抗癌药物等。③长期使用广谱抗生素导致非致病菌或条件致病菌大量繁殖引发的感染。④局部病灶处理不当，伤口存留异物、无效腔、引流不畅或清创不彻底等。⑤长期留置静脉导管所致静脉导管感染等。

全身性感染的常见致病菌有：

1. 革兰阴性杆菌

当代外科感染中革兰阴性杆菌感染已超过革兰阳性杆菌，常见为大肠杆菌、拟杆菌、铜绿假单胞菌、变形杆菌，其次为克雷伯菌、肠杆菌等。此类细菌的主要毒性在于内毒素，有些抗生素虽能杀菌，但对内毒素及其介导的炎症介质是无能为力的，因此，由革兰阴性杆菌所致的脓毒症一般比较严重，可出现三低现象（低温、低白细胞、低血压），发生感染性休克者也较多见。

2. 革兰阳性球菌

较常见的革兰阳性球菌有3种：①金黄色葡萄球菌感染常年不减，是因其出现多重耐药性的菌株，包括对 B 内酰胺类、氨基糖苷类均耐药，这类菌株还倾向于血液播散，可在体内形成转移性脓肿。有些菌株局部感染也可引起高热、皮疹，甚至休克。②表皮葡萄球菌曾多年被划归"非致病菌"，由于其易黏附在医用塑料制品如静脉导管等中，细菌包埋于黏质中，可逃避机体的防御能力与抗生素的作用。近年的感染率明显增加。③肠球菌是人体肠道中的常驻菌，可参与各部位的多菌感染，有的肠球菌脓毒症不易找到原发灶。

3. 无芽孢厌氧菌

近年来由于厌氧培养技术的提高，发现腹腔脓肿、阑尾脓肿、肛周脓肿、脓胸、脑脓肿、吸入性肺炎、口腔颌面部坏死性炎症、会阴部感染等多含有厌氧菌。厌氧菌感染有 2/3 同时有需氧菌感染。两类细菌有协同作用，能使坏死组织增多，易于形成脓肿。脓液可有粪臭样恶臭。常见的无芽孢厌氧菌是拟杆菌、梭状杆菌、厌氧葡萄球菌和厌氧链球菌。

4. 真菌

外科真菌感染中应特别注意白色念珠菌、曲霉菌、毛霉菌、新型隐球菌等，属于条件性感染。其发生原因有：①在持续应用抗生素的情况下，特别是应用广谱抗生素，真菌得以过度生长，成为一般细菌感染后的二重感染。②基础疾病重，加上应用免疫抑制剂、激素等，使免疫功能进一步削弱。③长期留置静脉导管。

二、诊断

（一）临床表现

脓毒症主要表现为：①骤起寒战，继以高热，体温可达 40～41℃，或低温，起病急，病情重，发展迅速。②头痛、头晕、恶心、呕吐、腹胀、面色苍白或潮红、出冷汗。神志淡漠或烦躁、谵妄或昏迷。③心率加快、脉搏细速，呼吸急促或困难。④肝脾可肿大，严重者出现黄疸或皮下出血、瘀斑等。

（二）实验室检查及其他检查

1. 血象

白细胞计数大多明显增高，一般为（1～3）×10^{10}/L，也有白细胞计数不高，甚或减少，但中性粒细胞多数仍增多，嗜酸性粒细胞在急性期大多数显著减少或接近于零。中性粒细胞的四唑氮蓝（NBT）试验在细菌性败血症中常呈阳性（正常在 8% 以下，败血症者可达 20% 以上）。

2. 病原学检查

血培养为确诊的重要依据，宜同时作需氧培养、厌氧培养和真菌培养。反复多次送检，应争取在抗生素应用前以及寒战、高热时进行。骨髓、脓液、脑脊液、胸腹水、瘀点等涂片或培养，也可找到病原菌，骨髓培养阳性率可较血培养者高。病原菌分离后应做药物敏感度（药敏）或联合药敏试验。

3. 其他

尿分析部分患者可有蛋白、红细胞、白细胞和管型。X 线胸部检查，应包括观察两侧膈肌运动等。

（三）诊断依据

（1）有原发感染病灶并出现典型脓毒症临床表现者，一般可做出初步诊断；依据原发感染灶的性质（如痈、胃肠穿孔等）和脓液性状，结合临床某些特点和实验室检测结果，综合分析，大致可区分病原菌为革兰染色阳性或阴性细菌或混合感染。

（2）对临床表现如寒战、高热、脉细速、低血压、腹胀、黏膜皮肤瘀斑或神志改变，不能用原发感染病来解释时，要高度警惕脓毒症的可能，严密观察和做进一步检查，以防漏诊和误诊。

三、治疗

（一）一般处理

最重要的措施为清除感染源。适当的液体治疗以预防或迅速纠正低血容量休克，纠正电解质代谢失调和酸中毒，补充各种维生素。必要时应反复输给新鲜血，一般每次 200～400 mL，以补充血容量，纠正贫血，增加血浆蛋白含量和免疫力，也可用丙种球蛋白 6 mL，肌内注射，每周 1～2 次，以增加人体的抵抗力。此外尚应给退热剂或物理降温以控制高热，密切注意有无转移性脓肿发生。

（二）抗生素的使用

一般先根据原发病灶的性质来选用抗菌药物，并选用抗菌谱较广的抗菌药物，或两种抗菌药物联合应用。以后根据治疗效果、病情演变和病原菌培养结果及药敏测定，调整抗菌药物的种类。抗菌药物的剂量应较大，疗程应较长。真菌性败血症，应尽量停用广谱抗生素，改用对原来感染有效的窄谱抗生素，并静脉应用抗真菌药物如两性霉素 B、5- 氟胞嘧啶、酮康唑等。

（三）局部治疗

目的是处理原发感染灶。根据其性质，采取不同的方法。例如，脓肿切开引流术，切除伤口内已坏死和濒于坏死的组织，除去异物，以利引流，拔除留于体内的各种导管等。急性腹膜炎、急性梗阻性化脓性胆管炎、绞窄性肠梗等应做手术治疗。如一时不能找到原发病灶，则应进行全面的检查，尤其注意一些潜在的感染源和感染途径。如肠道菌群移位所导致的肠源性感染。

（四）激素的应用

早期应用有一定效果。应短期内用大剂量，例如甲泼尼龙 30mg/kg 或地塞米松（1 ~ 3）m/kg，加入 5% 葡萄糖溶液中静脉滴注，1 次滴完，一般用 1 ~ 2 次。需和抗生素同时应用，以免感染扩散。

（五）其他治疗

病情严重者，可用冬眠疗法，如氯丙嗪、异丙嗪各 50 mg 和哌替啶 100 mg 加入 5% 葡萄糖溶液中作静脉滴注，或将上述药量分 2 ~ 4 次作肌内注射。用药期间应严密观察意识情况，以及脉搏、体温、血压、呼吸和肺部情况；疗程一般 1 ~ 2 周。对伴有心血管疾病、血容量不足或呼吸功能不足者宜慎用或不用。

第四章 外科休克

第一节 概述

休克是一种综合病征，患者存在有效循环血量减少和组织灌注不足，并伴随细胞缺氧和功能受损。休克的病因很多，无论哪一种休克，有效循环血量锐减是其共同特点。有效循环血量是指单位时间内通过心血管系统的血量，不包括停滞于毛细血管床以及储存在肝、脾等血窦中的血量。有效循环血量的维持与3个要素密切相关，即充足的血容量、足够的心排出量和适宜的外周血管张力。每个要素都极为重要，任何一个要素的严重异常，都可能导致有效循环血量减少而发生休克。休克时存在不同程度的组织缺氧，可能是由于血流灌注不足所致，也可能是由于细胞器的直接受损（如脓毒症时），使组织无法摄取和利用氧气。对于前者，提供组织以充分氧供后能获得显著疗效，但对于后者则必须同时采取措施恢复其细胞器功能，否则休克不会好转。

休克的分类尚无一致意见。通常是把休克分为低血容量性、感染性、心源性、神经性和过敏性休克5类。创伤和失血引起的休克可划入低血容量性休克。在外科领域，最常见的是低血容量性休克和感染性休克。

一、病理生理

休克共同的病理生理基础是有效循环血量锐减及组织灌注不足。所涉及的内容包括微循环改变、代谢变化和内脏器官继发性损害等病理生理过程。

（一）微循环变化

组织摄氧和排出代谢产物的场所主要是在微循环。在休克发生、发展的过程中，微循环的变化起重要作用。微循环的血量很大，约占总循环血量的20%。休克时，全身的循环状态（包括总循环血量、血管张力和血压等）发生了一系列变化。受其影响，微循环的状态也出现了明显变化，并出现功能障碍。

关于休克时微循环的变化已有了比较明确的认识。在休克早期，由于总循环血量降低和动脉血压的下降，有效循环血量随之显著减少。此时机体通过一系列代偿机制，包括主动脉弓和颈动脉窦压力感受器产生的加压反射，以及交感—肾上腺轴兴奋后释放大量儿茶酚胺、肾素—血管紧张素分泌增加等环节，选择性地收缩外周和内脏的小血管使循环血量重新分布，以达到保证心、脑等重要器官有效灌注的目的。此时，骨骼肌和内脏微循环发生相应变化为：小动、静脉血管平滑肌及毛细血管前括约肌受儿茶酚胺等激素的影响而发生强烈收缩，同时动静脉间的短路开放。这些变化使外周血管阻力升高和回心血量增加。毛细血管前括约肌收缩和后括约肌相对开放的状态虽有助于组织液回吸收，使血容量得到部分补偿，但对于组织而言，这些变化实际上使机体处于低灌注、缺氧的状态。微循环的这种代偿在保证生命器官功能方面发挥了重要作用。由于此时组织缺氧尚不严重，经过积极的治疗常能逆转休克状态。

在休克中期，微循环内动静脉短路和直捷通道进一步开放，组织的灌注更为不足，细胞严重缺氧。在无氧代谢状况下，乳酸等酸性产物蓄积，组胺、缓激肽等释放增加。这些物质使毛细血管前括约肌舒张，但后括约肌则由于敏感性低而仍然处于收缩状态。这样，微循环内出现广泛血管扩张、血液滞留、毛细血管网内静水压升高、通透性增加等现象。由于血浆外渗、血液浓缩和血液黏稠度增加，进一步使回心血量降低，心排出量减少，以致心、脑等器官灌注不足，休克加重。

在休克后期，病情继续发展且呈不可逆性。微循环内淤滞的黏稠血液在酸性环境中处于高凝状态，红细胞和血小板容易发生聚集并在血管内形成微血栓，甚至引起弥散性血管内凝血（DIC）。由于组织得不到有效的血液灌注，细胞严重缺氧后溶酶体膜发生破裂，溢出多种酸性水解酶，后者则引起细胞自溶并损害周围其他细胞，以致组织乃至多个器官受损，功能衰竭。

（二）代谢变化

休克时的代谢变化非常明显，反映在许多方面：首先是能量代谢异常。由于组织灌注不足和细胞缺氧，体内的无氧糖酵解过程成为获得能量的主要途径。葡萄糖经由无氧糖酵解所能获得的能量很少，1 mol 葡萄糖仅产生 2 mol ATP 和 197 J 的能量。而有氧代谢时能分别获得 38 mol ATP 和 2 870 J 的热量。显而易见，休克时机体的能量呈极度缺乏状态。随着无氧代谢的加重，乳酸盐不断增加，丙酮酸盐下降，乳酸盐 / 丙酮酸盐（L/P）比值升高（> 20）。

代谢性酸中毒是休克时代谢变化的另一特点。此时因微循环障碍而不能及时清除酸性代谢产物，肝脏对乳酸的代谢能力也下降，使乳酸盐不断堆积。重度酸中毒（pH < 7.2）对机体影响极大，生命器官的功能均受累，可致心率减慢、血管扩张和心排出量降低，呼吸加深、加快，以及意识障碍等。

代谢性酸中毒与能量不足对细胞各种膜的功能有明显影响。除了前面提到的溶酶体膜外，细胞膜、核膜、线粒体膜、内质网膜、高尔基体膜等质膜的稳定，以及跨膜传导与运输、细胞吞饮及吞噬等功能都会受到相当程度的损害。细胞膜受损后除通透性增加外，还出现细胞膜上离子泵的功能障碍，如 Na^+-K^+ 泵和钙泵。表现为细胞内外离子及体液分布异常，如钠、钙离子进入细胞内，而钾离子从细胞内向细胞外逸出，导致血钠降低和血钾升高。细胞外液随钠离子进入细胞内，引起细胞外液减少和细胞肿胀、死亡。大量钙离子进入细胞之后除了激活溶酶体之外，还使线粒体内钙离子升高，损害线粒体功能。溶酶体膜破裂后，释放很多毒性因子，如水解酶可引起细胞自溶和组织损伤，血栓素、白三烯等可引起血管收缩，还有心肌抑制因子（MDF）、缓激肽等也对组织产生伤害。线粒体的破裂还使依赖二磷酸腺苷（ADP）的细胞呼吸受抑制，三磷酸腺苷（ATP）生成减少也对细胞代谢及其功能有严重影响。

（三）内脏器官的继发性损害

1. 肺

休克时，在低灌注和缺氧状态下，肺毛细血管的内皮细胞和肺泡上皮细胞均受到损害。毛细血管内皮细胞受损后，血管壁通透性增加，导致肺间质水肿。肺泡上皮细胞受损后，肺泡表面活性物质生成减少，肺泡表面张力升高，可继发肺泡萎陷，出现局限性肺不张。正常肺功能需要有充足的血液灌注和良好的肺泡通气的保证，即通气 / 灌流比值保持正常（正常值为 0.8）。休克时，该比值发生异常（升高或降低）。在灌流不足的情况下，通气尚好的肺泡难以获得良好的气体交换，出现"无效腔通气"现象。肺泡萎陷又使肺毛细血管内的血液得不到更新，产生"肺内分流"现象。无论哪一种变化，都会使患者的肺动脉血得不到充分的气体交换，加重缺氧状态。临床上则表现为进行性呼吸困难，即急性呼吸窘迫综合征（ARDS），常发生于休克期内或稳定后 48 ~ 72 h 内。一旦发生 ARDS，后果极为严重，死亡率很高。

2. 肾

休克时由于肾血管收缩、血流量减少，使肾小球滤过率锐减，尿量减少。生理情况下，85% 血流供应肾皮质的肾单位。休克时肾内血流重新分布，近髓循环的短路大量开放，使血流主要转向髓质。以致滤过尿量减少，肾皮质肾小管发生缺血坏死，引起急性肾衰竭。临床表现为少尿（每日尿量 < 400 mL）或无尿（每日尿量 < 100 mL）。

3. 心

除心源性休克之外，其他类型的休克在早期一般无心功能异常。因冠状动脉的平滑肌以 β 受体占优势，所以在有大量儿茶酚胺分泌的情况下，冠状动脉并没有明显收缩，心脏的血供尚能基本保证。但在休克加重之后，心率过快可使舒张期缩短，舒张期压力也常有下降。由于冠脉灌流量的 80% 发生于舒张期，上述变化直接导致冠状动脉血流量明显减少，由此引起的缺氧和酸中毒可导致心肌损害。当心肌微循环内血栓形成时，还可引起心肌局灶性坏死。此外，心肌含有黄嘌呤氧化酶系统，易遭受缺血—再灌注损伤。

4. 脑

儿茶酚胺的增加对脑血管作用甚小，故对脑血流的影响不大。但当休克进展并使动脉血压进行性下降后，最终也会使脑灌注压和血流量下降，导致脑缺氧。缺氧和酸中毒会引起血管通透性增加，可继发脑水肿，并出现颅内压增高的表现。

5. 胃肠道

休克时胃肠道的变化对病情的发展有重要影响。当有效循环血量不足和血压降低时，胃肠等内脏和皮肤、骨骼肌等外周的血管首先收缩，以保证心、脑等重要生命器官的灌注。此时腹腔动脉阻力较休克前明显增高，比全身外周血管阻力的增高更为显著。这种代偿机制如果没能及时解除，胃肠道可因严重缺血和缺氧而导致黏膜细胞受损的严重后果，使黏膜糜烂、出血，肠屏障功能严重受损。正常的肠道屏障功能遭到破坏之后，肠道内的细菌或其毒素可发生易位。另外，受损细胞可释放具有细胞毒性的蛋白酶以及多种细胞因子，促使休克恶化。这是使休克继续发展，并发生多器官功能不全综合征的重要因素。

6. 肝

在缺血、缺氧和血流淤滞的情况下，肝细胞受损明显。肝血窦和中央静脉内可有微血栓形成，致肝小叶中心坏死。肝脏的解毒和代谢能力均下降，可发生内毒素血症。各种代谢紊乱和酸中毒经常发生。

二、临床表现

按照休克的病程演变，其临床表现可分为两个阶段，即休克代偿期和休克抑制期，或称休克早期及休克期。

（一）休克代偿期（休克早期）

在此阶段内，有效循环血量减少促使机体启动代偿机制。中枢神经系统兴奋性提高，交感—肾上腺轴兴奋。表现为精神紧张、兴奋或烦躁不安。周围血管收缩使皮肤苍白、四肢厥冷。有心率加速、呼吸变快和尿量减少等。血压正常或稍高，但因小动脉收缩使舒张压升高，脉压变小。此时若能及时做出诊断并予以积极治疗，休克常能被较快纠正，病情转危为安。否则病情继续发展，则进入休克抑制期。

（二）休克抑制期（休克期）

患者的意识改变十分明显，有神情淡漠、反应迟钝，甚至出现意识模糊或昏迷。可有出冷汗、口唇肢端发绀、脉搏细速及血压进行性下降。严重时全身皮肤、黏膜明显发绀，四肢厥冷，脉搏摸不清，血压测不出，尿少甚至无尿。若皮肤、黏膜出现瘀斑或消化道出血，提示病情已发展至 DIC 阶段。若出现进行性呼吸困难、烦躁、发绀，给予吸氧治疗不能改善呼吸状态，应考虑已发生呼吸窘迫综合征。各期休克的临床表现要点见表 4-1。

三、诊断

有典型临床表现时，休克的诊断并不难，关键在于能否早期发现并及时处理。首先应重视病史，凡遇到严重损伤、大量出血、重度感染、过敏和有心功能不全病史者，应警惕并发休克的可能。若发现患者有出汗、兴奋、心率加快、脉压变小或尿少等症状，应认为休克已经存在，必须作积极处理。若患者出现神志淡漠、反应迟钝、皮肤苍白、呼吸浅快、收缩压降至 90 mmHg 以下及尿少者，则提示患者已进入休克抑制期。

四、休克的监测

对休克的监测极为重要，既有助于了解病情程度，利于确立治疗方案，同时也能反映治疗的效果。

表 4-1　休克各期的临床表现要点

分期	程度	神志	口渴	皮肤黏膜		脉搏	血压	周围循环	尿量	估计失血量占全身血容量的 %（成人）
				色泽	温度					
休克代偿期	轻度	神志清楚，伴有痛苦表情，精神紧张	口渴	开始苍白	正常，发凉	100 次 / 分以下，尚有力	收缩压正常或稍升高，舒张压增高，脉压缩小	正常	正常	20% 以下（800 mL 以下）
	中度	神志尚清楚，表情淡漠	很口渴	苍白	发冷	100～120 次 / 分	收缩压为 12～9.33 kPa 以下（90～70 mmHg），脉压小	表浅静脉塌陷，毛细血管充盈迟缓	尿少	20%～40%（800～1 600 mL）
休克抑制期	重度	意识模糊，甚至昏迷	非常口渴，可能无主诉	显著苍白，肢端青紫	厥冷（肢端更明显）	速而细弱，或摸不清	收缩压在 9.33 kPa 以下或测不到	毛细血管充盈非常迟缓，表浅静脉塌陷	尿少或无尿	40% 以上（1 600 mL 以上）

（一）一般监测

1. 精神状态

患者的意识情况是反映休克的一项敏感指标。一旦脑组织血流灌流不足，就会出现意识改变。此时可能心率、血压等都还正常。在治疗中，若患者神志清楚，对外界的刺激能正常反应，则提示患者循环血量尚够。相反，若患者表情淡漠、不安、谵妄或嗜睡、昏迷，则提示脑组织血循环不足，存在不同程度休克。

2. 皮肤温度、色泽

是体表血管灌流情况的标志。如患者的四肢温暖，皮肤干燥，轻压指甲或口唇时局部暂时缺血呈苍白色，松压后色泽迅速转为正常，表明末梢循环已恢复、休克好转；反之则说明休克情况仍存在。脓毒性休克者，有时会表现为四肢温暖，即所谓"暖休克"，对此要有足够的认识，不要因此而疏漏诊断。

3. 脉率

脉率增快多出现在血压下降之前，是休克的早期诊断指标。休克患者治疗后，尽管血压仍然偏低，但若脉率已下降至接近正常且肢体温暖者，常表示休克已趋向好转。常用脉率 / 收缩压（mmHg）计算休克指数，帮助判定休克的有无及轻重程度。指数为 0.5 多表示无休克；1.0～1.5 提示有休克；> 2.0 为严重休克。但也要注意到心率变化的个体差异，有时心率变化与病情并不并行。例如创伤性休克患者可表现为心动过缓，而出血量不大的创伤性患者却有心动过速等。

4. 血压

血压是机体维持稳定循环状态的三要素之一，与其他两个要素（心排出量和外周阻力）相比，血压值的获得要容易得多。因此血压是休克治疗中最常用的监测指标。但是，休克时血压的变化并不十分敏感，这是由于机体的代偿机制在起作用。例如心排出量已有明显下降时，血压的下降却可能滞后发生；当心排出量尚未完全恢复时，血压可已趋向正常。因此，在判断病情时，还应兼顾其他参数进行综合分析。动态地观察血压变化，显然比单个测定值更有临床意义。通常认为，收缩压 < 90 mmHg、脉压 < 20 mmHg 是休克存在的表现，血压回升、脉压增大则是休克好转的征象。

5. 尿量

尿量是反映肾脏血流灌注情况的很有价值的指标，同样也能反映其他生命器官的血流灌注情况。少尿通常是早期休克或休克复苏不全的表现。对休克患者，应留置导尿管并连续监测其每小时尿量。尿量 <

25 mL/h 且比重增加者表明仍然存在肾血管收缩和血容量不足。血压正常但尿量仍少且比重偏低者，提示有急性肾衰竭可能。若尿量稳定维持在 30 mL/h 以上，则提示休克已被纠正。

（二）特殊监测

1. 中心静脉压

中心静脉压（CVP）代表右心房或胸段腔静脉内的压力变化，在反映全身血容量及心功能状态方面早于动脉压。CVP 的正常值为 0.49 ~ 0.98 kPa（5 ~ 10 cmH₂O）。CVP < 0.49 kPa（5 cmH₂O）表示血容量不足；> 1.47 kPa（15 cmH₂O）提示心功能不全、静脉血管床过度收缩或肺循环阻力增高；若 CVP 超过 1.96 kPa（20 cmH₂O），则表示存在充血性心力衰竭。临床上强调对 CVP 进行连续测定，动态观察其变化趋势，较单次测定的价值大。另外，无心脏器质性病史者的 CVP 宜控制在偏高水平（12 ~ 15 cmH₂O），将有利于提高心排出量。

2. 肺毛细血管楔压

经上臂静脉将 Swan-Ganz 飘浮导管置入肺动脉及其分支，可分别测得肺动脉压（PAP）和肺毛细血管楔压（PCWP）。与 CVP 相比，PCWP 所反映的左心房压更为确切。PAP 的正常值为 1.3 ~ 2.9 kPa（10 ~ 22 mmHg），PCWP 的正常值为 0.8 ~ 2.0 kPa（6 ~ 15 mmHg）。若 PCWP 低于正常值，则提示有血容量不足（较 CVP 敏感）。PCWP 增高常见于肺循环阻力增高时，例如肺水肿。从临床角度，若发现有 PCWP 增高，即使此时 CVP 值尚属正常，也应限制输液量，以免发生肺水肿。另外，通过 Swan-Ganz 导管还可获得混合静脉血标本进行血气分析，不仅可了解肺内动静脉分流和通气 / 灌流比值的变化情况，而且混合静脉血氧分压（PvO₂）是重症患者重要的预后指标。PvO₂ 值明显降低，提示严重缺氧，预后极差。为便于连续监测，可采用带有血氧光度计的肺动脉导管，测得的混合静脉血氧饱和度（SvO₂）与 PvO₂ 具有相同意义。SvO₂ 降低反映氧供不足，影响因素有心排出量、血红蛋白浓度和动脉血氧分压等。若 SvO₂ 值低于 75%，提示有严重缺氧，预后不良。虽然 PCWP 的临床价值很大，但由于肺动脉导管技术属有创性，有发生严重并发症的可能（发生率 3% ~ 5%），故仍应严格掌握适应证。

3. 心排出量和心脏指数

心排出量（CO）是每搏排出量与心率的乘积，用 Swan-Ganz 导管由热稀释法测出，成人 CO 正常值为 4 ~ 6 L/min。单位体表面积的心排出量称心脏指数（CI），正常值为 2.5 ~ 3.5 L/（min·m²）。

根据上述 CO 值，可按下列公式计算出总外周血管阻力（SVR）：

$$SVR = \frac{平均动脉压 - 中心静脉压 \times 80}{心排出量}$$

正常值为 100 ~ 130 kPa·s/L

休克时，CO 值均有不同程度降低，但有些感染性休克患者 CO 值却可能正常或增加。SvO₂ 值降低则反映氧供应不足，可因心排出量降低、血红蛋白浓度或动脉氧饱和度降低所致。

4. 氧输送及氧消耗

最近，关于休克时氧输送（DO₂）和氧消耗（VO₂）的变化及其相互关系很受重视。DO₂ 是指单位时间内机体组织所能获得的氧量，VO₂ 是指单位时间内组织所消耗的氧量。DO₂ 和 VO₂ 可通过公式计算而得：

DO₂ = 1.34 × SaO₂（动脉血氧饱和度）× Hb（血红蛋白）× CO × 10

VO₂ =［CaO₂（动脉血氧含量）- CVO₂（静脉血氧含量）］× CO × 10

CaO₂ = 1.34 × SaO₂ × Hb

CVO₂ = 1.34 × SvO₂（混合静脉血氧饱和度）× Hb

正常值：DO₂ = 400 ~ 600 mL/（min·m²），VO₂ = 150 ~ 200 mL/（min·m²）

氧输送和氧消耗在休克监测中的意义在于：当 VO₂ 随 DO₂ 而相应提高时，提示此时的 DO₂ 还不能满足机体代谢需要，应该继续努力提高 DO₂，直至 VO₂ 不再随 DO₂ 升高而增加为止。只要达到这种状态，即使此时 CO 值仍低于正常值，也表明 DO₂ 已满足机体代谢需要。

5. 动脉血气分析

动脉血气分析是休克时不可缺少的监测项目。动脉血氧分压（PaO_2）正常值为 10.7 ~ 13.0 kPa（80 ~ 100 mmHg），反映血液携氧状态。在急性呼吸窘迫综合征时，PaO_2 降至 60 mmHg 以下，而且靠鼻导管吸氧不能得到改善。二氧化碳分压（$PaCO_2$）正常值为 4.8 ~ 0.8 kPa（36 ~ 44 mmHg），是通气和换气功能的指标，可作为呼吸性酸中毒或碱中毒的诊断依据。过度通气可使 $PaCO_2$ 降低，也可能是代谢性酸中毒代偿的结果。碱剩余（BE）正常值为 – 3 ~ + 3，可反映代谢性酸中毒或碱中毒。BE 值过低和过高，则提示存在代谢性酸中毒和碱中毒。血酸碱度（pH）则是反映总体的酸碱平衡状态，正常值为 7.35 ~ 7.45。在酸中毒或碱中毒的早期，通过代偿机制，pH 可在正常范围之内。

6. 动脉血乳酸盐测定

无氧代谢是休克患者的特点。无氧代谢必然导致高乳酸血症的发生，监测其变化有助于估计休克程度及复苏趋势。正常值为 1.0 ~ 1.5 mmol/L，危重患者可达到 2 mmol/L。乳酸盐值越高，预后越差。若血乳酸值超过 8 mmol/L，几乎无生存可能。

7. 弥散性血管内凝血的检测

对疑有弥散性血管内凝血（DIC）的患者，应测定血小板的数量和质量、凝血因子的消耗程度及反映纤溶活性的多项指标，包括：①血小板计数低于 8×10^{10}/L。②凝血酶原时间比对照组延长 3 s 以上。③血浆纤维蛋白原低于 1.5 g/L 或呈进行性降低。④ 3 P（血浆鱼精蛋白副凝）试验阳性。⑤血涂片中破碎红细胞超过 2%。在上述 5 项检查中若有 3 项以上出现异常，临床上又有休克及微血管栓塞症状和出血倾向时，便可诊断 DIC。

8. 胃肠黏膜内 pH 监测

休克时的缺血和缺氧可很早在胃肠道黏膜的酸碱度变化上反映出来。测量胃肠黏膜内 pH（pHi）能反映组织局部的灌注和氧供情况，休克时 pHi 有不同程度降低。pHi 也有判断预后的作用，有研究报道称 pHi < 7.32 者预后不良。由于该方法需特殊检测设备，测定过程还有些影响因素，因此目前在临床上应用尚少。

五、治疗

虽然引起休克的原因不同，但其病理生理改变及其临床表现基本相同，因此对各类休克的治疗也有共同的原则。

（一）一般紧急治疗

包括对创伤的制动、控制活动性大出血、保证呼吸道通畅等。采取头和躯干抬高 20° ~ 30° 并下肢抬高 15° ~ 20° 的体位，以增加回心血量。及早建立静脉通路，并用药（见后）维持或提高血压。早期予以鼻导管或面罩吸氧。注意保温。酌情给予镇痛剂。

（二）补充血容量

为纠正休克，积极补充血容量是扭转组织低灌注和缺氧的关键。特别是低血容量性休克，快速补充血容量可起到立竿见影的效果。可在连续监测动脉血压、尿量和 CVP 的基础上，结合患者皮肤温度、末梢循环、脉率及毛细血管充盈时间等情况，判断所需补充的液体量。一般而言，休克程度越重，需补充的血容量也就越多。由于不仅要补充所丢失的血容量，还要充填扩大的毛细血管床，因此实际需要量比估计量要大得多（可能高达体重的 10%）。补充血容量所选用的液体应是晶体、胶体并重。通常可先采用晶体液（平衡盐溶液）。因晶体液维持扩容作用的时间很短（仅 1 h 左右），可加用血浆代用品（羟乙基淀粉）。更新换代的血浆代用品的安全性已大为提高，最大用量可超过 2 000 mL/d。高分子量（分子量为 10 万 ~ 20 万）的产品可维持扩容效果达 6 h 以上，是紧急补充血容量的最佳选择。当血细胞比容低于 30% 时，应给予浓缩红细胞。大量出血时可快速输注全血。人体白蛋白可用于纠正低白蛋白血症。高渗盐溶液（3.0% ~ 7.5%）也可用于休克复苏治疗，利用其高渗作用将组织间隙和肿胀细胞内的水分吸收进入血管内，从而起到扩容的效果。较多的钠摄入还有助于增加碱储备和纠正酸中毒。

（三）积极处理原发病

积极处理原发病与改善有效循环血量具有同等的重要性。外科疾病引起的休克，大多存在需手术处理的原发病灶，例如内脏大出血、存在坏死肠袢、有消化道穿孔或腹内脓肿等。治疗原则是：在尽快恢复有效循环血量后，及时对原发病灶进行手术处理，是纠正休克的关键措施。

（四）纠正酸碱平衡失调

患者在休克状态下，由于组织灌注不足和细胞缺氧而存在不同程度的代谢性酸中毒。这种酸性环境对心肌、血管平滑肌和肾功能都有抑制作用，应予以纠正。但并不主张对休克患者盲目地输注碱性药物，因按照血红蛋白氧离曲线的规律，碱中毒环境不利于氧从血红蛋白释出，会使组织缺氧加重。另外，不很严重的酸性环境对氧从血红蛋白解离是有利的，并不需要去积极纠正。而且，机体在获得充足血容量和微循环得到改善之后，轻度酸中毒常可缓解，而不需再用碱性药物。对于重度休克经扩容治疗后仍有严重的代谢性酸中毒，则需使用碱性药物，常用药物是 5% 碳酸氢钠。用药后 30 ~ 60 min 应复查动脉血血气，了解治疗效果，并据此决定随后的治疗措施。

（五）血管活性药物的应用

血管活性药物可分为血管收缩剂和血管扩张剂两大类。休克患者应该选用哪一类药物，经历了相当长的认识过程。早先，治疗休克时普遍使用血管收缩剂，由于血管强烈收缩后使组织更加缺血、缺氧，以致休克加重而疗效甚差。近几十年来，更多地主张在积极补充血容量的同时选用一些扩张血管的药物，使原来微小动脉处于收缩状态的区域重新得到血流灌注，使组织缺氧得以缓解，从而提高疗效。这种观点已经是目前的普遍共识。但最近的研究又重新评价了血管收缩剂在休克治疗中的作用，认识到恰当地提高血管张力对维持足够的血压仍具有重要意义。认为当扩容并应用扩血管药物仍无效时，加用适当剂量的血管收缩剂，可望得到较好的抗休克效果。

用于抗休克的血管活性药物种类繁多，常用的有下列几种。

（1）多巴胺：是最常用的血管收缩剂。多巴胺具有多种作用，包括兴奋 α、β_1 受体和兴奋多巴胺受体的作用。其药理作用与剂量有关，小剂量 $[< 10\mu g/(min \cdot kg)]$ 时，主要是 β_1 受体和多巴胺受体作用，可增强心肌收缩力和增加心排出量，并扩张肾和胃肠道等内脏器官血管；大剂量 $[> 15\mu g/(min \cdot kg)]$ 时则为 α 受体作用，使血管收缩，外周阻力增加。抗休克时主要取其强心和扩张内脏血管的作用，故宜采取小剂量。

（2）多巴酚丁胺：多巴酚丁胺对心肌的正性肌力作用较多巴胺强，能增加心排出量，降低肺毛细血管楔压，改善心泵功能。小剂量有轻度缩血管作用。常用量为 2.5 ~ 10.0 $\mu g/(kg \cdot min)$。

（3）去甲肾上腺素：去甲肾上腺素是主要兴奋 α 受体、轻度兴奋 β 受体的血管收缩剂，能兴奋心肌、收缩血管、升高血压及增加冠状动脉血流量，作用时间短。由于其很强的 α 受体兴奋作用和非常短暂的作用时间，因此是最常用的血管收缩剂之一。常用量为 0.5 $\mu g/(kg \cdot min)$。

（4）垂体后叶素（加压素）：其收缩血管作用早已明确，只是在最近几年才被用于脓毒性休克的治疗。少数研究发现脓毒性休克患者血中的加压素水平异常降低，外源性加压素的补充能调整其血中水平，这是使用此药的理论依据。通常，当应用多巴胺及去甲肾上腺素无效时，可考虑加用小剂量的垂体后叶素（0.04 U/min），以达到升高血压的效果。

用于休克治疗的血管活性药物还很多，包括血管收缩剂如间羟胺（阿拉明）、去氧肾上腺素（新福林），血管扩张剂素如异丙肾上腺素、酚妥拉明、酚苄明、硝普钠，抗胆碱能药物如阿托品、山莨菪碱和东莨菪碱等，这些药物均有其各自的药理作用，可根据病情及临床医师的实践经验而酌情选用。

最主要的强心药是强心苷，如毛花苷 C，有增强心肌收缩力、减慢心率的作用。当扩容治疗已相当充分但动脉压仍低，而且中心静脉压显示已超过 15 cmH$_2$O 时，提示同时存在心功能不全。可经静脉注射西地兰，首次剂量为 0.4 mg 缓慢静脉注射，有效时可再给维持量，使达到快速洋地黄化（0.8 mg/d）。此外，上述兴奋 α 和 β 肾上腺素能受体的药物（如多巴胺和多巴酚丁胺等）兼有强心功能。

血管活性药物的应用应该是在扩容治疗的基础之上，不宜单独使用。只有当血容量得到充分的补充之时，血管活性药物才能发挥其作用。扩容尚未完成的患者，使用血管活性药要谨慎，以小剂量、短时间为宜。

有时，血管收缩剂和血管扩张剂可联合应用，目的是把强心与改善微循环放在同一重要地位，以望提高重要脏器的灌注水平。例如：去甲肾上腺素 0.1 ~ 0.5 μg/（kg·min）和多巴胺 5 ~ 10 μg/（kg·min）联合静脉滴注。联合用药可望增加心脏指数约 30%，减少外周阻力约 45%，从而使平均动脉压提高到 70 mmHg 以上，尿量维持在 40 mL/h 以上。此方法的实施有一定难度，处理不当会出现血压忽高忽低，病情反而不稳定。因此常需在有经验的医师指导下进行。

（六）弥散性血管内凝血的治疗

弥散性血管内凝血（DIC）是休克终末期的表现。一旦发生，可用肝素抗凝治疗，一般剂量为 1.0 mg/kg，6 h 一次，成人首次可用 10 000 U（1 mg 相当于 125 U 左右）。有时还可使用抗纤溶药，如氨甲苯酸、氨基己酸以及抗血小板黏附和聚集的药物，如阿司匹林、双嘧达莫和低分子右旋糖酐等。

（七）皮质类固醇的应用

皮质类固醇用于休克的作用主要有：①阻断 α 受体兴奋作用，使血管扩张，降低外周血管阻力，改善微循环。②保护细胞内溶酶体，防止溶酶体破裂。③增强心肌收缩力，增加心排出量。④增进线粒体功能和防止白细胞凝集。⑤促进糖异生，使乳酸转化为葡萄糖，减轻酸中毒。一般主张应用大剂量，如地塞米松 1 ~ 3 mg/kg，静脉滴注。通常情况下，为了防止多用皮质类固醇后可能产生的不良反应，只用 1 ~ 2 次。但最近的研究认为，对于重症休克患者，也可持续应用 2 ~ 3 d 甚至更长时间，将有利于抢救工作。

（八）其他药物

其他类药物包括：①钙通道阻滞剂如维拉帕米、硝苯地平和地尔硫草等，具有防止钙离子内流、保护细胞结构与功能的作用。②吗啡类拮抗剂纳洛酮，可改善组织血液灌流和防止细胞功能失常。③氧自由基清除剂，如超氧化物歧化酶（SOD），能减轻缺血再灌注损伤中氧自由基对组织的破坏作用。④调节体内前列腺素（PGS），如前列环素（PGI$_2$）以改善微循环。⑤三磷酸腺苷—氯化镁（ATP-MgCl$_2$）具有增加细胞内能量、恢复细胞膜钠—钾泵的作用，可防治细胞肿胀和恢复细胞功能。

第二节　失血性休克

失血性休克在外科休克中很常见。多见于大血管破裂，腹部损伤引起的肝、脾破裂，胃、十二指肠出血，门静脉高压症所致的食管、胃底曲张静脉破裂出血等。通常在迅速失血超过全身总血量的 15% ~ 20% 时，即出现休克。主要表现为 CVP 降低、回心血量减少和 CO 下降所造成的低血压。在神经—内分泌机制作用下可引起外周血管收缩、血管阻力增加和心率加快。最终因微循环障碍而造成各组织器官功能不全和衰竭。及时补充血容量、祛除病因并制止继续失血是治疗失血性休克的关键。

补充血容量和积极制止出血是治疗的关键。两者不能偏废，否则病情将无法控制。

一、补充血容量

失血性休克所丢失的血量并非都是可见血，可根据血压和脉率的变化来估计失血量（表 4-2）。虽然失血性休克时，丧失的主要是血液，但补充血容量时，并不需要全部补充血液。关键是应抓紧时机及时增加静脉回流血量。临床处理时，可先经静脉快速（30 ~ 45 min 内）滴注等渗盐水或平衡盐溶液 1 000 ~ 2 000 mL。若患者血压可恢复正常并维持，表明失血量较小且已不再继续出血。此时如果患者的血细胞比容超过 25%，表明能够满足患者的生理需要（携氧能力），可不必输血。如上述治疗仍不能维持循环容量、血压仍很低时，表明失血量很大，或有继续失血，则应输入血浆代用品（羟乙基淀粉）500 ~ 1 000 mL 以快速补充循环血量。若急性出血量 > 总血容量的 15%（约 750 mL），Hb < 70 g/L，则应同时输注适量血制品，包括全血或浓缩红细胞等，以保证携氧功能，防止组织缺氧。失血性休克时补给适量等渗盐水或平衡盐溶液具有重要意义，可补充因钠和水进入细胞内所引起的功能性细胞外液减少，降低血细胞比容和纤维蛋白原浓度，降低毛细血管内血液黏度和改善微循环灌流。临床上可根据动

脉血压和中心静脉压两个参数作综合分析，判断其异常的原因，并做出相应的处理（表4-2）。

表4-2　中心静脉压与补液的关系

中心静脉压	血压	原因	处理原则
低	低	血容量严重不足	充分补液
低	正常	血容量不足	适当补液
高	低	心功能不全或血容量相对过多	给强心药物，纠正酸中毒，舒张血管
高	正常	容量血管过度收缩	舒张血管
正常	低	心功能不全或血容量不足	补液试验*

* 补液试验：取等渗盐水 250 mL，于 5 ~ 10 min 内经静脉注入。如血压升高而中心静脉压不变，提示血容量不足；如血压不变而中心静脉压升高 0.29 ~ 0.49 kPa（3 ~ 5 cm H_2O），则提示心功能不全。

二、止血

对失血性休克患者做积极的止血处理显然极为重要。否则，尽管补充了晶体及胶体液，仍难以保持循环稳定，休克不可能被纠正。能见效的临时止血措施有重要的临床意义。例如用指压法控制体表动脉大出血、用三腔双气囊管压迫控制门脉高压食管静脉曲张破裂大出血等，可为进行彻底的手术治疗赢得宝贵时间。对于多数内脏出血（例如肝、脾破裂出血），手术才是根本性的处理。休克状态下进行手术固然有其危险性，但如果犹豫不决则可能因此而丧失手术时机。对于急性活动性出血病例，应在积极补充血容量的同时做好手术准备，及早施行手术止血。即使血压还不稳定，仍有手术指征。

第三节　创伤性休克

创伤性休克见于严重的外伤，如复杂性骨折、挤压伤或大手术等。虽然创伤性休克与失血性休克同属低血容量性休克，但病理生理过程有其特殊性。此时可有血液或血浆的丧失，损伤处又有炎性肿胀和体液渗出，这些体液不再参与循环。另外，受损组织产生的组胺、蛋白酶等血管活性物质可引起微血管扩张和通透性增高，又使有效循环血量进一步降低。损伤还可刺激神经系统，引起疼痛和神经—内分泌系统反应，影响心血管功能。有的创伤本身可使内环境紊乱，如胸部伤可直接影响心肺功能，截瘫可使回心血量暂时减少，颅脑伤可使血压下降等。

创伤性休克的治疗原则与失血性休克基本相同，但也有特殊性。

一、补充血容量

判断创伤性休克的低血容量程度有一定难度，除可见的外出血之外，创伤区域的组织内出血、水肿和渗出等都是导致血容量降低的原因。因此，对实际失液量的估计往往不足。为此，应强调对补充血容量后的结果进行认真的监测和分析，然后修正治疗方案，以免因补液不足而使休克不能及时被纠正。至于补充血容量的具体方法和成分，与失血性休克基本相同。

二、纠正酸碱失衡

创伤后早期因患者疼痛所致的过度换气以及神经—内分泌反应所致的留钠排钾，常会发生碱中毒。但在后期，由于组织缺氧和继发感染，产生大量酸性代谢产物，代谢性酸中毒转而替代了早期的碱中毒。由此可见，创伤患者早期应用碱性药物的做法是不恰当的，因为当时实际上很可能并不存在酸中毒。有一个原则必须强调：应用碱性药物必须具有动脉血气分析的依据。

三、手术治疗

对危及生命的创伤，如开放性或张力性气胸、连枷胸等，应作紧急处理。创伤的其他手术治疗一般都是在休克被纠正之后进行。

第四节　脓毒性休克

脓毒性休克在外科较常见，而且在治疗上相当困难，病死率可超过 50%。常见于急性腹膜炎、胆管感染、绞窄性肠梗阻及泌尿系感染等。其主要致病菌为革兰阴性杆菌，释放的内毒素成为导致休克的主要因素，故又可称其为内毒素性休克。内毒素与体内的补体、抗体或其他成分结合后，可刺激交感神经引起血管痉挛并损伤血管内皮细胞。同时，内毒素可促使组胺、激肽、前列腺素及溶酶体酶等炎性介质释放，引起全身性炎症反应，最终可导致微循环障碍、代谢紊乱及器官功能不全等。

脓毒性休克患者血流动力学的变化比较复杂，心搏出量、血容量和周围血管阻力三方面都会受累。休克早期，大多有心搏出量的显著增加（可增加数倍之多），后期则均显著减少。少数重症者在早期就有心搏出量的明显减少。由于体液的异常分布，脓毒性休克患者的有效循环血量均有减少，只是在程度上有所不同。周围血管阻力变化的差异性就更大，有些患者阻力明显增加，表现为肢端皮肤湿冷；反之则皮肤温暖。以往的"暖休克"和"冷休克"之说，无非是反映了周围血管阻力的状态，难以由此而作出病因诊断。因为无论是革兰阴性菌还是革兰阳性菌所致的脓毒症，在休克早期都可能由于发热、周围血管扩张而表现为肢端皮肤温暖；而在休克后期则都表现为湿冷。而且患者血流动力学状态会随其病情的发展过程（好转或恶化）而发生变化。因此，临床医师在处理时还是要全面地掌握患者当时的血流动力学状态（包括心功能、血容量及周围血管阻力），针对性地制定抗休克措施，才能取得较好的治疗效果。

感染性休克的病理生理变化比较复杂，治疗也就比较困难。治疗原则是纠正休克与控制感染并重。当然是把抗休克措施放在首位，再兼顾抗感染治疗。在休克纠正后，则控制感染成为重点。

一、补充血容量

先宜输注平衡盐溶液，再配合输注适当的胶体液（血浆代用品、血浆或全血等），以恢复足够的循环血量。中心静脉压（CVP）的监测应列为常规。为保证正常的心脏充盈压、动脉血氧含量和较理想的血黏度，将血红蛋白浓度调节至 70 ~ 80 g/L，血细胞比容达 25% ~ 30% 为最佳状态。感染性休克患者常有心、肾功能受损，应警惕因输液过多而导致的不良后果。

二、控制感染

若患者的病原菌尚未确定，可根据临床规律和经验推测最可能的致病菌种，据此选用敏感的抗菌药物，或选用强效的广谱抗生素。例如多数腹腔内感染是肠道内细菌所致，可考虑选用第三代或第四代头孢菌素，如头孢哌酮钠、头孢他啶或西司他丁（泰能），加用甲硝唑或替硝唑等，也可加用青霉素或广谱青霉素等。已知致病菌种时，则应选用敏感而抗菌谱较窄的抗生素。感染性休克的外科患者大多有明确的原发感染病灶，例如弥漫性腹膜炎、肝脓肿、梗阻性化脓性胆管炎等，应尽早处理，其中包括必要的手术（如脓肿或胆管的引流）。及时的手术处理可能成为纠正休克的转折点。

三、纠正酸碱失衡

感染性休克时经常伴有严重的酸中毒，而且发生较早，需予以及时纠正。可在补充血容量的同时，从另一静脉途径滴注 5% 碳酸氢钠 200 mL。约 1 h 后复查动脉血气分析，根据结果再决定是否需追加用量。

四、心血管药物的应用

当补充血容量、纠正酸中毒后，若休克仍未见好转，应加用血管扩张药物。有时可用以 α 受体兴奋为主，兼有轻度兴奋 β 受体的血管收缩剂，再联合应用兼有兴奋 β 受体作用的 α 受体阻滞剂，以抵消血管收缩作用，保持、增强 β 受体兴奋作用，而又不致使心率过于增速，例如山莨菪碱、多巴胺等；或者去甲肾上腺素与多巴胺（或多巴酚丁胺）联合应用。最近还有报道，当联用上述两药仍不见效时，可考虑加用小剂量垂体后叶素（加压素），对于脓毒性休克可达到提高平均动脉压之效果。

感染性休克时，心功能常受损害。改善心功能可给予强心苷（毛花苷 C）。

五、皮质激素治疗

糖皮质激素是促炎细胞因子产生的重要自然抑制体，可在所有层次上调节宿主的防御反应。能抑制多种炎性介质的释放和稳定溶酶体膜，缓解全身炎症反应综合征（SIRS）。糖皮质激素应尽量在病程的早期使用，用量宜大，可达正常用量的 10 ~ 20 倍。一般主张短期使用，不超过 48 h。但也有人认为延长用药时间可提高治疗效果。

六、其他治疗

包括营养支持，对重要器官功能不全的处理等。

第五章
甲状腺与甲状旁腺疾病

第一节　甲状腺炎

甲状腺炎是指甲状腺组织发生变性、渗出、坏死、增生等炎症病理改变而导致的一系列临床病症。甲状腺炎的命名和分类（表5-1），目前尚无统一的定论。各种炎症之间无内在联系，其病因、病理变化、临床特点和预后均各不相同。

一、急性化脓性甲状腺炎

临床上，本病可发生于任何年龄，国外统计资料表明多见于20～40岁女性，且已有甲状腺疾患，尤其有结节性甲状腺肿者易患本病。

表5-1　甲状腺炎分类

急性甲状腺炎
细菌性（化脓性甲状腺炎）
病毒性（如猫抓热病毒，少见）
亚急性甲状腺炎
亚急性肉芽肿性甲状腺炎
亚急性淋巴细胞性甲状腺炎（又称无痛性甲状腺炎）
慢性甲状腺炎
慢性淋巴细胞性甲状腺炎
桥本甲状腺炎
慢性萎缩性甲状腺炎
慢性侵袭性纤维性甲状腺炎
其他甲状腺炎
放射性甲状腺炎、外伤、结核性、梅毒、真菌性、布鲁杆菌和寄生虫感染、结节病及淀粉样变等

（一）病因

急性化脓性甲状腺炎是急性甲状腺炎中的主要类型，但临床较少见。大多由化脓性细菌经血行或邻近感染蔓延到甲状腺所致，病原菌常见为葡萄球菌、链球菌或肺炎球菌等，也有报道布鲁杆菌感染可引起本病。梨状窝窦道瘘常伴有本病或引起本病反复发作。

（二）病理

在病理上，表现为急性炎症的特征性改变，可为局限性或广泛性，初期有大量多形核细胞和淋巴细胞浸润，常伴有坏死和脓肿形成，发病前已有结节性甲状腺肿者易产生脓肿，如甲状腺本来正常者，则广泛化脓多见。脓液可进入深部组织，甚至进入纵隔，破入气管、食管。愈合时具有大量纤维组织增生。

（三）临床表现

临床表现可见发病急，甲状腺肿大、疼痛、压痛，伴发热、畏寒、寒战、心动过速。颈部后伸、吞咽时甲状腺疼痛加剧，疼痛可向两颊、两耳或枕部放射，甲状腺肿大多为单侧，偶可双侧，质硬，并有邻近器官或组织感染的征象。甲状腺脓肿形成时可有波动感，局部皮肤红、肿、痛。

（四）辅助检查

血常规检查可见末梢血白细胞计数升高，以多形核白细胞为主，血培养可能为阳性，红细胞沉降率加快。一般甲状腺功能无变化，检测甲状腺摄 ^{131}I 率正常，血清 T_3、T_4 水平也在正常范围。甲状腺扫描显像可见局部有放射性减低区。对反复发生本病或颈部脓肿的患者应排除是否有先天异常，应行食管吞钡或 CT 检查，确定是否来源于梨状窝的鳃囊窦道或梨状窝窦道瘘。

（五）诊断

根据患者的临床表现及一般实验室检查即可做出诊断。诊断主要根据全身败血症症状，伴有高热、寒战、白细胞总数及中性粒细胞增高，或原有颈部化脓感染，随即出现甲状腺肿大、疼痛、压痛。需与亚急性肉芽肿性甲状腺炎鉴别。后者通常不侵犯颈部其他器官，疼痛相对较轻，红细胞沉降率明显增快，早期有一过性甲亢症状以及血 T_3、T_4 升高而甲状腺摄 ^{131}I 率降低的分离现象，甲状腺活检有多核巨细胞出现或肉芽肿形成。另外，进行性恶性甲状腺肿瘤（AMTT）也可发生局部坏死，类似急性化脓性甲状腺炎，但其预后差，病死率高，应予以鉴别。

（六）治疗

局部热敷，卧床休息，合理使用抗生素，可根据脓液中细菌种类选用抗生素。如局部已形成脓肿或保守治疗不能使感染消退时，则应手术切开引流，也可进行针吸治疗。

二、亚急性甲状腺炎

（一）病因

本病的病因不明。一般认为本病起因为病毒感染，多数患者于上呼吸道感染后紧接着发病。发病时，患者血清某些病毒抗体滴度升高，包括柯萨奇病毒、腺病毒、流感病毒、腮腺炎病毒等。当腮腺炎流行时，也可造成流行性甲状腺炎，患者血清中有高滴度的腮腺炎病毒抗体。根据对 HLA 的研究，一些患者可能与 HLA-B35 相关，本病患者可能对病毒存在易感性。近年来又发现本病患者循环系统中存在直接针对 TSH-R 的抗体，并证实存在针对甲状腺抗原的致敏 T 淋巴细胞，所以本病病因不能完全以病毒感染解释，是否有自身免疫异常，尚无定论。

（二）病理

甲状腺滤泡上皮细胞的破坏及滤泡完整性的丧失是本病病理的主要结局。已经生成的 TH 与异常的碘化物质一起从滤泡释放入血中，促使血清中的 T_4 及 T_3 升高，临床上产生甲状腺功能亢进，抑制 TSH 的分泌。由于滤泡上皮细胞的破坏，TSH 不能增加对放射性碘的摄取，致使放射性碘摄取率减低。在疾病的后期，滤泡内贮存的以前生成的激素已排尽，血中的 T_4 及 T_3 浓度下降，有时降至甲状腺功能减退水平，而 TSH 上升，常可高于正常。如病情稳定，甲状腺摄 ^{131}I 率可高于正常一段时间，最终随着激素分泌的恢复，血中 T_4、T_3 升高，TSH 浓度下降至正常范围。

甲状腺通常中度肿大，常不对称，病变可局限于甲状腺的一部分，累及一侧或双侧甲状腺，甲状腺肿大呈结节状。包膜纤维组织增生，并和周围组织粘连，但很少侵及甲状腺附近器官。甲状腺质地较硬，有弹性，切面灰白色或浅黄色。病变与周围甲状腺分界清楚。镜下病变呈灶性分布，范围大小不一，各处病变处于不同病变阶段。早期可见滤泡破坏，上皮细胞崩解、基膜碎裂、类胶质减少或消失。中性粒细胞可浸润到被破坏的滤泡内，形成微小脓肿。病变进一步发展，可见组织细胞和多核巨细胞位于滤泡内，围绕胶质形成肉芽肿。上皮样细胞与多核巨细胞构成结核样肉芽组织，但无干酪样坏死。间质水肿，有淋巴细胞、浆细胞、嗜酸性粒细胞和组织细胞浸润，后期成纤维细胞增生、纤维化。本病经数月后，炎症逐渐消退，最后纤维化而痊愈。病灶之间可见新生的小滤泡，腔内无胶质。上皮细胞呈立方或低柱状，有的含有胶质和吸收空泡，也可见中等或较大的甲状腺滤泡，胞内有胶质。上皮细胞呈立方或扁平状，这可能是残留的滤泡或压迫萎缩的滤泡。

（三）临床表现

亚急性甲状腺炎多见于中年女性，发病有季节性（夏季是其发病的高峰），发病时患者常有上呼吸道感染。典型者整个病程可分为早期伴甲亢、中期伴甲减（又可分为过渡期和甲减期两期）以及恢复期三期。

1. 早期

起病多急骤，常伴有上呼吸道感染的症状和体征，如发热，伴畏寒、疲乏无力和食欲缺乏，淋巴结肿大。最为特征性的表现为甲状腺部位的疼痛和压痛，常向颌下、耳后或颈部等处放射，咀嚼和吞咽时疼痛加重。甲状腺病变范围不一，可先从一叶开始，以后扩大或转移到另一叶，或始终限于一叶。病变腺体肿大，坚硬，压痛显著。也有少数患者首先表现为无痛性结节、质硬，TSH 受抑制，需注意鉴别。病变广泛时滤泡内甲状腺激素以及碘化蛋白质一过性大量释放入血，因而除感染的一般表现外，尚可伴有甲状腺功能亢进的常见表现，如一过性心悸、神经过敏等，但通常不超过 2～4 周。

2. 中期（过渡期及甲减期）

本病多为自限性，大多持续数周至数月可完全缓解，少数患者可迁延 1～2 年，个别留有永久性甲减的后遗症。当甲状腺滤泡内甲状腺激素由于感染破坏而发生耗竭，甲状腺实质细胞尚未修复前，血清甲状腺激素浓度可降至甲减水平。本病临床上大部分患者不出现甲减期，经历甲亢期后，由过渡期直接进入恢复期；少数患者出现甲减期，可持续 2～4 个月，甲状腺功能逐渐恢复正常。个别患者由于甲状腺损坏严重，进入甲减期后不能恢复，留下永久性甲减的后遗症。

3. 恢复期

症状逐渐好转，甲状腺肿及结节逐渐消失，也有不少病例遗留小结节，以后缓慢吸收。如果治疗及时，患者多可完全恢复。极少数变成永久性甲减患者。

4. 复发

在轻症或不典型病例中，甲状腺仅略增大，疼痛和压痛轻微，不发热，全身症状轻微，临床上也可没有甲亢或甲减表现。本病病程长短不一，可为数周至半年以上，一般为 2～3 个月。病情缓解后，尚可能复发。

（四）实验室检查和特殊检查

1. 一般检查

红细胞、白细胞计数轻至中度增高，中性粒细胞正常或稍高，偶可见淋巴细胞增多，红细胞沉降率明显增快，多大于或等于 40 mm/h，可达 100 mm/h。

2. 甲状腺功能检查

甲亢期血清 TT_3、TT_4、FT_3、FT_4 升高，TSH 分泌受抑制，甲状腺摄 ^{131}I 率低，呈现所谓"分离现象"。这是由于甲状腺滤泡细胞破坏，原贮存的 T_3、T_4 漏入血循环，使血中 T_3、T_4 升高，反馈抑制垂体分泌 TSH，失去 TSH 刺激、甲状腺摄碘功能减退之故；其次是炎症损害了滤泡细胞摄碘功能，甲亢期甲状腺摄 ^{131}I 率可低至测不出。甲减期患者血清 TT_3、TT_4、FT_3、FT_4 减低，TSH 升高，甲状腺摄 ^{131}I 率可反跳性升高。

3. 彩色多普勒超声检查

在急性阶段，受累增大的甲状腺组织没有血运增加，彩色多普勒超声示低回声区；而在恢复阶段，超声显示为伴轻微血运增加的等回声区。一般 1 年以后血运恢复正常。对鉴别诊断及对本病的评价与监测，彩色多普勒超声是一种无创且快捷的检查方法。

4. 甲状腺放射性核素扫描（摄 ^{131}I 率低时，放射性核素碘不能用于扫描）

可见图像残缺或显影不均匀，一叶肿大者常见无功能结节或一叶残缺。

5. 甲状腺活检

可见特征性多核巨细胞或肉芽肿样改变。

（五）诊断

依据甲状腺肿大、疼痛、有压痛，伴全身症状，发病前有上呼吸道感染史，红细胞沉降率增快，血清 T_3、T_4 升高而甲状腺摄 ^{131}I 率降低，呈分离现象，诊断常不难确定。诊断标准如下所述。

（1）甲状腺肿大、疼痛、质硬、触痛，常伴上呼吸道感染症状和体征（发热、乏力、食欲缺乏、颈淋巴结肿大等）。

（2）红细胞沉降率加快。

（3）甲状腺摄 ^{131}I 率受抑制。

（4）一过性甲亢。

（5）抗甲状腺球蛋白抗体（TGAb）或抗过氧化酶抗体（TPOAb）阴性或低滴度。

（6）甲状腺细针穿刺或活检有多核巨细胞或肉芽肿改变。

本病符合上述 4 条即可诊断。

（六）鉴别诊断

颈前包块伴有疼痛者除本病外可见于甲状腺囊肿或腺瘤样结节急性出血、甲状腺癌急性出血、急性化脓性甲状腺炎、迅速增大的甲状腺癌、疼痛性桥本甲状腺炎、甲状舌骨导管囊肿感染、支气管腮裂囊肿感染、颈前蜂窝织炎等，需注意鉴别。但亚急性甲状腺炎、甲状腺囊肿或腺瘤样结节急性出血占全部病例的 90% 以上。本病常需与下列疾病鉴别。

1. 甲状腺囊肿或腺瘤样结节急性出血

常见于用力活动后骤然出现疼痛，甲状腺局部有波动感，红细胞沉降率正常，甲状腺功能正常，超声包块内有液性暗区。

2. 甲状腺癌

亚急性甲状腺炎的甲状腺质硬，10% 患者甲状腺部分肿大，且无明显症状，扫描可为冷结节，需与甲状腺癌鉴别。但本病的疼痛可自行缓解或迅速波及对侧，红细胞沉降率快，摄 ^{131}I 率低，应用泼尼松治疗疗效显著，可资鉴别。必要时可甲状腺穿刺活检。

3. 桥本甲状腺炎

也可伴轻微甲腺疼痛、触痛，但较少见，一般不伴明显的碘代谢紊乱和红细胞沉降率加速，TGAb 或 TPOAb 显著升高。

4. 侵袭性纤维性甲状腺炎

病理检查可鉴别侵袭性纤维性甲状腺炎及甲状腺结核肉芽肿。

（七）治疗

（1）症状较轻的患者不需特殊处理，可适当休息，并给予非甾体类消炎镇痛药。阿司匹林 0.5 ～ 1.0 g 或吲哚美辛（消炎痛）25 mg，3 ～ 4 次 / 天，疗程约 2 周。

（2）全身症状较重，持续高热，甲状腺肿大、压痛明显者，可采用肾上腺糖皮质激素治疗。首选泼尼松 20 ～ 40 mg/d，在治疗后数小时即可出现疼痛缓解，甲状腺肿大开始缩小，用药 1 ～ 2 周后逐渐减量，疗程 1 ～ 2 个月，但停药后部分患者可能反复，再次用药仍然有效；也可合用非甾体类消炎镇痛剂，不但可消除疼痛，还可减少反复；甲亢一般较轻，不需服用抗甲状腺药物治疗，有些患者可给予小剂量普萘洛尔。

（3）如病程较长，有可能发生甲减，对这些患者应考虑加服干甲状腺片 40 ～ 60 mg/d，或 L-T_4 100 ～ 150 μg/d，直到功能恢复正常为止（一般为 3 ～ 6 个月）。加服干甲状腺片可以加强垂体的反馈调节，减少 TSH 分泌，有利于甲状腺肿及结节的缩小及症状消除。

（4）本病多可自行缓解，一般不需手术治疗。90% 以上的患者病情缓解后甲状腺功能也恢复正常，只有 5% ～ 10% 的患者发生永久性甲减，需给予终身替代治疗。

三、慢性淋巴细胞性甲状腺炎

慢性淋巴细胞性甲状腺炎包括两个临床类型，即甲状腺肿大的桥本甲状腺炎（HT）和甲状腺萎缩的萎缩性甲状腺炎。两者有相同的甲状腺自身抗体和甲状腺功能改变，不同点为前者甲状腺肿大，后者甲状腺萎缩，后者可能是前者的终末期，但是有些现象提示，桥本甲状腺炎与自身免疫性甲状腺病（AT）是两种独立的疾病。

（一）病因

本病由遗传因素与非遗传因素相互作用产生，有家族聚集现象，且女性多发。HLA 基因部分决定遗传易感性，但这种作用不强，而且此种因素与不同的群体（人种、地区）之间存在一定关系。甲状腺自身抗体的产生与常染色体显性遗传有关。在欧洲及北美，本病患者中 HLA-B8 及 HLA-DR3、HLA-DR5 多见，而日本人多见的是 HLA-B35。自身免疫性甲状腺病患者与 HLA-DR3 明显相关，而桥本甲状腺炎患者与 HLA-DR5 明显相关。目前多倾向认为本病是由于先天性免疫监视缺陷，器官特异的抑制性 T 淋巴细胞数量或质量的异常所致。

（二）病理

1. 肉眼观

甲状腺弥漫性对称性肿大，少数病例可不对称，体积可较正常大 4～5 倍。包膜完整、增厚，与周围组织少有粘连，一般表面光滑。切面无胶质，灰白色或灰黄色，或略呈分叶状肉样，质韧如橡皮。也可形成大小不一的结节，灰白色，质硬，质量可达 350 g，临床遇见结节型常误诊为甲状腺癌而做甲状腺手术。

2. 分型

细针穿刺细胞学表现可分为淋巴细胞型和嗜酸细胞型。

（1）淋巴细胞型：中等量至大量的淋巴细胞，滤泡上皮细胞多形性，无胞质丰富而红染的嗜酸性粒细胞，也称 Hurthle 细胞或 Askanazy 细胞，有时可见滤泡上皮细胞团中有淋巴细胞。

（2）嗜酸性粒细胞型：在前者基础上出现较多的 Askanazy 细胞。一般认为涂片中，淋巴细胞数等于滤泡上皮细胞数为中等量淋巴细胞，淋巴细胞数大于滤泡细胞数为大量淋巴细胞。

（三）临床表现

桥本甲状腺炎为甲状腺炎中最常见的临床类型，90% 以上发生于女性。不少本病患者临床症状阙如，体检时的异常发现也不多。

1. 典型临床表现

本病多见于中年女性，病程较长，甲状腺呈弥漫性、质地硬韧、无痛的轻度或中度肿大，发展慢，可有轻压痛，颈部局部压迫和全身症状不明显，常有咽部不适感，这比甲状腺肿大更常见。

甲状腺肿大是桥本甲状腺炎最突出的临床表现，肿大可轻度至重度，多数中等度肿大，为正常人的 2～3 倍，重 40～60 g；肿大多为弥漫性，可不对称，质地坚实，韧如橡皮样，随吞咽活动；表面常不光滑，可有结节，质硬，尤其在老年人易误诊为恶性疾病；甲状腺肿大压迫食管、气管和喉返神经者非常罕见；甲状腺疼痛、触痛罕见，如有疼痛，应与亚急性甲状腺炎鉴别。甲状腺若为非对称性肿大，在甲状腺功能正常者，易误诊为孤立性或多结节性甲状腺肿。

2. 特殊临床表现

（1）桥本甲亢是指桥本甲状腺炎临床上有甲亢表现，桥本甲状腺炎与甲亢共存，甲状腺同时有桥本甲状腺炎及甲亢两种组织学改变。临床可见到典型甲亢表现和实验室检查结果：①具有甲亢高代谢综合征，如怕热、多汗、细震颤、心动过速、体重减轻等。②甲状腺肿大，可有血管杂音。③部分患者有浸润性突眼、颈前黏液性水肿等。④高滴度 TPOAb、TGAb，可有 TSAb 阳性。⑤甲状腺摄 ^{131}I 率增高，不被 T_3 抑制试验所抑制，TRH 兴奋试验不能兴奋。⑥其原因可能与自身免疫性甲状腺炎使甲状腺破坏、甲状腺激素的释放增多有关，也可因存在 TSAb，刺激尚未受到自身免疫炎症破坏的腺体组织，使甲状腺激素增加。但由于腺体组织不断被破坏，或由于 TSH 阻断性抗体的影响，最终甲状腺功能是减低的。桥本甲亢常需抗甲状腺药物治疗，但不宜手术及放射性核素治疗，因易发生永久性甲减。

（2）桥本假性甲亢或桥本一过性甲亢：可能与炎症破坏了正常甲状腺滤泡上皮，原贮存的甲状腺激素漏入血循环有关。甲亢为本病的部分临床表现，但甲状腺活检无甲亢表现。TSAb 阳性，甲状腺摄 ^{131}I

率正常或降低，TRH 兴奋试验可兴奋，甲亢症状可短期内消失，不需抗甲状腺药物治疗，或对症给予小剂量普萘洛尔（心得安）即可。

（3）浸润性突眼：本病可伴发浸润性突眼，其甲状腺功能正常、减退或亢进。眼外肌间质有大量淋巴细胞、浆细胞浸润，成纤维细胞分泌黏多糖增多，胶质合成活跃，眼外肌水肿，体积增大，病变常先累及下直肌和内直肌，原因未明。

（4）自身免疫性多内分泌腺病综合征 Ⅱ 型：此型为自身免疫性甲状腺疾病合并 Addison 病、Ⅰ型糖尿病、性腺功能减退症。

（5）儿童桥本甲状腺炎：占儿童甲状腺肿 40% 以上，多见于 9～13 岁，5 岁以下罕见。与成人相比，儿童桥本甲状腺炎甲状腺质韧硬如橡皮者较成人为少，伴结节较少；TPOAb 和 TGAb 滴度较成人为低，TPOAb 及 TGAb 阴性病例较成人多见；病理类型以淋巴细胞型多见。易误诊为非毒性或青春期甲状腺肿。

（6）合并淋巴瘤或癌：下列情况应想到合并癌或淋巴瘤的可能，而应作穿刺或切开活检：①甲状腺疼痛明显，甲状腺激素治疗和一般对症处理无效。②甲状腺激素治疗后甲状腺不见缩小反而增大。③甲状腺肿大伴邻近淋巴结肿大或有压迫症状。④甲状腺内有冷结节，不对称、质硬、单个。桥本甲状腺炎合并淋巴瘤及乳头状癌文献介绍较多，而伴甲状腺髓样癌却很少。

（7）亚急性桥本病：亚急性起病，甲状腺肿大较快，可伴疼痛，需与亚急性淋巴细胞性甲状腺炎鉴别。但无 T_3、T_4 升高而甲状腺摄 ^{131}I 率降低的分离现象，无发热等全身症状，抗甲状腺抗体阳性，后期出现甲减。

（8）桥本脑炎：本病严重但罕见，其病因有争论但肯定与自身免疫有关，其最具特征性的改变是高滴度抗甲状腺抗体，特别是单克隆抗体（MCA），本病用糖皮质激素治疗效果很好。

（四）实验室检查和特殊检查

1. 甲状腺功能

多数桥本甲状腺炎患者甲状腺功能正常，约 20% 患者有甲减表现，有甲亢表现者不到 5%。本病为慢性进行性，最终随甲状腺破坏而出现甲减。本病进展为甲减的速度与下列因素相关：①女性比男性进展快，女性进展速度是男性的 5 倍。② 45 岁以后进展快。③最初甲状腺抗体滴度高预示进展快。④最初 TSH 升高者进展快。

2. 抗体测定

（1）抗甲状腺抗体：抗甲状腺抗体测定对诊断本病有特殊意义。大多数患者血中 TGAb 及 TPOAb 滴度明显升高，可持续较长时间，甚至可达数年或十多年。采用目前国内常用的放射免疫双抗体测定方法，两者大于 50% 时有诊断意义。

（2）TSBAb：在 10% 的桥本甲状腺炎及 20% 的自身免疫性甲状腺病患者血循环中存在。TSBAb 阳性的成人甲减，以 T_4 治疗，当 TSBAb 自然消失后，停止 T_4 治疗，甲状腺功能恢复正常者只有 40%，且观察到 TSBAb 仅在 5%～10% 的慢性自身免疫性甲状腺炎的甲减中起作用。

3. 甲状腺 B 超检查

超声检查为诊断本病的常用方法，但无特异性。

4. 甲状腺扫描

甲状腺显像表现为核素分布不均、不规则的稀疏与浓集区，边界不清或表现为冷结节。甲状腺显像在本病中无特异诊断价值。

5. 过氯酸钾排泌试验

60% 的患者过氯酸钾排泌试验显示阳性。

（五）诊断

典型的自身免疫性甲状腺炎病例诊断并不困难，困难的是临床不典型病例容易漏诊或误诊。可根据以下几条确诊。

（1）甲状腺肿大、质韧，有时峡部肿大或不对称或伴结节均应疑为本病。

（2）凡患者具有典型的临床表现，只要血中 TGAb 或 TPOAb 阳性，则可诊断。

（3）临床表现不典型者，需要有高滴度的抗甲状腺抗体测定结果才能诊断，即两种抗体用放免法测定时，连续2次结果大于或等于60%以上。

（4）同时有甲亢表现者，上述高滴度的抗体持续存在半年以上。

（5）一般来说，采用血中抗甲状腺抗体测定多能帮助诊断，但有些患者需要多次检测才能检出抗体滴度增高，还有的患者抗甲状腺抗体滴度始终不高，因此，必要时考虑作穿刺活检（FNA）或手术活检检查。甲状腺穿刺活检方法简便，有确诊价值。

（6）如前所述，超声检查对诊断本病有一定意义。

（7）与本病易于同时发生的自身免疫性疾病和甲亢不完全相同。

（六）鉴别诊断

本病需与其他甲状腺疾病鉴别。关于桥本甲状腺炎与其他甲状腺疾病的鉴别诊断一般不困难，前者见高滴度的抗甲状腺抗体，而后者少见。

1. 非毒性甲状腺肿及甲状腺肿瘤

甲状腺功能一般正常，易与桥本甲状腺炎鉴别。年轻的桥本甲状腺炎患者与弥漫性非毒性甲状腺肿的鉴别更加困难，因为在这个年龄组的患者，不像成人那样血中有较高水平的抗甲状腺抗体。

2. 弥漫性毒性甲状腺肿

通常肿大的甲状腺质地较软，抗甲状腺抗体滴度较低，两者区别常较困难，必要时做活检。

3. Riedel甲状腺炎

Riedel甲状腺炎大多见于成年女性。发病后病情进展缓慢。甲状腺可有不同程度的肿大。病变部位呈进行性纤维硬化，质地坚硬，如木如石，无压痛。可发生不同程度的呼吸道阻塞和吞咽困难，可有声音嘶哑，压迫症状与甲状腺肿大程度不成比例，也无颈淋巴结肿大。临床上常伴有腹膜后纤维化及硬化性胆囊炎。白细胞计数和红细胞沉降率大多正常。T_3、T_4、TSH、^{131}I摄取率等多正常。抗甲状腺抗体阴性或滴度很低。甲状腺扫描示未受累部分正常，受累部位无核素分布。当病变侵犯甲状腺两叶时，可发生甲减，此时血T_3、T_4低于正常，甲状腺摄^{131}I率也低于正常范围。有甲状腺一叶或两叶肿大，再结合该病的临床特点如病变部位质地坚硬，无压痛、无颈淋巴结肿大，有不同程度的气管压迫症状及有关实验室检查可拟诊本病。本病确诊依赖甲状腺活检。因甲状腺极硬，针刺活检常不满意。注意应与甲状腺癌、淋巴瘤、桥本甲状腺炎（纤维型）以及亚急性肉芽肿性甲状腺炎相鉴别。

（七）治疗

桥本甲状腺炎目前无特殊治疗方法。临床确诊后，视甲状腺大小及有无症状而决定是否进行治疗。如甲状腺较小，又无明显压迫症状者可随诊观察，暂不治疗；对甲状腺肿大明显并伴有压迫症状者，采用$L-T_4$制剂治疗可减轻甲状腺肿；如有甲减者，则需采用甲状腺激素替代治疗。

1. 桥本甲状腺炎伴甲减的治疗

桥本甲状腺炎伴有甲减者，长期以干甲状腺片或$L-T_4$替代治疗。一般从小剂量开始，干甲状腺片40～60 mg/d，或$L-T_4$ 50～100 μg/d，逐渐增量分别至120～180 mg/d或200～300 μg/d，直到腺体开始缩小，敏感的TSH水平降至正常，因人而异逐渐调整到维持量。老年患者或有缺血性心脏病患者，$L-T_4$从12.5～25.0 μg/d较小剂量用起，增加剂量应缓慢，间隔4周，以便TSH在变动剂量后能达到一个稳定浓度。妊娠期患者应增加$L-T_4$剂量25%～50%。

桥本甲状腺炎有亚临床型甲减者的治疗同上，剂量宜小。有学者观察到用$L-T_4$治疗1年，约24%的患者甲状腺功能可恢复正常。这种甲状腺功能恢复可能与TSBAb消失、细胞毒作用停止、锂盐、胺碘酮或其他含碘物消失有关。甲状腺功能恢复后T_4减量或停用。下列情况应做缓解后跟踪：①分娩1年内。②进食高碘或低碘食物者。③用细胞因子治疗者。

2. 桥本甲状腺炎伴甲亢的治疗

对桥本甲亢应按甲亢治疗，可以硫脲类或咪唑类药物处理，一般不用RAI治疗及手术治疗。一过性甲亢者，给以β受体阻滞药对症处理即可。当怀疑桥本甲状腺炎合并有甲状腺癌或淋巴瘤时，需采用手术治疗，术后终身$L-T_4$替代治疗。

第二节　甲状腺癌

甲状腺癌大多为原发性，根据起源于滤泡细胞或滤泡旁细胞，可将原发性甲状腺癌分为滤泡上皮癌和髓样癌两大类。而滤泡上皮癌又可分为乳头状癌、滤泡状癌及未分化癌。

一、原发性甲状腺癌分类

（一）乳头状癌

乳头状癌好发于40岁以下的青年女性及15岁以下的少年儿童。乳头状癌占甲状腺癌的60%～80%。癌肿多为单个结节，少数为多发或双侧结节，质地较硬，边界不规则，活动度差。肿块生长缓慢，多无明显的不适感，故就诊时，平均病程已达5年左右，甚至达10年以上。癌肿的大小变异很大，小的癌肿直径可小于1 cm，坚硬，有时不能触及，常因转移至颈淋巴结而就诊，甚至在尸检时病理切片才得以证实为甲状腺癌。

（二）滤泡状癌

滤泡状癌是指有滤泡分化而无乳头状结构特点的甲状腺癌，其恶性程度高于乳头状癌，约占甲状腺癌的20%，仅次于乳头状癌而居第2位。主要见于中老年人，特别是40岁以上的女性。一般病程长，生长缓慢，多为单发，少数也可为多发或双侧结节。质地实而硬韧，边界不清，常缺乏明显局部恶性表现。

（三）未分化癌

未分化癌恶性程度高，常见于60～70岁的老年人，约占甲状腺癌的5%。发病前可有甲状腺肿或甲状腺结节，但短期内肿块迅速增大，并迅速发生广泛的局部浸润，形成双侧弥漫性甲状腺肿块。肿块局部皮肤温度增高，肿块大而硬，边界不清，并与周围组织粘连固定，伴有压痛，常转移至局部淋巴结而致淋巴结肿大。

（四）髓样癌

髓样癌起源于甲状腺滤泡旁细胞，不常见，约占甲状腺癌的5%，可见于各种年龄，但好发于中年患者，女性多于男性，属于中等恶性程度的肿瘤。甲状腺髓样癌一般可分为散发型和家族型两大类。散发型约占80%，家族型约占20%。癌肿易侵蚀甲状腺内淋巴管，经淋巴结转移，常转移的部位是颈部淋巴结、气管旁软组织、食管旁或纵隔淋巴结，可产生压迫症状及转移性肿块。也可经血行转移至肺、骨骼或肝脏。

二、临床表现

（一）症状

甲状腺肿块多数在无意中或普查时发现，增长速度较快，有的患者出现声音嘶哑或呼吸、吞咽困难，也有甲状腺肿块不明显而首先发现颈淋巴结肿大者。

（二）体征

甲状腺癌多为单个结节，结节可为圆形或椭圆形，有些结节形态不规则，质硬而无明显压痛，常与周围组织粘连而致活动受限或固定。若发生淋巴结转移，常伴有颈中下部、胸锁乳突肌旁肿大的淋巴结。一般来说，甲状腺单个结节比多个结节、小的实质性结节比囊性结节、男性比女性发生甲状腺癌的可能性大，但多发性结节、囊性结节均不能排除甲状腺癌的可能。家族型甲状腺髓样癌常为双侧肿块，并可有压痛。

甲状腺癌较大时可压迫和侵袭周围组织与器官，常有呼吸困难、吞咽困难及声音嘶哑。远处转移时，可出现相应的临床表现。甲状腺髓样癌可有肠鸣音亢进、气促、面颈部阵发性皮肤潮红、血压下降及心力衰竭等类癌综合征体征。

三、辅助检查

（一）实验室检查

1. 甲状腺功能测定

一般应测定血清 TT_4、FT_4、TT_3、FT_4、sTSH（uTSH）。必要时还应检测抗甲状腺球蛋白抗体和 TPOAb 或 TSAb 等。如均正常，一般不考虑有甲状腺功能异常。如 sTSH < 0.5 mU/L，FT_4（或 FT_3）正常或稍升高，即应考虑有亚临床型甲亢可能。甲状腺癌患者的甲状腺功能一般正常，少数可因肿瘤细胞能合成和分泌 T_3、T_4 而出现甲亢症状，较轻者可仅有 TSH 下降和 FT_3、FT_4 的升高。肿瘤出血、坏死时，有时也可出现一过性甲亢。

2. 血清甲状腺球蛋白测定

血清 Tg 测定主要用于分化良好的甲状腺癌的复发判断。

当血 TSH 很低时，一般测不到 Tg，使用重组的人 TSH（rhTSH）后，Tg 分泌增多，血 Tg 一般升高 10 倍以上；分化程度差的肿瘤患者升高不足 3 倍，但分化较好的甲状腺癌患者（约 20%）血清中存在 Tg 自身抗体，用免疫化学和 RIA 法测定 Tg 时可使 Tg 呈假性升高或降低。分析结果时必须引起注意。接受 $L-T_4$ 治疗的甲状腺癌患者，如血清 Tg 正常或测不出，提示复发的可能性小，5 年存活率高；如血清 Tg 高于正常，提示肿瘤已复发。

3. 血清 CT 测定及五肽促胃液素兴奋试验

血清 CT 升高是甲状腺髓样癌的较特异性标志。髓样癌患者在滴注钙剂后，血 CT 进一步升高，而正常人无此反应。因此，血清 CT 测定及钙滴注兴奋试验可作为本病的诊断依据，同时可作为家族型甲状腺髓样癌患者家族成员的筛选与追踪方法之一。血清 CT 测定还可用于筛选非家族型甲状腺髓样癌和甲状腺 C 细胞增生症病例。

因此，在甲状腺肿瘤的术前诊断中，事实上血 CT 测定和五肽促胃液素兴奋试验已经成为继细针活检、B 超、放射核素扫描等的另一项诊断方法。

（二）影像学检查

1. 超声检查

高分辨率 B 超在甲状腺疾病中主要有以下用途。

（1）了解甲状腺容量和血流情况。B 超较单光子发射计算机断层扫描（SPECT）、CT、MRI 等有其独到的优越性，尤其在了解血流情况方面其优点突出。

（2）了解甲状腺结节的大小、位置，可发现"意外结节"，明确甲状腺后部的结节位置以及与附近组织的关系。

（3）作为结节穿刺、活检的引导，甲状腺 B 超检查已成为甲状腺肿瘤术前诊断和术后追踪的重要方法。在高分辨率 B 超系统中，加入立体定位系统（3D 扫描 B 超），可进一步提高其敏感性和诊断效率。

2. 甲状腺核素扫描

采用 ^{131}I 或 ^{99m}Tc 作为示踪剂对甲状腺进行扫描，可显示甲状腺肿块的大小、位置、形态、数目及功能状态，有助于甲状腺肿块的性质及异位甲状腺肿块的鉴别与定位。热结节和温结节多为良性甲状腺腺瘤（但也有例外），而凉结节和冷结节提示为无功能甲状腺腺癌、甲状腺囊肿伴有出血坏死或甲状腺癌肿。特别是男性患者，出现边界不清的单个冷结节时，应高度怀疑甲状腺癌的可能。

临床上应用核素扫描显像检查的另一目的是确定甲状腺结节（包括肿瘤）的功能性（摄取碘、合成和分泌 TH 等）。与 ^{131}I 或 ^{123}I 比较，^{99m}Tc 或（$^{99m}TcO^-$）的特异性和敏感性更高，而且不会导致碘甲亢。甲状腺恶性病变行甲状腺全切后，可用诊断性 ^{131}I 检查来判断是否有病灶复发。如血清 Tg 水平大于 10 ng/mL，可应用 ^{131}I（剂量为 3.7 GBq，即 100 mCi）行甲状腺扫描，以确定是否有复发或甲状腺外转移。

3. 甲状腺 CT 和 MRI 检查

（1）甲状腺区 CT 扫描，可用于肿瘤的分级。注意在 CT 片上发现任何多发性淋巴结存在钙化、血供增多、增大、出血、形态不规则，或在 MRI 图像上发现结节呈低至中等 T_1 和 T_2 信号强度（提示含多量 Tg），不论甲状腺内有无病灶，都应考虑甲状腺癌转移灶的可能。

（2）甲状腺区 MRI 检查。当需重点了解病变与毗邻组织的关系时，首选 MRI 检查。MRI 能清楚地显示甲状腺位置、大小、肿块与腺体及周围组织的关系。甲状腺良性肿瘤常为边界清楚、局限性长 T_1 与长 T_2 信号肿块。甲状腺癌常表现长 T_1 及不均匀长 T_2 异常肿块。肿块可向上下蔓延及向左右浸润，常伴有颈部淋巴结肿大。

（三）细胞学检查

临床上凡有甲状腺结节（尤其是迅速增大的单个的甲状腺结节）患者都应想到甲状腺癌可能。细针（或粗针）抽吸甲状腺组织，进行细胞学检查是鉴别甲状腺肿块病变性质的简单、易行而且较可靠的方法。

其具体方法为选用 22～27 号针头套在 10 mL 或 25 mL 针筒上，颈部常规消毒后，将针头刺入甲状腺肿块抽吸，也可将针头转换几个不同的角度进行抽吸，抽吸的标本涂片做细胞学检查。目前认为该技术对区别甲状腺肿块性质敏感性大于 80%，特异性大于 70%。但限于技术因素和组织细胞类型不同等问题，仍有 16%～20% 的病例难以做出诊断。如区别滤泡细胞癌的良、恶性可能需要血管、包膜浸润的证据，因此，没有病理组织学的发现是难以诊断的，同时也可出现假阳性或假阴性。但细针穿刺仍然是大多数病例首选的诊断方法。如果细针穿刺失败，或所得结果不能确诊，换用粗针抽吸活检可提高诊断率，筛选手术病例。穿刺获得的细胞也可作细胞遗传学和分子生物学（如癌基因与抑癌基因突变等）分析以协助诊断。

四、诊断

甲状腺癌的诊断应综合病史、临床表现和必要的辅助检查结果。

（1）甲状腺癌患者的主诉常常为"颈部肿块"或"颈部结节"。在病史询问中，要特别注意肿块或结节发生的部位、时间、生长速度、是否短期内迅速增大；是否伴有吞咽困难、声音嘶哑或呼吸困难；是否伴有面容潮红、心动过速及顽固性腹泻等表现；是否因患其他疾病进行过头颈部、上纵隔放射治疗及有无 RAI 治疗史等；是否有暴露于核辐射污染的环境史；从事的职业是否有重要放射源以及个人的防护情况等。髓样癌有家族遗传倾向性，家族中有类似患者，可提供诊断线索。

（2）检查时肿块边界欠清，表面高低不平，质硬，活动度小或完全固定，颈部常可扪及肿大淋巴结。髓样癌约有 15% 病例呈家族性倾向，可伴发肾上腺嗜铬细胞瘤和甲状旁腺瘤等内分泌系统新生物。

（3）既往有头颈部的 X 线照射史。现已确诊 85% 的儿童甲状腺癌患者有头颈部放射史。

（4）B 超有助于诊断。放射性核素扫描，大多数甲状腺癌表现为冷结节。

（5）血清降钙素测定对早期诊断甲状腺髓样癌有十分重要的价值，用放射免疫法测定。

（6）有多发性内分泌腺瘤病的家族史者，常提示甲状腺髓样癌。

（7）孤立性甲状腺结节质硬、固定，或合并压迫症状。

（8）存在多年的甲状腺结节，突然生长迅速。

（9）有侵犯、浸润邻近组织的证据；或扪到分散、肿大而坚实的淋巴结。

（10）借助 ^{131}I 甲状腺扫描、细胞学检查、颈部 X 线平片、间接喉镜等检查，可明确诊断。

（11）确诊应依靠冰冻切片或石蜡切片检查。

五、鉴别诊断

甲状腺癌应与甲状腺瘤或囊肿、慢性甲状腺炎等相鉴别。

（一）甲状腺瘤或甲状腺囊肿

甲状腺瘤或甲状腺囊肿为甲状腺一侧或双侧单发性或多发性结节，表面平滑，质地较软，无压痛，吞咽时移动度大。囊肿张力大，也可表现质硬。甲状腺放射性核素扫描，B 超检查等可帮助诊断。鉴别有困难时，可穿刺行细胞学检查。

（二）慢性甲状腺炎

慢性甲状腺炎以慢性淋巴细胞性甲状腺炎和慢性纤维性甲状腺炎为主。慢性淋巴细胞性甲状腺炎起病缓慢，甲状腺弥漫性肿大，质地坚韧有弹性，如象皮样，表面光滑，与周围正常组织无粘连，可随吞咽运动活动，局部不红、不痛、无发热，可并发轻度甲状腺功能减退，晚期压迫症状明显，实验室检查可示红细胞沉降率加快，肝功能絮状反应阳性，血清蛋白电泳分析示 γ 球蛋白增高，甲状腺扫描常示摄 ^{131}I 率低且分布不匀。慢性侵袭性纤维性甲状腺炎，甲状腺逐渐肿大，质地异常坚硬，如岩石样。其特点为侵袭甲状腺周围组织，甲状腺被固定，不能随吞咽活动，也可压迫气管、食管，引起轻度呼吸困难或吞咽困难，但一般不压迫喉返神经或颈交感神经节。晚期多合并有甲状腺功能减退。鉴别困难时，可行穿刺细胞学检查。

六、治疗

（一）手术治疗

甲状腺癌一经诊断或高度怀疑甲状腺癌患者，一般均需尽早手术治疗。

1. 术前准备

手术前（特别是手术因故推迟时）服用 L–T$_4$ 进行抑制性治疗，可使手术操作更容易，同时也可抑制癌细胞的扩散。手术时应常规行病理检查，以进一步明确病变性质及决定手术方式。

2. 手术方式和范围

根据布达佩斯国家肿瘤研究所和医学院的建议以及美欧的普遍意见和经验，一般标准术式是甲状腺近全切，仅遗留 2 ~ 4 g 上叶组织，并清扫全部可疑淋巴结。术中应仔细探查颈部淋巴结，如颈部淋巴结受累，应行颈部淋巴结清除术。术后 4 周可根据甲状腺癌的组织类型、是否转移与浸润来进行术后的残留或复发组织的放射碘扫描及放射碘治疗。放射碘全身扫描可确定颈部残留的甲状腺组织及癌组织，同时也可确定远处的转移灶。

（二）术后治疗

1. 术后放化疗的原则

对肿瘤直径小于 1 cm 的低危复发患者，术后不必行局部放疗，但对肿瘤直径大于 1 cm 的低危复发患者和所有高危复发患者，在术后必须进行放疗，或给予治疗量的放射性碘。如肿瘤的摄碘能力很差，应行外放射治疗。

甲状腺癌术后应常规用 L–T$_4$ 替代治疗，以维持甲状腺功能，如肿瘤摘除后仍保留有足够的甲状腺组织，一般主张加用 L–T$_4$（或干甲状腺片），其目的是抑制 TSH 分泌，防止肿瘤复发。不论是何种甲状腺癌，均应在术后（至少 5 年内）应用 L–T$_4$，抑制血 TSH 水平在 0.1 mU/L 以下（sTSH 或 uTSH 法），5 年后可用 L–T$_4$ 维持在 0.1 ~ 0.3 mU/L 范围内。

2. 术后患者的病情变化

可能有 3 种主要变化。

（1）局部复发或远处转移。

（2）临床上有或无症状体征；用 T$_4$ 治疗时，血 Tg 正常或稍高，停用 T$_4$ 后 Tg 升高。

（3）无复发的临床表现和影像学依据，用 T$_4$ 治疗时或停用 T$_4$ 后 Tg 均正常，后两类患者均应积极使用 T$_4$ 抑制 TSH 分泌，一旦确诊为复发，应再次手术或采取放射性碘治疗。

3. 术后追踪的主要生化指标

是血清 TSH 和 Tg，一般每 3 ~ 6 个月复查 1 次。必要时可定期行 B 超或 CT（MRI）检查，也可考虑作全身放射碘扫描追踪（至少相隔 2 年）。如临床上高度怀疑有复发，而上述影像检查阴性，可考虑做 ^{201}TI，或 ^{99m}Tc（^{99m}Tc–sesta–M1B1）扫描，或 18 氟 – 脱氧葡萄糖 –PET，或 11C– 蛋氨酸 –PET 扫描，以确定复发病灶的部位和程度。

4. 放射性碘治疗

^{131}I 扫描能显示手术后的残余癌组织或远处转移灶。如果患者首先使用 L–T$_4$（50 ~ 70 μg）进行替代治疗，当停用 3 周后，患者 TSH 水平升高。再经 2 ~ 3 周，当血清 TSH 上升到 50 mU/L 时，可服用 ^{131}I 5 ~ 10 mCi，72 h 后行全身扫描。近来，人们已改用重组的人 TSH（rhTSH）先刺激甲状腺（包括含

TSH 受体的癌细胞）及 P_{ET} 扫描来对转移灶进行定位与追踪，方法可靠，灵敏度高。如果发现残留的甲状腺癌组织或转移灶，通常可施以 ^{131}I 50 ~ 60 mCi，如果是有功能的转移癌则剂量加倍。一般 ^{131}I 总量为 100 ~ 150 mCi。1 ~ 2 d 后可继以 TH 抑制治疗，将血清 TSH 抑制到小于 0.1 mU/L 或对 TRH 全无反应为止。一般 T_4 的用量为 300 μg。定期的 ^{131}I 扫描要根据患者的情况而定，以每 6 个月 1 次为宜。如果前次扫描已发现有转移病灶，则需要再次行 ^{131}I 全身扫描。而对甲状腺球蛋白不高，前次 ^{131}I 扫描证明无转移的患者，则不需再次扫描，但可在手术 1 年后重复扫描。扫描显示复发，则再次使用 ^{131}I 治疗，并且剂量较前次要大，但 ^{131}I 的总治疗量不超过 500 mCi。扫描显示无复发，则继续使用 T_4 治疗。TH 治疗的目的一方面是替代，维持甲状腺的正常功能，另一方面是反馈抑制 TSH 分泌。

（三）放射治疗

未分化癌具有一定的放射敏感性，可采用放射线治疗。乳头状癌、滤泡状癌及髓样癌一般不采用放疗。但当乳头状、滤泡状癌组织无摄碘功能或髓样癌术后有高 CT 状态及难以切除的复发癌、残余癌和骨转移癌，也可用外放射治疗。

（四）化学治疗

甲状腺癌对化学治疗不敏感，可用于甲状腺癌综合性姑息治疗。对晚期甲状腺癌或未分化癌可试用环磷酰胺、阿霉素等治疗。

手霉素为法尼基—蛋白转移酶抑制剂，常单独或与其他药物联合用于治疗未分化性甲状腺癌。

近年来开始试用的单克隆抗体靶向治疗可能是治疗甲状腺癌（主要是髓样癌）的一种新途径（如抗 CEA 放射标记的抗体）。近年来试用生长抑素类似物和干扰素治疗甲状腺髓样癌，有一定疗效，化疗药物与免疫调节剂合用，可提高机体免疫力，加强抗癌效果。

（五）经皮乙醇注射治疗

经皮乙醇注射治疗主要用于实性小至中等结节的治疗。对拒绝行 ^{131}I 治疗或手术治疗的良性结节也可考虑用此法治疗。注射乙醇最好在 B 超引导下进行，在结节内找到血管最丰富的区域后，用 21 ~ 22 号针头注入乙醇。治疗前和治疗后应追踪 TSH、FT_4、FT_3 和 Tg。此法可有 60% 左右的治愈率。

乙醇注射主要用于治疗无功能性甲状腺结节、高功能性结节和甲状腺腺瘤。对甲状腺癌患者，尤其是有转移和局部压迫症状者，不能首选乙醇注射治疗。

（六）对症治疗

甲状腺癌术后出现甲状旁腺功能减退时，可补充钙剂和维生素 D。甲状腺髓样癌伴类癌综合征时，可服用赛庚啶缓解症状。

七、预后

（一）甲状腺癌的预后依肿瘤性质和治疗方法而异

一般可用 Mayo 医院的 MACIS 计分系统进行评判。在这一评判体系中，用 Cox 模型分析和逐步回归分析（n = 1779）得到 5 个影响预后的独立变量 MACIS：转移（M）、年龄（A）、完全切除程度（C）、侵犯情况（I）和肿瘤大小（S）。即：MACIS=3.1 [（年龄不超过 39 岁）或（年龄大于或等于 40 岁）] + 0.3 [肿瘤大小，单位（cm）] + 1（完全切除时）+ 1（不完全切除时）+ 1（有局部侵犯）+ 3（有远处转移）。用这一公式得到的 20 年存活率与相应 MACIS 计分值分别为：MACIS < 6 者，20 年存活率为 99%；MACIS 为 6.0 ~ 6.9 g 者，20 年存活率为 89%；MACIS 为 7.0 ~ 7.9 g 者，20 年存活率为 56%；MACIS ≥ 8 者，20 年存活率为 24%。经多年验证，MACIS 预后评判已被绝大多数人所接受和应用。

（二）甲状腺癌的预后与肿瘤的组织类型有关

未分化癌恶性程度高，其治疗往往是姑息性的。乳头状癌预后好，常通过近全部甲状腺切除、长期的 TH 抑制治疗及 ^{131}I 治疗具有摄碘功能的转移灶，可降低甲状腺癌的复发率，延长生存时间，其术后生存期常在 10 ~ 20 年及 20 年以上。滤泡状癌常因转移至肺和骨，较乳头状癌恶性程度高、侵袭力大，预后较差。因此，对其治疗措施应比乳头状癌更有力。除监测血清甲状腺球蛋白外，定期的 X 线追踪检查是必要的。甲状腺髓样癌的恶性程度仅次于未分化癌，2/3 患者的生存期为 10 年左右，对于得到早期诊断、早期治疗的患者有望获得痊愈。

第三节　单纯性甲状腺肿

单纯性甲状腺肿是以缺碘为主的代偿性甲状腺呈弥漫性或结节性肿大但不伴有功能异常者。常见于离海较远的高原山区，因此也称"地方性甲状腺肿"。我国多山的各省，尤其在云贵高原和陕西、山西、宁夏等地区的居民，患此病的较多。

一、病因

单纯性甲状腺肿的病因可分为3类。

（一）合成甲状腺激素原料（碘）的缺乏

合成甲状腺激素原料（碘）的缺乏是引起单纯性甲状腺肿的主要原因，在我国离海较远的山区，如云贵高原和陕西、山西、宁夏等地，由于山区中土壤碘盐被冲洗流失，以致食物及饮水中含碘不足，故患此病者较多。在缺乏原料"碘"而甲状腺功能仍需维持正常需要的情况下，腺垂体促甲状腺激素的分泌则增加，因而促使甲状腺发生代偿性肿大。

（二）甲状腺激素的需要量增加

在青春期、妊娠期、哺乳期和绝经期，身体的代谢旺盛，甲状腺激素的需要量增加，引起长期促甲状腺激素的过多分泌，也能促使甲状腺肿大。这种肿大是一种生理现象，常在成人或妊娠哺乳期后自行缩小。

（三）甲状腺激素生物合成和分泌障碍

部分单纯性甲状腺肿的发生是由于甲状腺激素生物合成和分泌过程中某一环节的障碍，如致甲状腺肿物质中的过氯酸盐、硫氰酸盐、硝酸盐等可妨碍甲状腺摄取无机碘化物，如磺胺类药物、硫脲类药物以及含有硫脲类的蔬菜（萝卜、白菜）能阻止甲状腺激素的合成，由此而引起血中甲状腺激素的减少。因此，也就增强了腺垂体促甲状腺激素的分泌，促使甲状腺肿大。同样，隐性遗传的先天缺陷如过氧化酶或蛋白水解酶等的缺乏，也能造成甲状腺激素生物合成或分泌障碍，而引起甲状腺肿。

二、病理

单纯性甲状腺肿最显著的病理改变是滤泡的高度扩张，充满大量胶体，而滤泡壁细胞变为扁平，这是甲状腺功能不足的现象。虽然镜下可看到局部的增生状态，表现为由柱状细胞所组成的、突入滤泡腔的乳头状体，但这种增生状态仅为代偿性。

在形态方面，单纯性甲状腺肿可分为弥漫性和结节性两种。弥散性多见于青春期，扩张的滤泡平均地散在于腺体的各部。而结节性多见于流行区，扩张的滤泡集成一个或数个大小不等的结节，结节周围有不完整的纤维包膜。

结节性甲状腺肿经一段时期后，由于血液循环不良，在结节内常发生退行性变，引起囊肿形成（往往并发囊内出血）和局部的纤维化和钙化等。巨大结节长期压迫结节间组织，可使有功能的组织萎缩退化，临床上表现为甲状腺功能低下。结节发展的另一结果是发生某种程度的自主性，即甲状腺结节分泌甲状腺激素的功能，不再依赖于促甲状腺激素，也不再受服用甲状腺激素的抑制，此时，如用大剂量碘剂治疗，很容易发生继发性甲亢。另外，结节性甲状腺肿还有发生恶变的可能。

三、临床表现

（一）单纯性甲状腺肿的临床表现

单纯性甲状腺肿一般不呈功能上的改变，故一般无全身症状，基础代谢率正常。早期双侧甲状腺呈弥漫性肿大，质软，表面光滑无结节，可随吞咽动作上下移动。逐渐在肿大腺体一侧，也可在两侧，扪及多个或单个结节；囊肿样变的结节，可并发囊内出血，结节可在短期内迅速增大。

（二）较大的结节性甲状腺肿的临床表现

较大的结节性甲状腺肿可以压迫邻近器官而引起各种症状。

1. 压迫气管

比较常见。自一侧压迫，气管向对侧移位或变弯曲；自两侧压迫，气管变为扁平。由于气管内腔变窄，呼吸发生困难，尤其胸骨后甲状腺肿更为严重。气管壁长期受压，可以软化，引起窒息。

2. 压迫食管

少见，仅胸骨后甲状腺肿可能压迫食管，引起吞咽时不适感，但不会引起梗阻症状。

3. 压迫颈深部大静脉

可引起头颈部血液回流障碍，此种情况多见于位于胸廓上口大的甲状腺肿，特别是胸骨后甲状腺肿。临床出现面部青紫、肿胀，颈部和胸前表浅静脉的明显扩张。

4. 压迫喉返神经

可引起声带麻痹，发生声音嘶哑。压迫颈部交感神经节链，可引起霍纳（Horner）综合征。

四、诊断

（1）多见于地方性甲状腺肿流行区，病程长，可数年或数十年。

（2）开始有双侧甲状腺弥漫性肿大，而后在甲状腺内（一侧或两侧）出现单个或多个大小不等的结节。

（3）结节质韧或较软，光滑，随吞咽动作上下移动。生长缓慢，一般很少发生压迫症状。胸骨后甲状腺肿可有头颈部静脉回流障碍症状。结节发生囊性变，短期内迅速增大，出现疼痛。

（4）甲状腺功能一般正常。

（5）部分患者合并甲状腺功能亢进症，少数可发生癌变，表现为近期肿块迅速增长，并出现恶性变体征。

五、治疗

结节性甲状腺肿可继发甲状腺功能亢进，也可发生恶变。因此，应积极进行治疗。

（一）保守治疗

（1）青春发育期或妊娠期的生理性甲状腺肿，可以不给药物治疗，应多食含碘丰富的海带、紫菜等。

（2）20 岁以前年轻人弥漫性单纯性甲状腺肿者，可给以少量甲状腺素，以抑制腺垂体促甲状腺激素的分泌。常用剂量为 15 ~ 30 mg，2 次 / 天，口服，3 ~ 6 个月为 1 个疗程。

（二）手术治疗

如有以下情况者，应及时行手术治疗，施行甲状腺大部切除术。

（1）已发展成结节性甲状腺肿者。

（2）压迫气管、食管、喉返神经或交感神经节而引起临床症状者。

（3）胸骨后甲状腺肿。

（4）巨大甲状腺肿，影响工作及生活者。

（5）结节性甲状腺肿继发功能亢进者。

（6）结节性甲状腺肿疑有恶变者。

第四节 结节性甲状腺肿

一、概述

由于甲状腺非炎性和肿瘤性原因阻碍甲状腺激素合成，而导致垂体前叶分泌多量促甲状腺激素，使甲状腺代偿性肿大，称为单纯性甲状腺肿。甲状腺可呈对称性或多结节性肿大，女性多见。也可呈地方性分布，常因缺碘所致，又称地方甲状腺肿。当病灶持续存在或反复恶化及缓解时，甲状腺不规则增生或再生，逐渐形成结节，则称为结节性甲状腺肿，为甲状腺外科的常见疾病。

二、临床表现

（1）甲状腺肿大，开始呈弥漫性、对称性，后出现单个或多个大小不等、质地不一的结节，呈不对称性。

（2）甲状腺结节可发生囊性变、坏死、出血、纤维化或钙化，囊内出血或囊性变可在短期内迅速增大，出现疼痛。

（3）结节生长缓慢，可随吞咽上下移动。随腺体增大和结节增多，可出现压迫症状：①气管压迫，出现堵塞感，呼吸不畅，甚至呼吸困难。气管可狭窄、弯曲移位或软化。②食管压迫，巨大甲状腺肿可伸入气管和食管之间，造成吞咽困难。③喉返神经压迫，出现声音嘶哑。④颈交感神经压迫，可出现Horner综合征（眼球下陷、瞳孔变小、眼睑下垂）。⑤上腔静脉压迫，上腔静脉综合征（单侧面部、颈部或上肢水肿），往往由于胸骨后甲状腺肿压迫所致。

（4）部分患者可合并甲亢（毒性多结节性甲状腺肿），可出现甲亢症状，但比Graves病症状轻。

（5）部分病例的结节可恶变，出现质硬结节，甚至颈部淋巴结肿大。

三、诊断要点

（1）多见于地方性甲状腺肿流行区，病程长，可数年或十数年。多见于成年女性。

（2）甲状腺内可扪及单个或多个大小不等、质地不一的结节，甲状腺肿结节巨大者可伴有压迫症状，如气管压迫、声嘶、Horner综合征等。

（3）少数可发生癌变，表现为近期肿块迅速增长，并出现恶性变体征。

（4）合并甲亢病例可表现为甲亢症状。

（5）甲状腺功能基本正常，合并甲亢病例可出现T_3、T_4增高，吸^{131}I率增高。

（6）尿碘排泄减少，一般低于100 ng/L，血浆蛋白结合碘（PBI）降低。

（7）甲状腺球蛋白（Tg）升高，为衡量碘缺乏的敏感指针。

（8）B超检查可确定甲状腺的结节大小，证实甲状腺内囊性、实性或混合性多发结节的存在。B超引导下细针穿刺细胞学检查，诊断准确性更高。

（9）放射性核素扫描可评估甲状腺功能状态，多数结节性甲状腺肿表现为温结节和凉结节。如出现热结节，表示该结节有自主功能。如发生冷结节，则应警惕恶性结节的存在。

（10）CT、MRI有利于胸骨后甲状腺肿或纵隔甲状腺肿的诊断。

四、治疗

（1）青春发育期或妊娠期的生理性甲状腺肿，可以不给药物治疗，也不需手术治疗。应多食含碘丰富食物。

（2）25岁以前年轻人弥漫性单纯性甲状腺肿者，可给以少量甲状腺素，以抑制垂体前叶促甲状腺激素的分泌。常用剂量为左甲状腺素50～100 μg/d或甲状腺素片60～120 mg/d，连服3～6个月。

（3）手术指征：①结节性甲状腺肿并有坏死、囊性变、出血、钙化者。②腺叶过于肿大，压迫气管、食管、喉返神经或交感神经节而引起临床症状者。③胸骨后甲状腺肿。④巨大甲状腺肿，影响工作及生活者。⑤结节性甲状腺肿继发甲状腺功能亢进者，应按甲亢术前严格准备后再行手术。⑥结节性甲状腺肿疑有恶变者。⑦为美观要求，患者迫切要求手术。

手术方式应根据结节多少、大小、分布而决定。一般可行甲状腺叶次全切除术或全切除术，也可行近全甲状腺切除术。如术中对可疑结节行冰冻切片检查证实为恶性，应行全甲状腺切除。

第六章
胃与十二指肠疾病

第一节　胃肠道异物

胃肠道异物主要见于误食，进食不当或经肛门塞入。美国消化内镜学会 2011 年《消化道异物和食物嵌塞处理指南》指出，异物摄入和食物团嵌塞在临床上并非少见，80% 以上的异物可以自行排出，无须治疗。但故意摄入的异物 63% ~ 76% 需要行内镜治疗，12% ~ 16% 需要外科手术取出。经肛途径异物常见于借助器具的经肛门性行为，医源性（纱布、体温计等）遗留，外伤或遭恶意攻击塞入，绝大多数可通过手法取出，少数需外科手术治疗。

一、经口吞入异物

（一）病因

1. 发病对象

多数异物误食发生在儿童，好发年龄段在 6 个月至 6 岁之间；成年人误食异物多发生于精神障碍，发育延迟，乙醇中毒以及在押人员等，可一次吞入多种异物，也可有多次吞入异物病史；牙齿缺如的老年人易吞入没有咀嚼的大块食物或义齿。

2. 异物种类

报道种类相当多，多为动物骨刺、牙签、果核、别针、鱼钩、食品及药品包装、义齿、硬币、纽扣电池等，也有磁铁、刀片、缝针、毒品袋及各种易于拆卸吞食的物品，笔者曾手术取出订书机、门扣、钢笔等。在押人员吞食的尖锐物品较多，常用纸片、塑料等包裹后再吞下，但仍存在风险。

（二）诊断

1. 临床表现

多数病例并无明显症状。完全清醒、有沟通能力的儿童和成人，一般都能确定吞食的异物，指出不适部位。一些患者并不知道他们吞食了异物，而在数小时、数天甚至数年后出现并发症。幼儿及精神病患者可能对病史陈述不清，如果突然出现呛咳、拒绝进食、呕吐、流涎、哮鸣、血性唾液或呼吸困难等症状时，应考虑到吞食异物的可能。颈部出现肿胀、红斑、触痛或捻发音提示口咽部损伤或上段食管穿孔。腹痛、腹胀、肛门停止排气应考虑肠梗阻。发热、剧烈腹痛，腹膜炎体征提示消化道穿孔可能。在极少数情况下可出现脸色苍白、四肢湿冷、心悸、口渴，焦虑不安或淡漠以至昏迷，可能为异物刺破血管，造成失血性休克。

2. 体格检查

对于消化道异物病例，病史、辅助检查远较体格检查重要。多数患者无明显体征。当出现穿孔、梗阻及出血时，相应出现腹膜炎、腹胀或休克等体征。

3. 辅助检查

（1）胸腹正侧位 X 线片：可诊断大多数消化道异物及位置，了解有无纵隔和腹腔游离气体，然而鱼刺、木块、塑料、大多数玻璃和细金属不容易被发现。不推荐常规钡餐检查，因有误吸危险，且造影剂裹覆异物和食管黏膜，可能会给内镜检查造成困难。

（2）CT：可提高异物检出的阳性率，且更好地显示异物位置和与周围脏器的关系，但是对透 X 线的异物为阴性。

（3）手持式金属探测仪：可检测多数吞咽的金属异物，对儿童可能是非常有用的筛查工具。

（4）内镜检查：结肠镜和胃镜是消化道异物诊疗的最常用方法，且可以直接取出部分小异物。

需特别指出的是，一些在押人员为逃避关押，常用乳胶避孕套或透明薄膜包裹尖锐金属异物后吞食，或将金属异物贴于后背造成 X 线片假象，应当予以鉴别。

（三）治疗

首先了解通气情况，保持呼吸道通畅。

1. 非手术治疗

包括等待或促进异物自行排出和内镜治疗。

（1）处理原则：消化道异物一旦确诊，必须决定是否需要治疗、紧急程度和治疗方法。影响处理方法的因素包括患者年龄，临床状况，异物大小、形状和种类，存留部位，内镜医师技术水平等。内镜介入的时机，取决于发生误吸或穿孔的可能性。锋利物体或纽扣电池停留在食管内，需紧急进行内镜治疗。异物梗阻食管，为防止误吸，也需紧急内镜处理。圆滑无害的小型异物则很少需要紧急处理，大多可经消化道自发排出。任何情况下异物或食团在食管内的停留时间都不能超过 24 h。儿童患者异物存留于食管的时间可能难以确定，因此可发生透壁性糜烂、瘘管形成等并发症。喉咽部和环咽肌水平的尖锐异物，可用直接喉镜取出。而环咽肌水平以下的异物，则应用纤维胃镜。胃镜诊治可以在患者清醒状态下或是在静脉基础麻醉下进行，取决于患者年龄、配合能力、异物类型和数量。

（2）器械准备：取异物必须准备的器械包括鼠齿钳、鳄嘴钳、息肉圈套器、息肉抓持器、Dormier 篮、取物网、异物保护帽等。有时可先用类似异物在体外进行模拟操作，以设计适当的方案。在取异物时使用外套管可以保护气道，防止异物掉入，取多个异物或食物嵌塞时允许内镜反复通过，取尖锐异物时可保护食管黏膜免受损伤。对于儿童外套管则并不常用。异物保护帽用于取锋利或尖锐的物体。为确保气道通畅，气管插管是一备选方法。

（3）钝性异物的处理：使用异物钳、鳄嘴钳、圈套器或者取物网，可较容易地取出硬币，光滑的球形物体最好用取物网或取物篮。在食管内不易抓取的物体，可以推入胃中以更易于抓取。有报道在透视引导下使用 Foley 导管取出不透 X 线的钝性物体的方法，但取出异物时 Foley 导管不能控制异物，不能保护气道，也不能评估食管损伤状况，故价值有限。如果异物进入胃中，大多在 4～6 d 内排出，有些异物可能需要长达 4 周。在等待异物自行排出的过程中，要指导患者日常饮食，可以增服一些富有纤维素的食物（如韭菜），以利异物排出，并注意观察粪便以发现排出的异物。小的钝性异物，如果未自行排出，但无症状，可每周进行一次 X 线检查，以跟踪其进程。在成人，直径 > 2.5 cm 的圆形异物不易通过幽门，如果 3 周后异物仍在胃内，就应进行内镜处理。异物一旦通过胃，停留在某一部位超过 1 周，也应考虑手术治疗。发热、呕吐、腹痛是紧急手术探查的指征（图 6-1）。

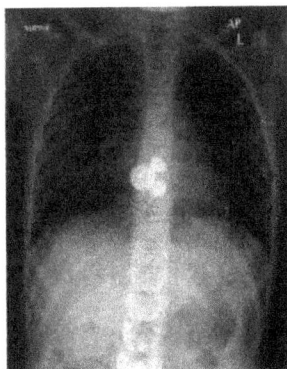

图 6-1　X 线检查见钝性异物

（4）长形异物的处理：长度超过 6 ～ 10 cm 的异物，诸如牙刷、汤勺，很难通过十二指肠。可用长型外套管（＞ 45 cm）通过贲门，用圈套器或取物篮抓住异物拉入外套管中，再将整个装置（包括异物、外套管和内镜）一起拉出（图 6-2）。

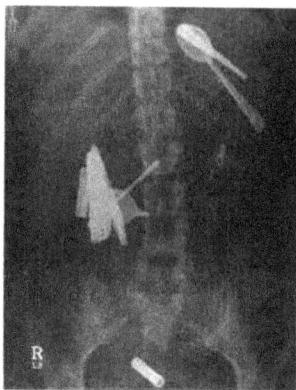

图 6-2　X 线见长形异物

（5）尖锐异物的处理：因为许多尖锐和尖细异物在 X 线下不易显示，所以，X 线检查阴性的患者必须行内镜检查。停留在食管内的尖锐异物应急诊治疗。环咽肌水平或以上的异物也可用直接喉镜取出。尖锐异物虽然大多数能够顺利通过胃肠道而不发生意外，但其并发症率仍高达 35%。故尖锐异物如果已抵达胃或近端十二指肠，应尽量用内镜取出，否则应每天行 X 线检查确定其位置，并告诉患者在出现腹痛、呕吐、持续体温升高、呕血、黑便时立即就诊。对于连续 3 d 不前行的尖锐异物，应考虑手术治疗。使用内镜取出尖锐异物时，为防止黏膜损伤，可使用外套管或在内镜端部装上保护兜。

（6）纽扣电池的处理：对吞入纽扣电池的患者要特别关注，因纽扣电池可能在被消化液破坏外壳后有碱性物质外泄，直接腐蚀消化道黏膜，很快发生坏死和穿孔，导致致命性并发症（图 6-3），故应急诊处理。通常用内镜取石篮或取物网都能成功。另一种方法是使用气囊，气囊可通过内镜工作通道，到达异物远端，将气囊充气后向外拉，固定住电池一起取出。操作过程中应使用外套管或气管插管保护气道。如果电池不能从食管中直接取出，可推入胃中用取物篮取出，若电池在食管以下，除非有胃肠道受损的症状和体征，或反复 X 线检查显示较大的电池（直径＞ 20 mm）停留在胃中超过 48 h，否则没有必要取出。电池一旦通过十二指肠，85% 会在 72 h 内排出。这种情况下每 3 ～ 4 d 进行一次 X 线检查是适当的。使用催吐药处理吞入的纽扣电池并无益处，还会使胃中的电池退入食管。胃肠道灌洗可能会加快电池排出，泻药和抑酸剂并未证明对吞入的电池有任何作用。

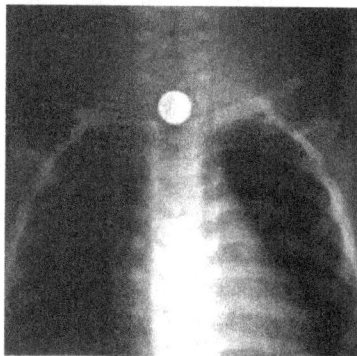

图 6-3　食管内纽扣电池的 X 线表现

（7）毒品袋的处理："人体藏毒"是现代毒品犯罪的常见运送方法，运送人常将毒品包裹在塑料中或乳胶避孕套中吞入。这种毒品包装小袋在 X 线下通常可以看到，CT 检查也可帮助发现。毒品袋破损会致命，用内镜取出时有破裂危险，所以禁用内镜处理。毒品袋在体内若不能向前运动，出现肠梗阻症状，或怀疑毒品袋有破损可能时，应行外科手术取出。

（8）磁铁的处理：吞入磁铁可引起严重的胃肠道损伤和坏死。磁铁之间或与金属物体之间的引力，会压迫肠壁，导致坏死、穿孔、肠梗阻或肠扭转，因此应及时去除所有吞入的磁铁。

（9）硬币的处理：最常见于幼儿吞食。如果硬币进入食管内，可观察 12 ~ 24 h，复查 X 线，通常可自行排出且无明显症状。若出现流涎、胸痛、喘鸣等症状，应积极处理取出硬币。若吞入大量硬币，还需警惕并发锌中毒。

（10）误食所致直肠肛管异物的处理：多因小骨片、鱼刺、小竹签等混在食物中，随进食时大口吞咽而进入消化道，随粪便进入直肠，到达狭窄的肛管上口时，因位置未与直肠肛管纵轴平行而嵌顿，可刺伤或压迫肠壁过久，导致直肠肛管损伤。小骨片等直肠异物经肛门钳夹取出一般不难，但有时异物大部分刺入肠壁，肛窥直视下不易寻找，需用手指仔细触摸确定部位，取出异物后还需仔细检查以防止遗漏。

2. 手术治疗

（1）处理原则。需手术治疗的情况包括：①尖锐异物停留在食管内，或已抵达胃或近端十二指肠，内镜无法安全取出者，或已通过近端十二指肠，每天行 X 线检查连续 3 d 不前行。②钝性异物停留胃内 3 周以上，内镜无法取出，或已通过胃，但停留在某一部位超过 1 周。③长形异物很难通过十二指肠，内镜也无法取出。④出现梗阻、穿孔、出血等症状及腹膜炎体征。

（2）手术方式。进入消化道的异物可停留在食管、幽门、回盲瓣等生理性狭窄处，需根据不同部位采取不同手术方式。①开胸异物取出术：尖锐物体停留在食管内，内镜无法取出，或已造成胸段食管穿孔，甚至气管割伤，形成气管—食管瘘，继发纵隔气肿、脓肿、肺脓肿等，均应行开胸探查术，酌情可采用食管镜下取出异物加一期食管修补术、食管壁切开取出异物或加空肠造瘘术。②胃前壁切开异物取出术：适用于胃内尖锐异物，或钝性异物停留胃内 3 周以上，内镜无法取出者，术中全层切开胃体前壁，取出异物后再间断全层缝合胃壁切口，并作浆肌层缝合加固。③幽门切开异物取出术：适用于近端十二指肠内尖锐异物，或钝性异物停留近端十二指肠 1 周以上，或长形异物无法通过十二指肠，内镜无法取出者。沿胃纵轴全层切开幽门，使用卵圆钳探及近端十二指肠内的异物并钳夹取出，过程中注意避免损伤肠壁，不可强行拉出，取出异物后沿垂直胃纵轴方向横行全层缝合幽门切口，并作浆肌层缝合加固，行幽门成形术。④小肠切开异物取出术：适用于尖锐异物位于小肠内，连续 3 d 不前行，或钝性异物停留小肠内 1 周以上时。术中于异物所在部位沿小肠纵轴全层切开小肠壁，取出异物后，垂直小肠纵轴全层缝合切口，并作浆肌层缝合加固。⑤结肠异物取出术：适用于尖锐异物位于结肠内连续 3 d 不前行，或钝性异物停留结肠内 1 周以上，肠镜无法取出者。绝大多数结肠钝性异物可推动，对于降结肠、乙状结肠的钝性异物多可开腹后顺肠管由肛门推出，对于升结肠、横结肠的钝性异物可挤压回小肠，再行小肠切开异物取出术。对于结肠内尖锐异物，可在其所处部位切开肠壁取出，根据肠道准备情况决定是否一期缝合，也可将缝合处外置，若未愈合则打开成为结肠造瘘，留待以后行还瘘手术，若顺利愈合则可避免结肠造瘘，3 个月后再将外置肠管还纳腹腔。⑥特殊情况：对于梗阻、穿孔、出血等并发症，如梗阻严重术中可行肠减压术、肠造瘘术等；穿孔至腹腔者，需行肠修补术（小肠）或肠造瘘术（结肠），并彻底清洗腹腔，放置引流；肠坏死较多者需切除坏死肠段，酌情一期吻合（小肠）或肠造瘘（结肠）；尖锐异物刺破血管者予相应止血处理。

二、经肛门置入异物

（一）病因

1. 发病对象

多由非正常性行为引起，患者多见为 30 ~ 50 岁男性。偶有外伤造成异物插入，体内藏毒，或因排便困难用条状物抠挖过深难以取出等，极少数为医疗操作遗留。

2. 异物种类

多为条状物和瓶状物，种类繁多，曾见于临床的有按摩棒、假阳具、黄瓜、衣架、茄子、苹果、雪茄、灯泡、圣诞饰品、啤酒瓶、扫帚、钢笔、木条等，也有因外伤插入的钢条，极少数情况为医源性纱布、体温计等（图 6-4）。

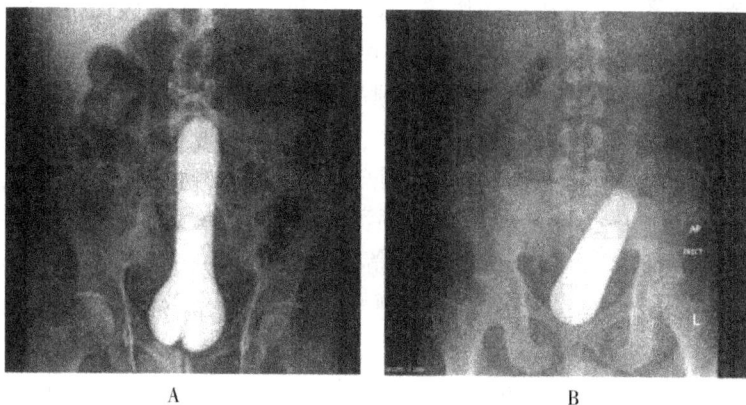

图6-4　经肛塞入直肠的异物（X线腹平片）

（二）诊断

1. 临床表现

异物部分或全部进入直肠，造成肛门疼痛，腹胀，直肠黏膜和肛门括约肌损伤者有疼痛及出血，若导致穿孔可出现剧烈腹痛、会阴坠胀、发热等症状，合并膀胱损伤者有血尿、腹痛、排尿困难等症状。一部分自行取出异物的患者，仍有可能出现出血和穿孔，此类患者往往羞于讲述病因，可能为医生诊断带来困难。较轻的异物性肛管直肠损伤，由于就诊时间晚，多数发生局部感染症状。

2. 体格检查

由于患者多羞于就医，就医前多自行反复试图取出异物，就医后也可能隐瞒部分病史，因此体格检查尤为重要。腹部体检有腹膜炎体征者，应怀疑穿孔和腹腔脏器损伤，肛门指诊为必需项目，可触及异物，探知直肠和括约肌损伤情况。

3. 辅助检查

体格检查怀疑穿孔可能时，血常规检查白细胞计数和中性粒细胞比值升高有助于帮助判断。放射学检查尤为重要，腹部立卧位X线片可显示异物形状、位置，CT有助于判断是否穿孔及发现其他脏器损伤。

（三）治疗

1. 处理原则

（1）对直肠异物病例首先需明确是否发生直肠穿孔，向腹腔穿孔将造成急性腹膜炎，腹膜返折以下穿孔将引起直肠周围间隙严重感染。X线腹平片可显示异物位置和游离气体，可帮助诊断穿孔。若患者出现低血压，心动过速，严重腹痛或会阴部红肿疼痛，发热，体查发现腹膜炎体征，X线腹平片存在游离气体，可诊断为直肠穿孔。应立即抗休克和用抗生素治疗，尽快完善术前准备，放置尿管，急诊手术。若病情稳定，生命体征正常，但不能排除穿孔，可行CT检查以协助诊断。此类穿孔通常发生于腹膜返折以下，CT可发现直肠系膜含气、积液，周围脂肪模糊。当异物被取出或进入乙状结肠，行肛门镜或肠镜检查可明确乙状结肠、直肠损伤或异物位置。

（2）对于没有穿孔和腹膜炎，生命体征稳定的患者，大多数异物可在急诊室或手术室内取出。近肛门处异物可直接或在骶麻下取出。对远离肛门进入直肠上段或乙状结肠的异物不可使用泻剂和灌肠，这可能造成直肠损伤，甚至可能将异物推至更近端的结肠，可尝试在肛门镜或肠镜下取出，否则只能手术取出异物。

（3）取出异物后，应再次检查直肠，以排除缺血坏死或肠壁穿孔。

（4）应当指出的是，直肠异物患者中同性恋者较多，为HIV感染高危人群，在处理直肠异物尤其是尖锐异物时，医务人员应注意自身防护。

2. 经肛异物取出

多采用截石位，有利于暴露肛门，而且便于下压腹部，以助取出异物。

使直肠和肛门括约肌放松是经肛异物取出的关键，可以用腰麻、骶麻或静脉麻醉，配合充分扩肛，以利于暴露和观察。如果异物容易被手指触到，可在扩肛后使用 Kocher 钳或卵环钳夹持住异物，将其拉至肛缘取出。之后需用乙状结肠镜或肠镜检查远端结肠和直肠有无损伤。直肠异物种类很多，需根据具体情况设计不同方式取出。

（1）钝器的取出：如前所述，在患者充分镇静、扩肛、异物靠近肛管的情况下，使用器械钳夹或手指可较为容易地取出异物。在操作过程中可要求患者协助作用力排便动作，使异物下降靠近肛管，以便取出（图 6-5）。

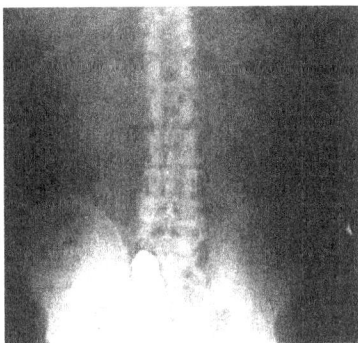

图 6-5　直肠内钝器的 X 线表现

（2）光滑物体的取出：光滑物体如酒瓶、水果等不易抓取，水果等破碎后无伤害的物体可以破碎后取出，但酒瓶、灯泡等破裂后可造成损伤的物体应小心避免其破碎。光滑异物与直肠黏膜紧密贴合，将异物向下拉扯时可形成真空吸力妨碍取出，此时可尝试放置 Foley 尿管在异物与直肠壁之间，扩张尿管球囊，使空气进入，去除真空状态，取出异物（图 6-6）。

（3）尖锐物体的取出：尖锐物体的取出比较困难，而且存在黏膜撕裂、出血、穿孔等风险，需要外科医生在直视或内镜下仔细、耐心操作。异物取出后应再次检查直肠以排除损伤（图 6-7）。

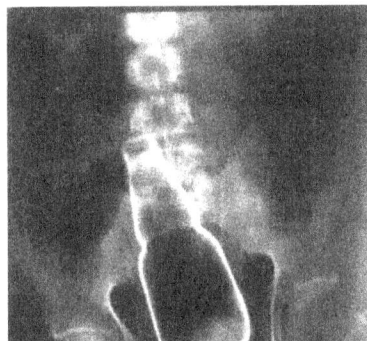

图 6-6　直肠内光滑物体 X 线表现

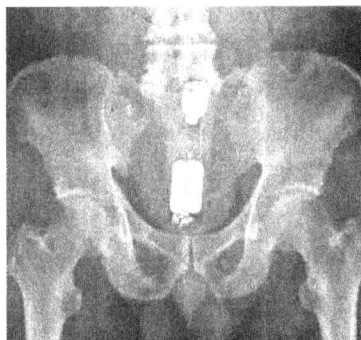

图 6-7　直肠内尖锐物体 X 线表现

3. 肠镜下异物取出

适用于上段直肠或中下段乙状结肠，肠镜可提供清晰的画面，可观察到细小的直肠黏膜损伤。有报道使用肠镜可顺利取出 45% 的乙状结肠异物和 76% 的直肠异物，而避免了外科手术。常用方法是用息肉圈套套住异物取出。使用肠镜还可起到去除真空状态的作用，适用于光滑异物的取出。成功取出异物后应在肠镜下再次评估结直肠损伤情况。

4. 手术治疗

经肛门或内镜多次努力仍无法取出异物时需手术取出。有穿孔、腹膜炎等情况也是明确的手术适应证。在开腹或腹腔镜手术中，可尝试将异物向远端推动，以尝试经肛门取出。不能成功则须开腹切开结肠取出异物，之后可根据结肠清洁程度一期缝合，或将缝合处外置。若异物已导致结直肠穿孔，则按结直肠损伤处理。应注意勿遗漏多个异物，或已破碎断裂的异物部分。

（四）并发症及术后处理

直肠异物最危险的并发症是直肠或乙状结肠穿孔，接诊医生应作三方面的判断：①患者全身情况。

②是否存在穿孔，穿孔部位位于腹腔还是腹膜返折以下。③腹腔穿刺是否存在粪样液体。治疗的 4D 原则是：粪便转流，清创，冲洗远端和引流。

若发现直肠黏膜撕裂，最重要的是确认有否肠壁全层裂伤，若排除后，较小的撕裂出血一般为自限性，无须特殊处理，而撕裂较大时需在麻醉下缝合止血，或用肾上腺素生理盐水纱布填塞。术后 3 d 内应调整饮食或经肠外营养支持，尽量减少大便。

开腹取异物术后易发切口感染，对切口的处理可采用甲硝唑冲洗、切口内引流，或采用全层减张缝合关腹，并预防性使用抗生素。

若因肛门括约肌损伤或断裂导致不同程度大便失禁，需进行结肠造瘘术、括约肌修补或成形术和造瘘还纳术的多阶段治疗。

第二节　胃癌

胃癌是我国最常见的恶性肿瘤之一，死亡率居恶性肿瘤首位。胃癌多见于男性，男女发病比约为 2 ：1。平均死亡年龄为 61.6 岁。

一、病因

尚不十分清楚，与以下因素有关。

（一）地域环境

地域环境不同，胃癌的发病率也大不相同，发病率最高的国家和最低的国家之间相差可达数十倍。在世界范围内，日本发病率最高，美国则很低。我国的西北部及东南沿海各省的胃癌发病率远高于南方和西南各省。生活在美国的第二、第三代日本移民由于地域环境的改变，发病率逐渐降低。而俄罗斯靠近日本海地区的居民胃癌的发病率则是俄罗斯中、西部的 2 倍之多。

（二）饮食因素

饮食因素是胃癌发生的最主要原因。具体因素如下所述。

（1）含有致癌物：如亚硝胺类化合物、真菌毒素、多环烃类等。

（2）含有致癌物前体：如亚硝酸盐，经体内代谢后可转变成强致癌物亚硝胺。

（3）含有促癌物：如长期高盐饮食破坏了胃黏膜的保护层，使致癌物直接与胃黏膜接触。

（三）化学因素

（1）亚硝胺类化合物：多种亚硝胺类化合物均可导致胃癌。亚硝胺类化合物在自然界存在的不多，但合成亚硝胺的前体物质亚硝酸盐和二级胺却广泛存在。亚硝酸盐及二级胺在 pH 1 ~ 3 或细菌的作用下可合成亚硝胺类化合物。

（2）多环芳烃类化合物：最具代表性的致癌物质是 3，4- 苯并芘。污染、烘烤及熏制的食品中 3，4- 苯并芘含量增高。3，4- 苯并芘经过细胞内粗面内质网的功能氧化酶活化成二氢二醇环氧化物，并与细胞的 DNA、RNA 及蛋白质等大分子结合，致基因突变而致癌。

（四）感染幽门螺杆菌（Hp）

1994 年 WHO 国际癌症研究机构得出"Hp 是一种致癌因子，在胃癌的发病中起病因作用"的结论。Hp 感染率高的国家和地区常有较高的胃癌发病率，且随着 Hp 抗体滴度的升高胃癌的危险性也相应增加。Hp 感染后是否发生胃癌与年龄有关，儿童期感染 Hp 发生胃癌的危险性增加；而成年后感染多不足以发展成胃癌。Hp 致胃癌的机制有如下提法：①促进胃黏膜上皮细胞过度增生。②诱导胃黏膜细胞凋亡。③ Hp 的代谢产物直接转化胃黏膜。④ Hp 的 DNA 转换到胃黏膜细胞中致癌变。⑤ Hp 诱发同种生物毒性炎症反应，这种慢性炎症过程促使细胞增生和增加自由基形成而致癌。

（五）癌前疾病和癌前病变

这是两个不同的概念，胃的癌前疾病指的是一些发生胃癌危险性明显增加的临床情况，如慢性萎缩性胃炎、胃溃疡、胃息肉、胃黏膜巨大皱襞症、残胃等；胃的癌前病变指的是容易发生癌变的胃黏膜病理组织学变化，但其本身尚不具备恶性改变。现阶段得到公认的是不典型增生。不典型增生的病理组织学改变主要是细胞的过度增生和丧失了正常的分化，在结构和功能上部分丧失了与原组织的相似性。不典型增生分为轻度、中度和重度三级。一般而言重度不典型增生易发生癌变。不典型增生是癌变过程中必经的一个阶段，这一过程是一个谱带式的连续过程，即正常→增生→不典型增生→原位癌→浸润癌。

此外，遗传因素、免疫监视机制失调、癌基因（如 *C-met*、*K-ras* 基因等）的过度表达和抑癌基因（如 *p53*、*APC*、*MCC* 基因等）突变、重排、缺失、甲基化等变化都与胃癌的发生有一定的关系。

二、病理

（一）肿瘤位置

1. 初发胃癌

将胃大弯、胃小弯各等分为 3 份，连接其对应点，可分为上 1/3（U）、中 1/3（M）和下 1/3（L）。每个原发病变都应记录其二维的最大值。如果 1 个以上的分区受累，所有的受累分区都要按受累的程度记录，肿瘤主体所在的部位列在最前如 LM 或 UML 等。如果肿瘤侵犯了食管或十二指肠，分别记为 E 或 D。胃癌一般以 L 区最为多见，约占半数，其次为 U 区，M 区较少，广泛分布者更少。

2. 残胃癌

肿瘤在吻合口处（A）、胃缝合线处（S）、其他位置（O）、整个残胃（T）、扩散至食管（E）、十二指肠（D）、空肠（J）。

（二）大体类型

1. 早期胃癌

早期胃癌指病变仅限于黏膜和黏膜下层，而不论病变的范围和有无淋巴结转移。癌灶直径 10 mm 以下称小胃癌，5 mm 以下称微小胃癌。早期胃癌分为三型（图 6-8）：Ⅰ型，隆起型；Ⅱ型，表浅型，包括 3 个亚型，Ⅱa 型，表浅隆起型；Ⅱb 型，表浅平坦型；Ⅱc 型，表浅凹陷型；Ⅲ型，凹陷型。如果合并两种以上亚型时，面积最大的一种写在最前面，其他依次排在后面。如Ⅱc＋Ⅲ。Ⅰ型和Ⅱa 型鉴别如下：Ⅰ型病变厚度超过正常黏膜的 2 倍，Ⅱa 型病变厚度不到正常黏膜的 2 倍。

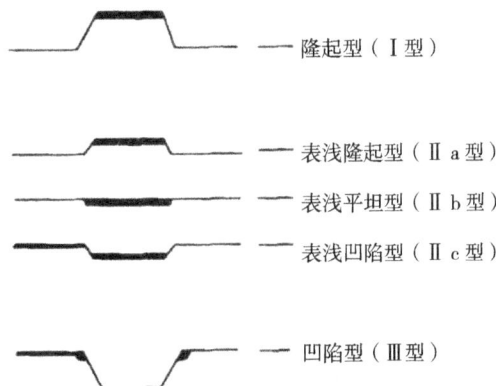

图 6-8　早期胃癌示意图

2. 进展期胃癌

进展期胃癌指病变深度已超过黏膜下层的胃癌。按 Borrmann 分型法分为四型（图 6-9）：Ⅰ型，息肉（肿块）型；Ⅱ型，无浸润溃疡型，癌灶与正常胃界限清楚；Ⅲ型，有浸润溃疡型，癌灶与正常胃界限不清楚；Ⅳ型，弥漫浸润型。

（三）组织类型

（1）WHO（1990 年）将胃癌归类为上皮性肿瘤和类癌两种，其中前者又包括：①腺癌（包括乳头状腺癌、管状腺癌、低分化腺癌、黏液腺癌及印戒细胞癌）。②腺鳞癌。③鳞状细胞癌。④未分化癌。⑤不能分类的癌。

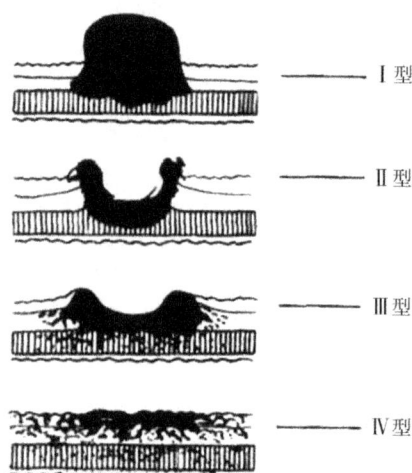

图 6-9　胃癌的 Borrmann 分型

（2）日本胃癌研究会（1999 年）将胃癌分为以下三型：①普通型：包括乳头状腺癌、管状腺癌（高分化型、中分化型）、低分化性腺癌（实体型癌和非实体型癌）、印戒细胞癌和黏液细胞癌。②特殊型：包括腺鳞癌、鳞状细胞癌、未分化癌和不能分类的癌。③类癌。

（四）转移扩散途径

1. 直接浸润

直接浸润是胃癌的主要扩散方式之一。当胃癌侵犯浆膜层时，可直接浸润腹膜、邻近器官或组织，主要有胰腺、肝脏、横结肠及其系膜等，也可借黏膜下层或浆膜下层向上浸润至食管下端、向下浸润至十二指肠。

2. 淋巴转移

淋巴转移是胃癌的主要转移途径，早期胃癌的淋巴转移率近 20%，进展期胃癌的淋巴转移率高达 70% 左右。一般情况下按淋巴流向转移，少数情况也有跳跃式转移。胃周淋巴结分为 23 组（图 6-10），除了胃周淋巴结外，还有 2 处淋巴结在临床上很有意义，一是左锁骨上淋巴结，如触及肿大为癌细胞沿胸导管转移所致；二是脐周淋巴结，如肿大为癌细胞通过肝圆韧带淋巴管转移所致。淋巴结的转移率 = 转移淋巴结数目 / 受检淋巴结数目。

3. 血行转移

胃癌晚期癌细胞经门静脉或体循环向身体其他部位播散，常见的有肝、肺、骨、肾、脑等，其中以肝转移最为常见。

4. 种植转移

当胃癌浸透浆膜后，癌细胞可自浆膜脱落并种植于腹膜、大网膜或其他脏器表面，形成转移性结节，黏液腺癌种植转移最为多见。若种植转移至直肠前凹，直肠指诊可能触及肿块。胃癌卵巢转移占全部卵巢转移癌的 50% 左右，其机制除以上所述外，也可能是经血行转移或淋巴逆流所致。

5. 胃癌微转移

胃癌微转移是近几年提出的新概念，定义为治疗时已经存在但目前常规病理学诊断技术还不能确定的转移。

（五）临床病理分期

国际抗癌联盟（UICC）1987 年公布了胃癌的临床病理分期，之后经多年来的不断修改已日趋合理。

1. 肿瘤浸润深度

用 T 来表示，可以分为以下几种情况：T_1，肿瘤侵及黏膜和（或）黏膜肌（M）或黏膜下层（SM），SM 又可分为 SM_1 和 SM_2，前者是指癌肿越过黏膜肌不足 0.5 mm，而后者则超过了 0.5 mm。T_2，肿瘤侵及肌层（MP）或浆膜下（SS）。T_3，肿瘤浸透浆膜（SE）。T_4，肿瘤侵犯邻近结构或经腔内扩展至食管、十二指肠。

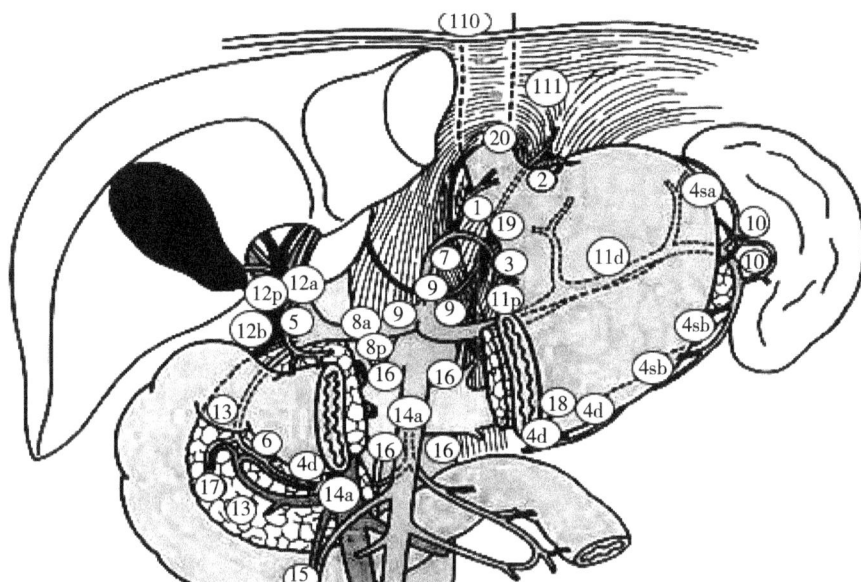

图 6-10　胃周淋巴结分组

1. 贲门右区；2. 贲门左区；3. 沿胃小弯：4sa. 胃短血管旁；4sb. 胃网膜左血管旁；4d. 胃网膜右血管旁；
5. 幽门上区；6. 幽门下区；7. 胃左动脉旁；8a. 肝总动脉前；8p. 肝总动脉后；9. 腹腔动脉旁；10. 脾
门；11p. 近端脾动脉旁；11d. 远端脾动脉旁；12a. 肝动脉旁；12p. 门静脉后；12b. 胆总管旁；13. 胰头后；
14a. 肠系膜上动脉旁；15. 结肠中血管旁；16. 腹主动脉旁（a1. 膈肌主动脉裂孔至腹腔干上缘；a2. 腹腔下
上缘至左肾静脉下缘；b1. 左肾静脉下缘至肠系膜下动脉上缘；b2. 肠系膜下动脉上缘至腹主动脉分叉处）；
17. 胰头前；18. 胰下缘；19. 膈下；20. 食管裂孔；110. 胸下部食管旁；111. 膈上。

2. 淋巴结转移

无淋巴结转移用 N_0 表示，其余根据肿瘤的所在部位，区域淋巴结分为三站，即 N_1、N_2、N_3。超出上述范围的淋巴结归为远隔转移（M_1），与此相应的淋巴结清除术分为 D_0、D_1、D_2 和 D_3（表 6-1）。

表 6-1　肿瘤部位与淋巴结分站

肿瘤部位	N_1	N_2	N_3
L/LD	3 4d 5 6	1 7 8a 9 11p 12a 14v	4sb 8p 12b/p 13 $16a_2/b_1$
LM/M/ML	1 3 4sb 4d 5 6	7 8a 9 11p 12a	2 4sa 8p 10 11d 12b/p 13 14v $16a_2/b_1$
MU/UM	1 2 3 4sa 4sb 4d 5 6	7 8a 9 10 11p 11d 12a	8p 12b/p 14v $16a_2/b_1$ 19 20
U	1 2 3 4sa 4sb	4d 7 8a 9 10 11p 11d	5 6 8p 12a 12b/p $16a_2/b_1$ 19 20
LMU/MUL/MLU/UML	1 2 3 4sa 4sb 4d 5 6	7 8a 9 10 11p 11d 12a 14v	8p 12b/p 13 $16a_2/b_1$ 19 20

表 6-1 中未注明的淋巴结均为 M_1，如肿瘤位于 L/LD 时 4sa 为 M_1。

考虑到淋巴结转移的个数与患者的 5 年生存率关系更为密切，UICC 在新 TNM 分期中（1997 年第 5 版），对淋巴结的分期强调转移的淋巴结数目而不考虑淋巴结所在的解剖位置，规定如下：N_0 表示无淋巴结转移（受检淋巴结个数需 ≥ 15）；N_1 表示转移的淋巴结数为 1～6 个；N_2 表示转移的淋巴结数为 7～15 个；N_3 表示转移的淋巴结数在 16 个以上。

3. 远处转移

M_0 表示无远处转移；M_1 表示有远处转移。

4. 胃癌分期（表 6-2）

表 6-2 中Ⅳ期胃癌包括如下几种情况：N_3 表示淋巴结有转移、肝脏有转移（H_1）、腹膜有转移（P_1）、腹腔脱落细胞检查阳性（CY_1）和其他远隔转移（M_1），包括胃周以外的淋巴结、肺、胸膜、骨髓、骨、脑、脑脊膜、皮肤等。

表 6-2　胃癌的分期

	N_0	N_1	N_2	N_3
T_1	IA	IB	II	
T_2	IIB	II	IIIA	
T_3	II	IIIA	IIIB	
T_4	IIIA	IIIB		
$H_1P_1CY_1M_1$				IV

三、临床表现

（一）症状

早期患者多无症状，以后逐渐出现上消化道症状，包括上腹部不适、心窝部隐痛、食后饱胀感等。胃窦癌常引起十二指肠功能的改变，可以出现类似十二指肠溃疡的症状。如果上述症状未得到患者或医生的充分注意而按慢性胃炎或十二指肠溃疡处理，患者可获得暂时性缓解。随着病情的进一步发展，患者可逐渐出现上腹部疼痛加重、食欲减退、消瘦、乏力等；若癌灶浸润胃周血管则引起消化道出血，根据患者出血速度的快慢和出血量的大小，可出现呕血或黑便；若幽门被部分或完全梗阻则可致恶心与呕吐，呕吐物多为隔夜宿食和胃液；贲门癌和高位小弯癌可有进食哽噎感。此时虽诊断容易但已属于晚期，治疗较为困难且效果不佳。因此，外科医生对有上述临床表现的患者，尤其是中年以上的患者应细加分析，合理检查以避免延误诊断。

（二）体征

早期患者多无明显体征，上腹部深压痛可能是唯一值得注意的体征。晚期患者可能出现上腹部肿块、左锁骨上淋巴结肿大、直肠指诊在直肠前凹触到肿块、腹水等。

四、诊断

胃镜和 X 线钡餐检查仍是目前诊断胃癌的主要方法，胃液脱落细胞学检查现已较少应用。此外，利用连续病理切片、免疫组化、流式细胞分析、RT-PCR 等方法诊断胃癌微转移也取得了一些进展，本节也将做简单介绍。

（一）纤维胃镜检查

纤维胃镜优点在于可以直接观察病变部位，且可以对可疑病灶直接钳取小块组织做病理组织学检查。胃镜的观察范围较大，从食管到十二指肠都可以观察及取活检。检查中利用刚果红、亚甲蓝等进行活体染色可提高早期胃癌的检出率。若发现可疑病灶应进行活检，为避免漏诊，应在病灶的四周钳取 4 ~ 6 块组织，不要集中一点取材或取材过少。

（二）X 线钡餐检查

X 线钡餐检查通过对胃的形态、黏膜变化、蠕动情况及排空时间的观察确立诊断，痛苦较小。近年随着数字化胃肠造影技术逐渐应用于临床使影像更加清晰，分辨率大为提高，因此 X 线钡餐检查仍是目前胃癌的主要诊断方法之一。其不足是不能取活检，且不如胃镜直观，对早期胃癌诊断较为困难。进展期胃癌 X 线钡餐检查所见与 Borrmann 分型一致，即表现为肿块（充盈缺损）、溃疡（龛影）或弥漫性浸润（胃壁僵硬、胃腔狭窄等）3 种影像。早期胃癌常需借助于气钡双重对比造影。

（三）影像学检查

影像学检查常用的有腹部超声、超声内镜（EUS）、多层螺旋 CT（MSCT）等。这些影像学检查除了能了解胃腔内和胃壁本身（如超声内镜可将胃壁分为 5 层对浸润深度做出判断）的情况外，主要用于判断胃周淋巴结，胃周器官如肝、胰及腹膜等部位有无转移或浸润，是目前胃癌术前 TNM 分期的首选方法。分期的准确性普通腹部超声为 50%，EUS 与 MSCT 相近，在 76% 左右，但 MSCT 在判断肝转移、腹膜转移和腹膜后淋巴结转移等方面优于 EUS。此外，MSCT 扫描三维立体重建模拟内镜技术近年也开始用于胃癌的诊断与分期，但尚需进一步积累经验。

（四）胃癌微转移的诊断

胃癌微转移的诊断主要采用连续病理切片、免疫组化、反转录聚合酶链反应（RT-PCR）、流式细胞术、细胞遗传学、免疫细胞化学等先进技术，检测淋巴结、骨髓、周围静脉血及腹腔内的微转移灶，阳性率显著高于普通病理检查。胃癌微转移的诊断可为医生判断预后、选择术式、确定淋巴结清扫范围、术后确定分期及建立个体化的化疗方案提供依据。

五、鉴别诊断

大多数胃癌患者经过外科医师初步诊断后，通过 X 线钡餐或胃镜检查都可获得正确诊断。在少数情况下，胃癌需与胃良性溃疡、胃肉瘤、胃良性肿瘤及慢性胃炎相鉴别。

（一）胃良性溃疡

胃良性溃疡与胃癌相比较，一般病程较长，曾有典型溃疡疼痛反复发作史，抗酸剂治疗有效，多不伴有食欲减退。除非合并出血、幽门梗阻等严重的并发症，多无明显体征，不会出现近期明显消瘦、贫血、腹部包块甚至左锁骨上窝淋巴结肿大等。更为重要的是，X 线钡餐和胃镜检查，良性溃疡常小于 2.5 cm，为圆形或椭圆形龛影，边缘整齐，蠕动波可通过病灶；胃镜下可见黏膜基底平坦，有白色或黄白色苔覆盖，周围黏膜水肿、充血，黏膜皱襞向溃疡集中。而癌性溃疡与此有很大的不同，详细特征参见胃癌诊断部分。

（二）胃良性肿瘤

胃良性肿瘤多无明显临床表现，X 线钡餐为圆形或椭圆形的充盈缺损，而非龛影。胃镜则表现为黏膜下包块。

六、治疗

（一）手术治疗

手术治疗是胃癌最有效的治疗方法。胃癌根治术应遵循以下 3 点要求：①充分切除原发癌灶。②彻底清除胃周淋巴结。③完全消灭腹腔游离癌细胞和微小转移灶。胃癌的根治度分为 3 级，A 级：D > N，即手术切除的淋巴结站别大于已有转移的淋巴结站别；切除胃组织切缘 1 cm 内无癌细胞浸润；B 级：D = N，或切缘 1 cm 内有癌细胞浸润，也属于根治性手术；C 级：仅切除原发灶和部分转移灶，有肿瘤残余，属于非根治性手术。

1. 早期胃癌

20 世纪 50 至 60 年代曾将胃癌标准根治术定为胃大部切除加 DF 淋巴结清除术，小于这一范围的手术不列入根治术。但是多年来经过多个国家的大宗病例的临床和病理反复实践与验证，发现这一原则有所欠缺，并由此提出对某些胃癌可行缩小手术，包括缩小胃的切除范围、缩小淋巴结的清除范围和保留一定的脏器功能。这样使患者既获得了根治又有效地减小了手术的侵袭，提高了手术的安全性和手术后的生存质量。常用的手术方式有：①内镜或腔镜下黏膜切除术：适用于黏膜分化型癌，隆起型 < 20 mm、凹陷型（无溃疡形成）< 10 mm。该式创伤小但切缘癌残留率较高，达 10%。②其他手术：根据病情可选择各种缩小手术，常用的有腹腔镜下或开腹胃部分切除术、保留幽门的胃切除术、保留迷走神经的胃部分切除术和 D_1 手术等，病变范围较大的则应行 D_2 手术。早期胃癌经合理治疗后黏膜癌的 5 年生存率为 98.0%、黏膜下癌为 88.7%。

2. 进展期胃癌

根治术后 5 年生存率一般在 40% 左右。对局限性胃癌未侵犯浆膜或浆膜为反应型、胃周淋巴结无明显转移的患者，以 DF 手术为宜。局限型胃癌已侵犯浆膜、浆膜属于突出结节型，应行 DF 手术或 DF 手术。NF 阳性时，在不增加患者并发症的前提下，选择 DF 手术。一些学者认为扩大胃周淋巴结清除能够提高患者术后 5 年生存率，并且淋巴结的清除及病理学检查对术后的正确分期、正确判断预后、指导术后监测和选择术后治疗方案都有重要的价值。

3. 胃癌根治术

胃癌根治术包括根治性远端或近端胃大部切除术和全胃切除术 3 种。根治性胃大部切除术的胃切断线依胃癌类型而定，Borrmann I 型和 Borrmann II 型可少一些、Borrmann III 型则应多一些，一般应距癌外缘 4 ~ 6 cm 并切除胃的 3/4 ~ 4/5；根治性近端胃大部切除术和全胃切除术应在贲门上 3 ~ 4 cm 切断食管；根治性远端胃大部切除术和全胃切除术应在幽门下 3 ~ 4 cm 切断十二指肠。以 L 区胃癌，D_2 根治术为例说明远端胃癌根治术的切除范围：切除大网膜、小网膜、横结肠系膜前叶和胰腺被膜；清除 N_1 淋巴结 3、4d、5、6 组；N_2 淋巴结 1、7、8a、9、11p、12a、14v 组；幽门下 3 ~ 4 cm 处切断十二指肠；距癌边缘 4 ~ 6 cm 切断胃。根治性远端胃大部切除术后消化道重建与胃大部切除术后相同。根治性近端胃大部切除术后将残胃与食管直接吻合，要注意的是其远侧胃必须保留全胃的 1/3 以上，否则残胃将无功能。根治性全胃切除术后消化道重建的方法较多，常用的有（图 6-11）：①食管空肠 Roux-en-Y 法：应用较广泛并在此基础上演变出多种变法。②食管空肠袢式吻合法：常用 Schlatter 法，也有多种演变方法。全胃切除术后的主要并发症有：食管空肠吻合口瘘、食管空肠吻合口狭窄、反流性食管炎、排空障碍、营养性并发症等。

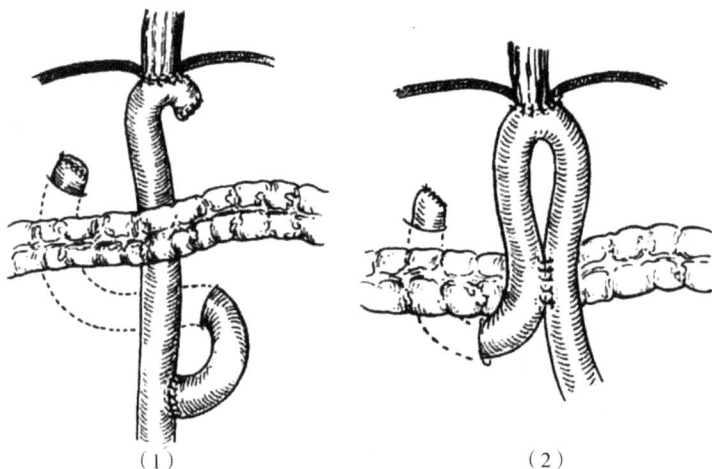

图 6-11　全胃切除术后消化道重建的常用方法
（1）Roux-en-Y 法；（2）Schlatter 法

4. 扩大胃癌根治术与联合脏器切除术

扩大胃癌根治术是指包括胰体、胰尾及脾在内的根治性胃大部切除术或全胃切除术。联合脏器切除术是指联合肝或横结肠等脏器的切除术。联合脏器切除术损伤大、生理干扰重，故不应作为姑息性治疗的手段，也不宜用于年老体弱，心、肺、肝、肾功能不全或营养、免疫状态差的患者。

5. 姑息手术

其目的有二：一是减轻患者的癌负荷；二是解除患者的症状，如幽门梗阻、消化道出血、疼痛或营养不良等。术式主要有以下几种：①姑息性切除，即切除主要癌灶的胃切除术。②旁路手术，如胃空肠吻合术。③营养造口，如空肠营养造口术。

6. 腹腔游离癌细胞和微小转移灶的处理

术后腹膜转移是胃癌术后复发的主要形式之一。已浸出浆膜的进展期胃癌随着受侵面积的增大，癌细胞脱落的可能性也增加，为消灭脱落到腹腔的游离癌细胞，可采取如下措施。

（1）腹腔内化疗：可在门静脉内、肝脏内和腹腔内获得较高的药物浓度，而外周血中的药物浓度则较低，这样药物的不良反应就随之减少。腹腔内化疗的方法主要有两种：①经皮腹腔内置管。②术中皮下放置植入式腹腔泵或 Tenckhoff 导管。

（2）腹腔内高温灌洗：在完成根治术后应用封闭的循环系统，以 42 ~ 45℃的蒸馏水恒温下行腹腔内高温灌洗，蒸馏水内可添加各种抗癌药物，如 ADM、DDP、MMC、醋酸氯己定等。一般用 4 000 mL 左右的液体，灌洗 3 ~ 10 min。早期胃癌无须灌洗。T_2 期胃癌虽未穿透浆膜，但考虑到胃周淋巴结转移在 40% 以上，转移癌可透过淋巴结被膜形成癌细胞的二次脱落、术中医源性脱落以及 T_2 期胃癌患者死于腹膜转移的达 1.2% ~ 1.8%，所以也主张行腹腔内高温灌洗。至于 T_3 期与 T_4 期胃癌，腹腔内高温灌洗能提高患者的生存期。

（二）化学治疗

胃癌对化疗药物有低度至中度的敏感性。胃癌的化疗可于术前、术中和术后进行，本节主要介绍常用的术后辅助化疗。术后化疗的意义在于在外科手术的基础上杀灭亚临床癌灶或脱落的癌细胞，以达到降低或避免术后复发、转移的目的。目前对胃癌术后化疗的疗效仍存在较大的争议，一些荟萃分析显示术后化疗患者的生存获益较小。

1. 适应证

（1）根治术后患者：早期胃癌根治术后原则上不必辅以化疗，但具有下列一项以上者应辅助化疗：癌灶面积 > 5 cm²，病理组织分化差，淋巴结有转移，多发癌灶或年龄 < 40 岁。进展期胃癌根治术后无论有无淋巴结转移，术后均需化疗。

（2）非根治术后患者：如姑息性切除术后、旁路术后、造瘘术后、开腹探查未切除以及有癌残留的患者。

（3）不能手术或再发的患者：要求患者全身状态较好，无重要脏器功能不全。4 周内进行过大手术、急性感染期、严重营养不良、胃肠道梗阻、重要脏器功能严重受损、血白细胞低于 $3.5 \times 10^9/L$、血小板低于 $8 \times 10^{10}/L$ 等不宜化疗。化疗过程中如出现上述情况也应终止化疗。

2. 常用化疗方案

已证实胃癌化疗联合用药优于单一用药。临床上常用的化疗方案及疗效如下。

（1）FAM 方案：由 5-Fu（氟尿嘧啶）、ADM（多柔比星）和 MMC（丝裂霉素）三药组成，用法：5-Fu（600 mg/m²），静脉滴注，第 1、第 8、第 29、第 36 天；ADM 30 mg/m²，静脉注射，第 1、第 29 天；MMC 10 mg/m²，静脉注射，第 1 天。每 2 个月重复一次。有效率为 21% ~ 42%。

（2）UFTM 方案：由 UFT（替加氟/尿嘧啶）和 MMC 组成，用法：UFT 600 mg/d，口服；MMC 6 ~ 8 mg，静脉注射，1 次/周。以上两药连用 8 周，有效率为 9% ~ 67%。

（3）替吉奥（S-1）方案：由替加氟（FT）、吉莫斯特（CDHP）和奥替拉西钾三药按一定比例组成，前者为 5-Fu 前体药物，后两者为生物调节剂。用法为：40 mg/m²，2 次/天，口服；6 周为 1 个疗程，其中用药 4 周，停药 2 周。有效率为 44.6%。

近年胃癌化疗新药如紫杉醇类（多西他赛）、拓扑异构酶Ⅰ抑制药（伊立替康）、口服氟化嘧啶类（卡培他滨）、第三代铂类（奥沙利铂）等备受关注，含新药的化疗方案呈逐年增多趋势，这些新药单药有效率 > 20%，联合用药疗效更好，可达 50% 以上。此外，分子靶向药物联合化疗也在应用和总结经验中。

（三）放射治疗

胃癌对放射线敏感性较低，因此多数学者不主张术前放疗。因胃癌复发多在癌床和邻近部位，故术中放疗有助于防止胃癌的复发。术中放疗的优点为：①术中单次大剂量（20 ~ 30 Gy）放射治疗的生物学效应明显高于术前、术后相同剂量的分次照射。②能更准确地照射到癌复发危险较大的部位，即肿瘤床。③术中可以对周围的正常组织加以保护，减少放射线的不良反应。术后放疗仅用于缓解由狭窄、癌浸润等所引起的疼痛以及对残癌处（非黏液细胞癌）银夹标志后的局部治疗。

（四）免疫治疗

生物治疗在胃癌综合治疗中的地位越来越受到重视。主要包括：①非特异性免疫增强剂：临床上应用较为广泛的主要有卡介苗、短小棒状杆菌、香菇多糖等。②过继性免疫制剂：属于此类的有淋巴因子激活的杀伤细胞（LAK）、细胞毒性 T 细胞（CTL）以及一些细胞因子，如白细胞介素 -2（IL-2）、肿瘤坏死因子（TNF）、干扰素（IFN）等。

（五）中医中药治疗

中药治疗是通过"扶正"和"祛邪"来实现的，如人参、黄芪、六味地黄丸等具有促进骨髓有核细胞及造血干细胞的增生、激活非特异性吞噬细胞和自然杀伤细胞、加速 T 淋巴细胞的分裂、诱导产生干扰素等"扶正"功能。再如健脾益肾冲剂具有清除氧自由基的"祛邪"功能。此外，一些中药可用于预防和治疗胃癌化疗中的不良反应，如恶心、呕吐、腹胀、食欲减退，白细胞、血小板减少和贫血等。

（六）基因治疗

基因治疗主要有抑癌基因治疗、自杀基因治疗、反义基因治疗、核酶基因转染治疗和基因免疫治疗等。虽然这些治疗方法目前多数仅限于动物实验，但正逐步走向成熟，有望将来成为胃癌治疗的新方法。

第三节　胃癌术后并发症

一、术后腹腔内出血

（一）原因

术后腹腔出血的发生率约为3%，常见原因为：术中胃周血管结扎不确切、止血不完善、结扎线松脱；高龄动脉硬化患者结扎时过于用力导致血管内膜层脱落，血管破裂出血；术中痉挛的血管术后扩张或血压回升而导致出血；清扫范围广泛，创面渗血不止；术中显露困难，助手拉钩用力过大，导致肝脾破裂，术中未发现或虽经缝合止血，术后依然存在继发出血的可能性，此种情况在脾脏破裂修补后屡见不鲜，导致医患纠纷，教训惨痛；术前肝功能不全等导致凝血功能障碍，术后创面难以止血；恶性肿瘤本身可导致凝血功能障碍；晚期出血多为术后腹腔内感染或吻合口瘘腐蚀裸露血管而出血。

（二）临床表现

多为引流管引出血性液体，量一般为200～300 mL/24 h，患者多无不适，可逐渐停止渗血而痊愈。部分患者出现大出血，>100 mL/h，出现脉搏增快、血压下降、皮肤苍白、四肢湿冷、呼吸急促、神志淡漠等失血性休克表现。血红蛋白下降，尿量减少，腹穿可见不凝血。

（三）处理

少量的出血多不需要特殊处理，但应补充胶体液，监测血压、尿量、神志、心率、呼吸等改变，一般不给予止血药。如果出血较多，可给予输新鲜全血和止血药物，记录每小时出血量；如>100 mL/h，无减少或停止迹象，血压不稳定，应积极剖腹探查，无须等待血压正常，以防贻误时机，将患者置于更加危险的境地。常见出血的部位为胃周血管结扎处、胃小弯胃壁和脾脏下极，应给予缝扎或修补；对于脾脏损伤者，部分学者建议立即行脾切除术，以防再次出血。另外，二次手术时应放置空肠营养管，以利于术后肠漏的治疗。放置通畅的多功能引流管利多弊少，可监测术后有无再次出血。介入止血也是可以考虑的方法之一，对部分患者效果满意。

（四）预防

术中妥善结扎血管，避免大块结扎组织，老年人血管硬化，切勿过度用力结扎。胃右动脉、胃左动脉、胃网膜左及右动脉保留端应予以结扎并缝扎。胃小弯近贲门处前后壁，应予以间断缝合，减少出血可能性。脾脏撕裂出血者，除非包膜撕裂，缝扎绝对可靠，有学者主张积极做脾切除术，需知二次手术对患者是致命性打击，特别是老年患者，临床实践中的教训颇多。手术完毕彻底冲洗腹腔，及时发现术野活动性出血并给予妥善缝扎。放置腹腔引流管并保持引流管通畅，便于观察腹腔出血情况。术后密切观察生命体征变化，如有血流动力学不稳，并排除胃出血等因素要想到腹腔内出血可能，并及时处理。

二、术后胃出血

（一）原因

术后胃出血的部位常发生在胃肠吻合口、胃残端关闭口、十二指肠残端闭合口，少见出血情况为残胃黏膜的应激性溃疡出血。由于上述吻合口或关闭口处止血不确切或缝合欠佳、血管结扎线脱落所致。应激性溃疡是由于胃酸腐蚀残胃黏膜下血管造成出血。

（二）临床表现

术后多表现为少量出血，一般为300 mL/24 h左右的血性胃液，并且逐日减少。如果出血迅猛，患者可出现失血性休克，脉搏增快、血压下降、皮肤苍白、四肢湿冷、呼吸急促、神志淡漠，胃管引出多量新鲜血性液体，伴有大量凝血块，血红蛋白进行性下降。

（三）处理

1. 非手术治疗

术后胃内出血早期可行非手术治疗。首先要密切观察患者生命体征，大量输血、补液维持血容量防止休克，全身应用止血药物和制酸剂，静脉应用生长抑素，如施他宁 6 mg/d 以输液泵缓慢维持 24 h；如患者存在凝血功能障碍，应及时输注新鲜血浆、冷沉淀、凝血酶原复合物、纤维蛋白原等给予调整。局部处理措施包括保持胃管引流通畅，维持残胃空虚状态，利于止血。同时局部应用止血药物，如凝血酶以生理盐水溶解成 10 ~ 100 U/mL 胃管内灌注，200 mL 冰盐水加去甲肾上腺素 8 mg 由胃管灌注。

2. 胃镜检查及止血

近年来，由于纤维胃镜的普遍应用，特别是急诊胃镜检查的应用，对于确定出血部位及出血性质颇有裨益，并可在胃镜下行钳夹止血、局部喷洒或注射止血药物。而且对是否手术治疗提供重要参考依据。

3. 介入治疗

通过选择性或超选择性动脉造影检查出血部位，并行出血动脉栓塞对部分病例有效。

4. 剖腹探查

上述治疗措施无效，应及时行剖腹探查手术。术中在吻合口近侧胃壁纵行剖开胃腔，清除胃内积血和血块，用生理盐水冲洗，仔细检查有无出血，多数情况下出血发生在吻合口胃壁或小弯侧缝合处。如发现出血即给予丝线缝扎止血，如发现残胃黏膜多发深在溃疡出血考虑应激性溃疡，应视情况给予残胃大部切除或全胃切除术。如术中发现吻合口及残胃无活动性出血应拆开十二指肠残端关闭处仔细探查有无出血；发现出血部位给予直视下缝扎止血，但应注意避免十二指肠乳头缝扎或损伤。如上述部位的出血处理困难时还可结扎胃十二指肠动脉。

三、十二指肠残端破裂

十二指肠残端破裂仍然是毕 II 式胃大部切除术后最凶险的并发症之一。由于十二指肠残端破裂一旦发生，大量胆汁、胰液流入腹腔，可引发严重的急性弥漫性腹膜炎、膈下感染，或难以愈合的十二指肠残端瘘，造成极难调整的一系列病理生理紊乱，如不及时妥善处理可危及患者生命。

（一）原因

（1）全身因素：如营养不良、低蛋白血症、重度贫血、糖尿病、肝硬化、内环境紊乱、恶病质、心肺功能障碍、长期应用激素等因素导致的组织愈合能力差。

（2）残端血供障碍：十二指肠第一段分离过多，残端易缺血坏死。勉强切除溃疡，致使闭合缘为十二指肠残端瘢痕组织，导致漏的发生。十二指肠残端良好血供和正常肠壁是保证愈合的重要因素。

（3）技术因素：如闭合器钉针闭合不全、缝线选择不当、结扎过紧或过松、引流管放置不当、胃肠吻合技巧粗糙等因素，可造成十二指肠残端缝合关闭不严密，或愈合不良。另外局部炎性水肿或瘢痕组织过多、十二指肠游离不够缝合包埋欠佳也可造成该并发症。

（4）输入袢的梗阻：多是由于粘连、成角等原因造成的空肠输入袢梗阻，肠腔内胆汁、胰液和肠液淤积，肠腔内压增高，造成空肠输入段内压过高、张力大，使残端缝合处破裂，有学者认为这是十二指肠残端漏的主要原因。

（5）部分外科医生手术过程中心存侥幸，对十二指肠溃疡瘢痕大、缝合困难的病例，未采取预防性的十二指肠造口术。

（二）临床表现

十二指肠破裂一般发生的在术后 3 ~ 7 d 内，尤以 24 ~ 48 h 多见。临床表现为突然出现右上腹部剧痛，迅速延及全腹，造成急性弥漫性腹膜炎。查体除体温升高、脉搏增快外，尚有全腹压痛、反跳痛，血常规常提示血象升高，核左移，也可有轻度黄疸。也有部分患者表现为膈下感染，穿刺置管后造影证实为十二指肠残端漏。治疗延迟病例可伴有右侧胸痛、咳嗽，透视有右侧膈肌抬高，右侧反应性胸腔积液。

超声或 CT 检查可发现腹腔积液；腹腔引流管有浑浊胆汁样液引出，则可明确十二指肠残端破裂或瘘的诊断。

（三）处理

十二指肠残端破裂造成的后果严重，多采用手术治疗。适应证：①术后 48 h 内发生的十二指肠残端瘘。②弥漫性腹膜炎，引流不畅者。③怀疑有输入袢梗阻者。

引流通畅和营养支持是治疗十二指肠残端漏的最重要措施。具体处理措施如下。

（1）手术治疗。主要目的是通畅引流和消除肠外瘘。手术原则是破裂口缝合修补、十二指肠造瘘、彻底腹腔冲洗，放置多根多功能腹腔引流管，营养性空肠造瘘，这对远期患者恢复有重要意义。如能探及瘘口者，可经瘘口放置蕈状管，瘘口周围用大网膜包裹，并于瘘口旁放置多功能引流管，术后持续负压冲洗引流。术中不宜过度分离，以免造成引流管周围的肠壁瘘口扩大。术中应注意探查有无输入袢、输出袢肠管梗阻，并进行相应处理，如有输入袢梗阻，可行输入袢与输出袢之间 Braun 吻合。

（2）营养支持：早期给予肠外营养支持（PN），既提供了充足的营养和水分，又减少了胃肠消化液的分泌，有利于瘘口的愈合。当肠瘘基本控制、胃肠道功能恢复、局部窦道形成后，应尽快从肠外营养过渡到肠内营养。肠内营养可经空肠造瘘管给予肠内营养制剂，有利于扭转负氮平衡、提供充足热卡和蛋白，并能更好地保护肠黏膜、避免肠道细菌移位，从而促进患者康复。

（3）全身应用广谱抗生素，控制感染。

（4）禁食。早期应用制酸剂及生长抑素，减少消化液分泌和丢失，维持水、电解质平衡，这对促进瘘口愈合具有重要价值；后期可试用生长激素，以促进正氮平衡、组织生长和瘘口愈合。

（5）十二指肠液内含刺激性很强的胆汁、胰液和消化酶，具有强腐蚀性，可侵蚀和刺激周围组织，导致出血和皮肤糜烂。局部外敷氧化锌软膏，有利于瘘口周围肉芽组织生长，预防瘘口周围组织出血和皮肤糜烂。持续胃肠减压也是非常必要的，其可减少胃肠液分泌，减少消化液漏出量，促进瘘口愈合。经上述处理多数患者可在 4 ~ 6 周愈合。

（四）预防

（1）充分术前准备，纠正不利于组织愈合的因素，如营养支持改善患者一般情况，患有糖尿病者控制血糖，纠正贫血。

（2）对有幽门梗阻患者，术前应多次以温盐水洗胃，有助于消除胃壁炎症水肿。

（3）术中应详细探查十二指肠与周围关系，避免副损伤的同时，做到周密的设计残端关闭方式和胃肠吻合方式。

（4）十二指肠残端闭合困难时，预防性十二指肠残端造瘘术，2 周后拔管。

（5）行胃空肠吻合时要选择适当的输入袢长度，一般在 6 ~ 10 cm，以结肠前或结肠后吻合方式而定。合理的输入袢长度对于预防输入袢梗阻，从而避免十二指肠残端破裂的发生大有裨益。

（6）胃肠吻合完成后将胃管放入输入袢可有效降低输入袢压力，也有助于预防十二指肠残端破裂的发生。

（7）妥善地放置有效的双套管引流。

（8）采用胃空肠全口吻合，并将空肠对系膜缘与胃壁大、小弯间断缝合几针，避免输入、输出袢成角。

（9）部分学者经验是加行空肠空肠 Braun 吻合，从未发生十二指肠残端漏；侧侧吻合还可减少胃肠吻合口梗阻发生率，值得应用。

四、吻合口破裂

吻合口破裂也是胃切除术后近期严重合并症之一，具有较高的死亡率。

（一）原因

1. 全身因素

如营养不良、低蛋白血症、重度贫血、糖尿病以及长期应用激素等因素导致的组织愈合能力差。

2. 吻合口有张力

如毕Ⅰ式胃十二指肠吻合胃残端与十二指肠切缘存在较大张力，或毕Ⅱ式胃空肠吻合时输入袢悬吊过紧，牵扯张力过大；张力吻合是消化道吻合口漏发生的最重要因素。

3. 缝合技术不良

如缝线选择不当、结扎过紧或过松、胃肠吻合技巧粗糙等因素。当然，近年来随着消化道吻合器的广泛应用，缝合技术因素较前减少，但吻合器使用不当也可造成吻合口漏的发生，如吻合时荷包缝合有缺陷，周围组织嵌入，吻合器使用不熟练；吻合完成后，吻合器取出困难，过分撕扯吻合口。

4. 吻合口血运障碍

多见于毕Ⅰ式胃十二指肠吻合时十二指肠残端血运欠佳，瘢痕组织过多。

（二）临床表现

多发生于术后 3～6 d，主要表现为急性局限性或弥漫性腹膜炎，患者腹痛、高热、恶心、呕吐，以及全身中毒症状，引流管可有草绿色浑浊液体引出，含有胆汁；口服或胃管注入美亚甲蓝，经引流管引出可以确诊。

（三）处理

（1）因吻合口破裂多数引发急性弥漫性腹膜炎，症状、体征较重，应急诊手术治疗。手术方式视造成吻合口漏的原因而定，如吻合口存在强扭曲应改行其他手术方式重新吻合，多见的为毕Ⅰ式吻合改行毕Ⅱ式或 Roux-en-Y 吻合。如吻合口技术缺陷多数可行修补术。术中应充分冲洗，放置妥善有效的引流管，术后持续负压吸引，保持引流通畅。

（2）非手术治疗适用于漏发生时间较晚，无明显弥漫性腹膜炎症状、体征，一般情况较好者，引流管尚未拔除且引流十分通畅的患者。非手术治疗措施包括禁食、胃肠减压、通畅引流。

（3）全身应用广谱抗生素，控制感染。

（4）肠外营养支持，纠正水、电解质及酸碱平衡紊乱，改善患者一般情况。

（5）应用制酸药、生长抑素有利于减少消化液分泌，促进吻合口漏的愈合。

（四）预防

（1）为预防吻合口漏的发生，要求做到缝合针距不要过稀或过密，结扎不要过紧或过松，黏膜必须内翻。吻合口两端的交角处一定要内翻缝好，在吻合口外层完毕后，还要用细针丝线穿过胃前壁、胃后壁及空肠（或十二指肠）的浆肌层做荷包缝合埋盖。

（2）避免吻合口张力：尤其是在毕Ⅰ式胃十二指肠吻合时如有张力，可做 Kocher 切口，沿十二指肠外侧将腹膜剪开，松动十二指肠，使之向胃端靠近，以减少吻合口张力。

（3）保持吻合口两侧胃壁、十二指肠壁或空肠的良好血运。

（4）此外，术前纠正贫血及低蛋白血症，伴幽门梗阻者术前给予洗胃及胃肠减压，都是预防吻合口漏必要的措施。

五、术后输入袢、吻合口及输出袢梗阻

（一）输入袢梗阻

输入空肠段梗阻较罕见，是一种高位肠梗阻，胆汁、胰液、肠液淤积在吻合口以上的肠腔内。如梗阻为部分性，当肠内压力很高时，肠管产生强烈的蠕动，可克服阻力，大量的消化液突然进入胃内，引起呕吐。如梗阻为完全性，消化液淤积在两端闭合的肠腔内，压力不断增高，形成闭袢式肠梗阻，肠壁受压而发生血运障碍，可致输入空肠段和十二指肠侧壁发生压迫性坏死、穿孔，或发生十二指肠残端破裂。有的输入空肠段梗阻尚可并发急性胰腺炎。

1. 原因

行胃大部切除胃空肠吻合术时，若将胃向下过度牵拉，由于吻合后的胃向上缩，如输入空肠段留得过短可被悬吊，致使空肠在吻合口处或十二指肠空肠曲处形成锐角。输入空肠段过长发生扭曲，则吻合口近端肠腔内胆汁、胰液及肠液等不易排出，而淤积在近端空肠和十二指肠内。做结肠前胃空肠吻合术，

若输入空肠段过短，此时短的输入空肠段受到下垂的横结肠及大网膜的压迫，致输入空肠段内容物通过不畅。做结肠前输入空肠对胃小弯的胃空肠吻合时，因输入空肠段留置过长，过长的输入空肠段可穿过吻合口后下孔隙而形成内疝；或输出空肠段穿过吻合口后下孔隙而压迫输入空肠段，也可导致输入空肠段梗阻。做结肠前输入空肠段对小弯胃空肠吻合时，因为这种方法扰乱了空肠及其系膜的解剖关系，若输入空肠段留置过短，可使输入空肠段发生部分扭转，空肠系膜牵拉过紧，压迫输入段空肠，使被压迫处近端空肠与十二指肠成为两端闭合的肠段，形成闭袢型肠梗阻。

2. 临床表现

输入袢梗阻的临床表现与梗阻程度和时间有关。临床症状多出现在术后数天内，也可出现在术后任何时间。一般表现为上腹发胀疼痛、恶心、呕吐，有时在上腹部可能触及囊性包块（膨胀的肠袢）。如梗阻为完全性，则主要症状为上腹部剧烈疼痛，频繁呕吐，但吐出物不含胆汁，并在腹部常触及有明量压痛的囊性包块。如梗阻为不完全性，术后发生间歇性呕吐，呕吐物为大量胆汁，有时可达 1 000 mL 以上，且不含食物，呕吐后临床症状缓解或消失。体检可见呕吐前上腹部可触及囊性包决，吐出大量胆汁后上腹包块可缩小或消失。发生在术后早期的输入空肠段梗阻，可引起十二指肠残端破裂或穿孔，并出现腹膜炎的临床表现。X 线钡餐检查，可见钡剂顺利进入输出袢肠段，而不进入或仅少量钡剂进入肠输入袢，输入空肠段呈明显扩大且排空延迟。

输入空肠段梗阻要与吻合口梗阻相鉴别，若术后血清淀粉酶增高应与术后急性胰腺炎相鉴别。输入空肠段不全性梗阻尚需与胃切除术后碱性反流性胃炎和输入段逆流相鉴别，胃切除术后碱性反流性胃炎是胆汁破坏了胃黏膜屏障的结果，临床表现为上腹部持续性烧灼痛，进食后稍加重，不时有少量胆汁呕吐，贫血与体重下降。胃液分析示胃酸缺乏。胃肠钡餐检查示吻合口通畅。输入、输出肠段钡剂通过正常。纤维胃镜检查示慢性萎缩性胃炎。输入肠段逆流多为吻合口输入侧的位置低于输出侧，进食后大部分食物先进入输入空肠段，然后强烈的肠蠕动将输入空肠段内的食物送回胃腔（逆流）。临床表现为进食后上腹不适感、饱胀感，呕吐多在进食后立即发生。呕吐物为食物，也有胆汁，钡餐检查多提示输入、输出肠段通畅，吻合口输入侧的位置低于输出侧，输入空肠呈轻度扩张及钡剂逆流现象。

3. 处理

输入空肠段梗阻的治疗应根据梗阻的程度及原因来决定。输入空肠段轻度的梗阻常在手术后数周内症状逐渐减轻或消失。完全的梗阻或出现绞窄现象者宜早期行手术解除梗阻。手术方式视具体情况而定。

（1）输入空肠段过短成角者，可切断十二指肠空肠韧带，以解除对过短的输入空肠段的牵拉。更为便捷有效的方法是在吻合口输入和输出空肠袢之间做一侧侧吻合。

（2）内疝嵌顿者，应将嵌顿的输入空肠段复位，同时加做输入和输出空肠段之间的侧侧吻合术，并关闭吻合口后下孔隙。如输入空肠段已坏死，则需切除坏死肠段，行 Roux-en-Y 胃肠吻合术。

（3）下垂的横结肠压迫输入空肠段引起梗阻者，也可改做 Roux-en-Y 吻合。

（4）输入空肠段梗阻致十二指肠残端裂开者，解除其引起梗阻的原因后，做十二指肠造口减压与腹腔引流术。

（5）输入空肠梗阻致十二指肠侧壁小穿孔者，解除其引起梗阻的原因后，做穿孔修补与腹腔引流术。如第一次手术输入空肠段留置过长，应加做输入、输出空肠段之间的侧侧吻合，并在吻合口的远段空肠上做肠造口减压术。减压用的导尿管经空肠侧侧吻合口插入穿孔的近侧肠腔内，另一端从腹壁小切口引出，还要将造口处周围的空肠壁与腹膜固定数针。

（6）输入肠段梗阻致十二指肠侧壁大片坏死，应将已坏死的部分切除，用空肠输出袢肠壁与正常的十二指肠壁缝合，以完成缺损部的修补。极罕见的是十二指肠完全坏死，难以修补，此时应行胰十二指肠切除术。

4. 预防

避免输入空肠段过长或过短。输入肠段留置的长度，应根据胃切除的多少和选用结肠前或结肠后胃空肠吻合术等不同方法的要求而定：胃大部切除、结肠后输入空肠段对小弯的胃空肠吻合法，输入空肠段应在无张力的情况下留置 6 ~ 8 cm；胃大部切除、结肠前输入空肠段对胃大弯的胃空肠吻合法，输入空肠段应在无张力的情况下留置 10 ~ 12 cm；胃人部切除、结肠前输入空肠段对胃小弯的胃空肠吻合法，输入空肠段应在无张力的情况下留置 20 ~ 25 cm。做高位胃大部切除术时，输入空肠段留置的长度应适当延长，尚需加做输入和输出空肠之间侧侧吻合。

（二）吻合口梗阻

1. 原因

术后吻合口梗阻常因为胃、肠壁上的开口过小，缝合时胃壁内翻过多，缝合处胃壁、肠壁炎性水肿与痉挛，吻合口血肿或周围脓肿压迫。

2. 临床表现

吻合口梗阻的症状为食后上腹饱胀不适、呕吐，呕吐物为所进食物。因胃肠壁开口过小或内翻过多所致吻合口梗阻，一般术后 2 ~ 3 d 内开始出现吻合口通过障碍症状，且为持续性，不能自行缓解；因缝合处胃肠壁炎性水肿与痉挛所致的吻合口梗阻，临床症状多出现在术后 6 ~ 10 d 内，多为暂时性的，一般经胃管吸引 1 ~ 2 周均能解除梗阻；因吻合口周围脓肿或炎性包块压迫所致的吻合口梗阻，临床症状也在手术数日后出现，但多不能自行缓解。X 线钡餐检查，吻合口呈环状或漏斗状狭窄，钡剂通过受阻。

3. 处理

吻合口梗阻的治疗原则应根据引起梗阻的性质而定，如梗阻的性质一时不易确定，宜先用非手术疗法。大多数患者经适当非手术疗法后梗阻症状可自行消失。非手术疗法包括禁食、胃肠减压、高渗盐水洗胃、肠外营养、酌情输全血或血浆及给予抗生素，梗阻症状可逐渐改善。若持续 2 ~ 3 周以上仍无改善者，可能为残胃排空障碍。如多次 X 线钡餐检查钡剂均不能通过吻合口，或胃镜发现机械性梗阻者，需再次手术，重新行胃空肠吻合术。

4. 预防

防止术后吻合口梗阻，做胃空肠吻合时，最好采用全口吻合；半口吻合时，吻合口长度不低于 6 cm，缝合时避免胃壁、肠壁内翻过多。吻合口彻底止血，可防止术后吻合口血肿压迫。术前、术后及时纠正贫血及低蛋白血症，伴幽门梗阻者术前数天给予洗胃及胃肠减压等，都是预防吻合口炎性水肿、防止术后吻合口梗阻的有效措施。

（三）输出袢梗阻

1. 病因

输出空肠段梗阻是胃大部切除术后较为常见的并发症，其发生原因：①大网膜炎性肿块压迫。②胃切除过多，输出袢悬吊成角或粘连带压迫肠管。③结肠后胃空肠吻合，错误地将横结肠系膜切口缝合固定于吻合口下方的输入、输出空肠段的肠壁上，或因横结肠系膜裂孔与胃壁缝线固定不牢，术后此孔下滑可压迫输入、输出空肠段，形成梗阻；或因固定缝线术后部分脱落，胃壁与横结肠系膜间出现一较大孔隙，小肠可经此孔突入而发生嵌顿或较窄。④结肠前胃空肠吻合，吻合口远端的小肠可进入吻合口后下孔隙而形成内疝。⑤输出空肠段套叠，是输出空肠段梗阻较为少见的病因，若发生逆行性套叠，套入部尚可经吻合口进入胃内。

2. 临床表现

输出空肠段梗阻多发生在术后 2 周内，也可发生在术后数月或数年内。临床表现为上腹饱胀，恶心、呕吐，呕吐物多为胆汁和食物。如梗阻原因为大网膜炎性肿块压迫，多无明显腹痛。如梗阻原因为内疝、套叠或粘连带压迫，往往出现阵发性腹痛。输出空肠段套叠，呕吐物除胆汁、食物外，还可含有血性液体。须借助钡餐检查，以显示输出空肠段套叠的部位。

3. 处理

输出空肠段的机械性梗阻常需再次手术以解除梗阻，如出现绞窄性肠梗阻的临床表现，则须进行急症手术。当一时不确定梗阻的性质，患者无腹胀、腹痛，又无胃肠道出血与腹膜炎等临床表现，宜先采用非手术治疗。在非手术治疗过程中，每隔 5 ~ 7 d 进行钡餐检查 1 次，如钡剂能通过吻合口至小肠远端，即使通过的速度很慢或量很小，仍可继续非手术治疗，直至梗阻完全解除为止。经非手术治疗 2 ~ 4 周后，临床症状尚无好转或不能排除机械性梗阻者考虑手术治疗，手术方式应视具体情况而定。

（1）肠粘连、粘连带或大网膜炎性肿块压迫，导致输出空肠段梗阻者，应做肠粘连松解术或切除大网膜炎性肿块。

（2）输出空肠段在吻合口处悬吊成角者须加做输入、输出肠袢 Braun 吻合。

（3）内疝嵌顿者应将嵌顿的肠段复位并缝闭吻合口下孔隙；若嵌顿的肠段已绞窄坏死者，应将坏死肠段切除并行肠吻合术。

（4）输出空肠段套叠者，应行肠套叠复位术。

（5）输出空肠段机械性梗阻，必须彻底解除引起梗阻之原因。梗阻解除后胃肠道自然通畅，但有学者认为还应加做输入空肠、输出空肠段之间侧侧吻合。如梗阻的原因确实无法解除，可改行 Roux-en-Y 吻合术或 Braun 侧侧吻合术。

4. 预防

结肠前输入袢对大弯吻合，为了杜绝输出空肠段在吻合口处悬吊成角，胃体大弯侧尽可能切除多一些，输入空肠段不宜过短，才能保持吻合口在接近水平位。结肠前胃空肠吻合，如术中发现输入空肠段留置较长时，应将空肠系膜与横结肠系膜缝合，关闭吻合口下间隙，以防小肠进入此孔隙而形成内疝。结肠后胃空肠吻合，必须将横结肠系膜上的开孔环形缝合固定于吻合口近侧的胃壁之上。

（四）内疝形成

胃大部切除术后内疝形成的发生率为 0.20% ~ 2.18%，多发生于术后数天到数月内，且均为毕Ⅱ式吻合术后。其发生和胃肠吻合蠕动方向、结肠前后、肠袢长度有关。由于本并发症发生率较低，常不能引起重视，容易造成诊断及治疗延误，病死率为 40% ~ 50%。

1. 原因

（1）输入袢空肠段过长：在输入袢对小弯的结肠前吻合术式中，吻合口后方与横结肠及其系膜的间隙常成为内疝发生部位，过长的输入袢可疝入其中造成内疝。

（2）吻合口后方间隙：毕Ⅱ式胃空肠结肠前吻合，吻合口后方必然遗留间隙；结肠后吻合，横结肠系膜裂孔未关闭或关闭针距过大，均可为内疝形成提供通道。

（3）术后解剖位置的改变：Treitz 韧带位于脊柱左侧，如结肠前输入袢对小弯吻合使肠管及其系膜发生前后交叉，形成空隙，易导致内疝。

（4）其他：术后腹腔内粘连、粘连索带或肠管间粘连间隙形成，加之肠蠕动功能紊乱、体位改变因素等都可造成内疝。

2. 临床表现

胃大部切除术后内疝多发生在手术后早期，约 50% 发生于术后 1 个月内，另有 25% 发生在术后 1 年内。临床表现主要是腹痛和呕吐，但因疝入肠袢是输入袢或输出袢而不同。输入袢内疝常有剧烈的持续上腹痛，也可为剑突下或左上腹痛，并向背部或肩胛后放射，不能平卧，常有恶心、呕吐，呕吐物很少含有胆汁。左上腹可能扪及包块。腹部一般不胀，当发生腹膜炎时可有腹痛、压痛和反跳痛、发热、白细胞计数增高，并容易发生虚脱、休克。输入袢发生内疝后，十二指肠内胆汁、胰液积聚，导致该段肠内压升高，造成胰管内胰液反流，引起血淀粉酶升高，可导致急性胰腺炎，因此，毕Ⅱ式胃大部切除术后发现血淀粉酶升高时，除外胰腺炎外，还应考虑内疝的可能，以免延误手术时机。

输出袢内疝的表现与小肠梗阻相似，常有阵发性腹部绞痛，有时向腰背部放射。呕吐物含有胆汁。可有腹胀及全腹压痛。有时巨大的输出袢内疝可压迫空肠输入袢，出现输入袢和输出袢同时梗阻，此时血淀粉酶也可升高。内疝一般迅速恶化，但有 10% ~ 15% 患者呈慢性间歇性发作，表现为不全梗阻，症状迁延数年之久。

因该并发症临床表现无特异性，诊断较为困难。因此对于毕Ⅱ胃大部切除术后近期内发生的上腹部持续性疼痛，阵发加剧，伴有腰部酸痛并向左肩部放射，频繁恶心、呕吐，呕吐后腹痛仍不缓解，排除急性胰腺炎者，应怀疑本病。体检有时可触及包块，出现典型腹膜炎体征。影像学也无特异性表现，X线可见液平，或可见到孤立胀大肠袢或软组织影。

3. 治疗

该并发症以手术治疗为主，非手术治疗死亡率高。手术方式如下：①回纳肠管，关闭吻合口后间隙。一般情况下，肠管由右侧向左侧疝入，因此回纳时应按照相反方向操作，如疝入肠管高度扩张可先试行减压后回纳肠管。肠管回纳后间断缝合关闭吻合口后方间隙，防止内疝复发。如肠管已发生坏死则应切除坏死肠管，吻合后再行关闭裂隙。如疝入肠管过多，活力可疑，处理时应慎重，避免肠管切除过多造成短肠综合征。②胃肠重建术。如输入袢过长可行输入袢、输出袢 Braun 吻合术，或改行胃空肠 Roux-en-Y 吻合术。

4. 预防

胃切除术后内疝形成诊断困难，文献报道即使能及时诊断死亡率仍高达 32%，因此预防显得尤为重要。如前所述，该并发症主要发生在毕Ⅱ式胃空肠吻合，所以毕Ⅱ式胃大部切除术应从以下几个方面防止内疝形成：①输入袢长度不能过长：输入袢长度过长是造成内疝的一个重要原因，因此通过各种方法尽量缩短输入袢长度，避免输入袢疝入。如网膜肥厚者可切除大网膜，以减少输入袢跨度；Treitz 韧带位置变异者可视情况选择输入袢对胃大弯的吻合方式。②注意关闭吻合口后间隙：尤其在结肠前吻合时，应注意缝合关闭吻合口与横结肠系膜的裂隙；在结肠后吻合时应注意关闭横结肠系膜切口。③内疝形成与饮食和消化道功能紊乱有一定关系，因此良好的饮食习惯，避免餐后剧烈活动，尤其对于一些有间歇性发作的腹痛症状患者更为有益。

六、术后急性胆囊炎

（一）原因

众多研究资料表明，迷走神经干切断后，由于迷走神经肝支、胆支的切断，使胆囊的副交感神经支配丧失，从而导致胆囊排空功能延迟、容量增加，胆囊收缩素作用下胆囊收缩减少，易导致胆汁淤滞。毕Ⅱ式胃肠道重建食物不经过十二指肠，缺少脂肪类食物对胆囊收缩素的刺激作用，诱发胆囊扩张与胆汁淤积，后者导致胆汁成分改变、胆汁黏稠、排泄更为困难，胆盐浓度进一步升高刺激胆囊，诱发炎症。旷置的十二指肠内细菌繁殖，易于引起胆管逆行感染。另外，术中拉钩对胆囊壁黏膜的压迫损伤也是原因之一。

（二）临床表现

胆囊炎表现为术后几天或数月出现右上腹疼痛不适，后继出现寒战、高热，右上腹压痛、反跳痛，胆囊胀大，并发中毒性休克者血压下降、脉搏细数、四肢湿冷等。白细胞升高，中性粒细胞比例增加。

（三）处理

术后急性胆囊炎可先行非手术治疗，积极补液，给予抗生素，解痉处理；如出现局限性腹膜炎，应急诊剖腹探查，手术原则为以最小的手术方式解决胆囊炎的问题即可。可行胆囊切除或造瘘术，右肝下放置多功能引流管以引流渗液，并可作为术后胆漏的诊治方法之一。

（四）预防

清扫肝、十二指肠韧带内淋巴结时切勿损伤胆囊动脉及胆囊壁。全胃切除者，可加行胆囊切除术，以防术后胆囊炎发生。保留迷走神经肝支的胃切除术，可维持胆囊的收缩功能，减少术后胆囊炎和胆石症的发生。术后不使用促使 Oddi 括约肌痉挛的药物如吗啡等。

七、胆囊坏疽

（一）原因

胆囊动脉多数起始于肝固有动脉，经胆囊三角后到达胆囊。少数情况下胆囊动脉起自肝固有动脉的近心端，如在清扫 No.12 组淋巴结时易于误伤，术后胆囊缺血、坏疽。

（二）临床表现

胆囊坏疽一般在术后 3 ~ 5 d 出现右上腹剧烈疼痛，查体可见明显腹膜炎体征，腹肌紧张，压痛、反跳痛，继之出现发热、脉快等全身中毒症状。

（三）处理

一旦怀疑有胆囊坏疽，应立即行 B 超检查，以了解胆囊情况及右上腹积液的位置和量。多数患者应行剖腹探查、胆囊造瘘术或胆囊切除术，一般不行胆总管探查及 T 管引流术，因患者接受二次手术打击风险极高，要求以最小的手术方式解决问题。同时还应给予禁食、营养支持、抗炎等治疗。

（四）预防

预防胆囊坏疽的最好方法是在解剖胃、十二指肠韧带时，辨认胆囊动脉，予以保护，避免损伤和结扎。如在判断胆囊动脉是否损伤时没有把握，在关腹前应仔细检查胆囊血供，如血供不佳应行胆囊切除。

八、术后急性胰腺炎

（一）原因

具体发病原因尚不明了，有关因素如下：①胰腺损伤，手术切除胰腺背膜或与胰腺浸润粘连，在分离过程中可能造成胰腺实质损伤，甚至主、副胰管的损伤。②术后 Oddi 括约肌痉挛，手术刺激可能造成十二指肠乳头的痉挛水肿，造成 Oddi 括约肌痉挛，从而造成胆汁或胰液自身反流而诱发急性胰腺炎。③输入袢梗阻，造成较高的输入空肠段内压，使胆汁、十二指肠液逆流诱发急性胰腺炎。

（二）临床表现

其表现与一般急性胰腺炎相似，主要为持续中上腹或腰部疼痛，呈束带感，血清淀粉酶、脂肪酶升高，可资诊断。

（三）处理

多可通过非手术治疗而治愈，措施包括禁食、胃肠减压、营养支持、抗生素、制酸、生长抑素等，但如存在严重输入袢梗阻等因素，明确病因后需手术治疗，解除输入袢梗阻，否则胰腺炎难以缓解。

（四）预防

术中分离过程中避免胰腺损伤；妥善设计胃肠吻合方式；避免输入袢梗阻，对于减少术后胰腺炎的发生也有重要意义。

九、术后早期炎性肠梗阻

胃切除术后早期发生的肠梗阻，除了肠麻痹及内疝、肠扭转、吻合口狭窄等器质性因素外，绝大多数是因手术操作范围广，损伤重或术前已有炎症，特别是曾经有过手术史的病例，腹腔内有广泛粘连，剥离后肠浆膜层有炎性渗出，肠袢相互黏着，甚至成角。这类肠梗阻称为腹部手术后早期炎性肠梗阻，其特点是既有机械因素，又有肠动力障碍因素，但无器质性狭窄。

（一）原因

胃切除术后早期炎性肠梗阻的主要原因是粘连和炎症。尤其是有多次腹部手术史或术中肠内容物污染严重的手术，其引起的机械性和化学性刺激导致吻合口和残胃炎症与水肿，以及横结肠系膜裂孔或大网膜水肿压迫，影响了胃的正常功能，减弱了残胃的收缩力，并使胃和小肠产生功能性排空障碍。此外，精神过分紧张，水、电解质及酸碱平衡失调，饮食改变及全身变态反应等也可能是本病的诱发因素。

（二）临床表现

本病常发生在手术后 2 周左右，腹胀、停止排气排便是主要症状，其次是呕吐。多数患者腹部有固定压痛的炎性包块，但无腹肌紧张、反跳痛。部分患者有低热，患者白细胞计数可升高。X 线检查对术后早期炎性肠梗阻的诊断具有决定性意义。腹部可见多个气液平，肠腔扩张积液。口服或经胃管注入30% 泛影葡胺显示肠蠕动减弱或消失，肠腔扭曲狭窄，造影剂成线状缓慢通过，有明显不全梗阻征象。纤维胃镜检查可见胃蠕动减弱，胃肠吻合口通畅，但有炎性水肿，腹部 CT 可见大网膜及肠管增厚，肠袢扭曲成团，肠腔基本没有显影剂。

（三）治疗

炎性肠梗阻原则是采取非手术治疗，应严加观察，耐心等待。只要无绞窄性肠梗阻或腹膜炎症状，一般不考虑手术治疗。

1．非手术治疗

（1）禁食，胃肠减压。

（2）肠外营养支持，维持水、电解质及酸碱平衡。

（3）应用生长抑素，可大幅减少消化液的分泌，减少梗阻肠段积液，减轻肠腔扩张，有利于肠道水肿尽早消退。

（4）应用肾上腺糖皮质激素，小剂量肾上腺皮质激素能有效减轻腹腔和肠管非细菌性炎症，消除肠壁水肿，是炎性肠梗阻的有效治疗措施。但同时应根据病情适可而止，防止产生并发症。

（5）其他药物治疗，如红霉素、西沙必利等。

2．手术治疗

炎性肠梗阻经 2～4 周非手术治疗，多能治愈。只有出现肠绞窄或腹膜炎症状时，才考虑手术治疗，否则应坚持非手术治疗。手术方式视肠梗阻病因而定，一般做肠粘连松解或肠侧侧吻合短路手术，若有肠绞窄应行肠切除术。

（四）预防

术中操作应注意的事项：术中减少不必要的损伤，注意保护肠浆膜，避免干纱布擦拭肠壁，手套上的滑石粉应清洗干净，尽量减少腹腔污染，腹腔内渗液应彻底清除等。术者在手术操作中尽量细心、仔细。术后应鼓励患者早期下床活动，消除紧张情绪，维持水、电解质及酸碱平衡，适当营养支持，以上措施可减少炎性肠梗阻的发生。

十、膈下脓肿

（一）原因

膈下脓肿均为液体积存感染而直接形成：术中消化道内容物溢出污染腹腔，或胃肠吻合口、十二指肠残端瘘病变局限而形成。如术中切除脾脏，则发生率更高。

（二）临床表现

膈下脓肿位置较深，又有原发疾病或手术在前，腹部体征往往不突出。患者可感到上腹部饱胀不适，上腹部或下胸部隐痛，可牵扯肩背部或后腰部疼痛。如膈受刺激，可有频繁呃逆。有胸膜反应时，可有胸痛、气短、咳嗽。膈下脓肿最重要的临床表现是原有的病情好转后又逐渐出现全身感染症状。体温再度升高，开始为弛张热，逐步为稽留性高热、脉搏增快，多汗、虚弱，一般情况明显恶化。体格检查时，上腹部有明显压痛及腹肌紧张者不足 50%，可有饱满感，有时能触及边界不清的包块。肝区可有叩击痛，侧胸部或后腰部有时出现指凹性水肿。听诊患侧呼吸音弱，或有湿性啰音。肠蠕动正常或减弱。

（三）处理

1．全身治疗

消耗严重者给予肠外营养，必要时胃肠减压。静脉给予有效广谱抗生素，并给予抗厌氧菌药物，可根据药敏试验结果调整抗生素。

2．脓肿穿刺

如脓肿形成、脓腔较大时，可在 B 超引导下穿刺置管引流，将脓液尽可能吸净，可注入生理盐水冲洗，以稀化脓液，便于引流。

3．手术引流

多数患者需手术引流。术前 B 超定位，选择合适切口，一般选择腹膜外入路。手术入路包括腹前壁入路、后腰入路及胸壁入路。无论经何种入路切开脓腔，引流必须充分，可放置多功能引流管，妥善固定于皮肤，术后负压吸引，可定时冲洗脓腔。随引流量减少，逐步拔出引流管。必要时在拔管前做窦道造影，了解有无残腔。

（四）预防

关腹前，根据腹腔污染情况，充分吸净腹腔渗出液，彻底止血，需要冲洗时应用大量盐水冲洗并清除干净。腹腔内如遗有创面或有吻合口漏可能时，应放置多功能引流管，麻醉清醒后尽早取半卧位。

十一、小肠粘连性肠梗阻

（一）原因

肠粘连是机体对外来刺激的保护性反应。手术翻动肠管导致浆膜损伤、缺血、吻合口漏、缝线、血肿等均可引起炎症反应，局部纤维蛋白原及纤维蛋白积聚，诱发蛋白性粘连。此种粘连可被纤溶系统和巨噬细胞清除，再由间皮细胞覆盖创面而达到生理性修复。在壁腹膜及脏腹膜损伤严重情况下，纤溶系统功能低下，蛋白性粘连不能溶解，逐渐为纤维组织细胞所替代，形成胶原纤维，间皮细胞无法覆盖损伤面，即导致纤维性粘连。开腹手术肠粘连几乎是 100% 发生，但其中只有 30% 左右发生梗阻。发生肠梗阻的解剖因素：粘连成团、粘连成交、粘连带压迫、内疝、以粘连带为轴心小肠旋转及肠管粘连或被误缝于腹壁切口，在体位转变、暴饮暴食以及胃肠道功能紊乱的情况下，即诱发肠梗阻。患者出现不同程度的恶心呕吐、腹痛、腹胀及停止排气排便。

（二）病理生理改变

1. 体液丧失及水、电解质及酸碱平衡紊乱

胃肠道每天约 8 000 mL 分泌液不能再吸收，积存在肠腔或由呕吐排出；肠腔过度的扩张还可导致血液回流障碍，肠壁向腹腔渗出增加；如果出现绞窄坏死，则可丢失大量血液。共同结果是导致血容量不足及酸碱平衡紊乱。十二指肠等高位梗阻可导致低钾、低氯性碱中毒，而大多数小肠梗阻，因丢失大量碱性肠液、缺氧导致酸性产物积聚，加之小便减少，患者易出现代谢性酸中毒。

2. 感染中毒

扩张肠袢内的细菌繁殖活跃，产生大量毒素，易于导致患者中毒；在肠梗阻时间过长或肠壁坏死情况下，发生细菌异位，肠腔内细菌移植到腹腔内，引起化脓性腹膜炎和菌血症。

3. 休克

肠梗阻导致的休克为混合型，原因包括严重缺水、血容量减少、酸碱平衡紊乱、细菌感染中毒等，病情严重，晚期出现 MODS 甚至多脏器功能衰竭而死亡。

4. 循环与呼吸功能不全

过度腹胀、膈肌上抬、腹式呼吸减弱，导致气体交换功能障碍。同时腹内压力升高，影响静脉回流，再加上感染、中毒及休克等因素，而致循环与呼吸功能不全。

（三）治疗

纠正生理紊乱与解除梗阻是肠梗阻治疗的基本原则，具体包括非手术和手术方法。

1. 非手术治疗

（1）胃肠减压：是肠梗阻最基本的处理方法，通过胃肠减压清除积聚的气体及液体，降低肠腔内压力，改善肠壁血液循环，减少细菌繁殖与毒素吸收，促进局部及全身状况改善。尽量用较粗的鼻胃管，前端 10 cm 多剪侧孔，插入深度应达幽门部，以起到良好的吸引减压作用。

（2）纠正水、电解质及酸碱平衡紊乱：这也是肠梗阻治疗的重要方法，根据梗阻部位、生化检查结果、血气分析、引流量、尿量、心脏功能及肾功能等，决定输液量及种类；绞窄性坏死者，根据血常规血红蛋白结果，酌情给予补充红细胞，但大多数情况下并无必要。

（3）应用抗生素。肠梗阻多半有细菌繁殖及毒素吸收，应静脉给予抗生素。目前第三代头孢菌素类应用效果较好，由于肠腔内尚有厌氧菌存在，加用灭滴灵有益无害。

（4）解痉止痛：肠梗阻早期由于梗阻以上肠管收缩加强，患者多有剧烈阵发性腹痛，可给予解痉剂如诺仕帕。阿托品及山莨菪碱由于存在口干等不良反应，患者耐受性不及诺仕帕。杜冷丁及吗啡的应用必须在排除绞窄性肠梗阻之后。

（5）抑制胃肠道液体分泌：减少肠腔液体分泌必然减轻肠道负担，促进康复，生长抑素如施他宁效果较好，胃肠引流量可减少 300 ~ 500 mL/d，效果确切。

（6）肠外营养支持：禁食期间，应给予 104.60 ~ 125.52 kJ/kg 体重非蛋白热量的营养支持，可以减少负氮平衡，促进合成代谢，改善患者身体状况。

（7）温盐水低压灌肠：一方面可以清洗梗阻以下肠管内残存粪便；另一方面可以促进肠蠕动，利于肠道功能早期恢复。但切记必须无绞窄性肠梗阻，否则可导致穿孔，因此，灌注压切勿过高。

（8）润滑肠道：特别是单纯性不完全性肠梗阻最为适合，给予石蜡油，30 ~ 50 mL 自胃管注入，夹管 30 min 后开放，对肠梗阻的解除颇有裨益。

（9）下床活动：肠腔内容的排空动力，一方面来自肠腔蠕动，另一方面来自重力作用，因此，患者在病情可以忍受的情况下，应坚持下床活动。

2. 手术治疗

（1）适应证：出现腹肌紧张、压痛、反跳痛、肠鸣音消失等腹膜炎体征者；腹穿、胃肠减压或排出血性液体者；脉搏、体温、白细胞及中性粒细胞持续上升，血压出现下降者；经 24 ~ 48 h 积极的上述非手术处理措施治疗后，未见好转反而加重者；腹部绞痛剧烈，腹胀不对称，局部隆起者；X 线发现孤立胀大肠袢者；对于多次反复发作者，可于最后一次发作开始即予以手术探查。

（2）手术要点：手术需在全身麻醉下进行。可经原切口进腹，切除原手术瘢痕，并超过原切口3 ~ 5 cm，进腹时先从超出原切口部分切开腹膜，这是因为原切口瘢痕下方可能存在粘连肠管。对肠壁坏死变黑、蠕动丧失、血管搏动消失、生理盐水纱布热敷或 0.5% 普鲁卡因封闭 30 min 未见好转者，应行肠切除肠吻合术。手术目的在于解除引起梗阻的粘连，对未引起肠梗阻的粘连无须处理，因手术会造成新的粘连，而且增加肠漏的风险。粘连成团的肠袢，根本无法切除时，可行短路捷径手术；如果尚存 > 100 cm 小肠时，可将成团肠袢切除；或者梗阻部位以上切断肠管，远断端封闭，近断端与梗阻部位以下的肠管吻合。至于小肠造瘘术一般无须采用。对于广泛粘连且反复手术者，可行小肠插管内固定术：经胃造瘘插入带气囊的双腔管，将其远端气囊置于盲肠，从而将全部小肠顺序折叠排列。如果无带气囊的双腔管，也可用较粗的胃管，两端经胃造瘘和盲肠造瘘引出体外，胃管间隔 10 cm 剪侧孔 1 个，术后胃管两端均予以负压吸引。另外需注意有时粘连造成的肠梗阻不止一处，应全面探查，以防遗漏。术后采用上述非手术处理方法是保证手术成功的关键。

（3）术中注意事项：粘连性肠梗阻的手术易于发生肠漏、腹腔感染以及肠梗阻未能解除的情况，为获得较好的手术效果，术中可采取以下措施：尽量不经原切口进腹，因其下方可能存在粘连之肠袢，易于损伤。如果经原切口，首先需要在原切口上方或下方 5 cm 进腹，可减少手术损伤概率；粘连解除以锐性分离为主，薄的组织剪以及小的圆刃刀都是较好的器械；短的粘连予以切断，长的粘连带必须完全剪除，预防其游离缘形成新的粘连带；一般不要用手指钝性分离，虽然很多医生都曾应用；如肠管与腹壁粘连，可切除部分腹膜，保护小肠；对于粘连成团的肠袢无须强行分离，在明确梗阻远、近段肠管后，可行短路手术，或在确保尚存 > 100 cm 小肠情况下，行肠袢切除术；虽然患者可能存在多处粘连梗阻，术中应全面探查，包括自胃至直肠的全部消化道，但对无梗阻的粘连切忌分离，以免引起更多损伤；如果肠腔大量积气积液，可先行肠管减压处理；浆膜层损伤，可用 0 号丝线间断缝合，损伤面积较大者，必须采用横形缝合，以免肠腔狭窄梗阻；在可能发生漏的肠管附近留置双腔引流管，虽有引起新的粘连的可能，但可通过引流液性状早期发现肠漏，尽早处理，避免更危险的并发症。还有一个重要因素是手术医生的经验与耐心，丰富的临床经验无疑是手术成功的重要保障。粘连性肠梗阻在很多时候相当复杂，手术耗时耗力，术者必须戒骄戒躁，耐心细致地处理每一步操作，否则将会对患者带来灾难，也给术者留下终身遗憾。至于在患者腹腔留置防粘连药物，虽然研究较多，但目前尚无任何一种药物值得信赖。

十二、乳糜漏

（一）原因

乳糜漏是腹后壁的淋巴管道损伤所致，其发生率并不高。主要的损伤部位：①清扫 No.16、No.14、No. 8p 淋巴结或贲门后组织时可能将腹主动脉和下腔静脉周围的腰干或乳糜池损伤。②清扫 No.16b1 组淋巴结、腹主动脉和下腔静脉之间的组织时，远端往往有一管状结构，应予以钳夹、切断、结扎。

（二）临床表现

临床实践发现淋巴漏的发生率不足 0.07%，分为排出液呈乳白色的乳糜漏和自肝门淋巴管排出浆液性的肝淋巴漏。胃癌手术后乳糜漏临床表现多出现在术后 2 ~ 4 d，患者可出现腹痛、恶心或呕吐，多诊断为术后"正常"反应。如补液充分患者通常无明显不适。如引流管过早拔出，可表现为腹胀。腹腔引流管引流出大量浆液性或乳白色液，量多在 500 ~ 5 000 mL。乳白色腹水不等于乳糜漏，因癌性腹水内含有较多脱落细胞时也呈乳白色。乳糜漏时乳糜试验呈阳性：乙醚等有机溶剂萃取乳糜微粒脂肪小滴，脂溶性染料苏丹Ⅲ对乙醚提取物进行染色，涂片镜下可见脂肪颗粒被染成大小不等的橘红色球形小滴。乳糜性腹水加乙醚震荡后变为澄清，加苏丹Ⅲ后呈红色。

（三）处理

乳糜漏的总体预后较好，一般不致危及患者生命，也不必急于再次手术，给予低脂、高蛋白饮食。应保持引流通畅，注意维持患者水、电解质及酸碱平衡，予以肠外营养支持。补充维生素 K 可促进较小的淋巴漏口愈合。引流量会逐渐减少，直至可以拔除引流管，鲜有腹胀再发者。当淋巴漏 > 1 500 ml/d 且伴有呼吸困难时，可行剖腹探查。术前 6 h 给予苏丹黑 B 2.5 g，另服牛奶 100 mL，利于术中对漏口的识别。术中仔细探查腹膜后手术创面，可疑之处均予以集束结扎。如引流管拔出后发生的淋巴漏，为减轻腹胀导致的呼吸困难，可行腹腔置管引流术，但此仅为姑息处理。另外，顽固性乳糜漏行腹腔—静脉分流术（Denver 管）也是可选择方法之一。

（四）预防

术中操作仔细，妥善结扎损伤的淋巴管，是避免淋巴漏的关键。在清除上述淋巴结时，对所有结缔组织或条索样组织均应妥善结扎，要时刻注意有无清白色液体不断渗出，如有且以纱布蘸净后又有液体不断渗出说明有淋巴管损伤，应给予结扎。有学者曾见 1 个食管癌胸腔淋巴管损伤的案例，术中已见淡黄色液体不断渗出，但未能集束结扎，术后发生大量淋巴漏，值得术者反思。

十三、胃回肠错误吻合

胃大部切除术后误将残胃与末端回肠吻合在一起，称为胃回肠错误吻合。该并发症属严重技术错误，常由于操作者的粗心大意、解剖知识不足所致，是完全可以避免的。

（一）原因

1. 主观因素

胃回肠错误吻合发生的最主要原因是术者的经验不足或粗心大意。

2. 客观因素

由于腹腔内情况复杂，或由于腹腔内广泛粘连、患者自身解剖变异造成术者不能正确辨认末端回肠的腹膜附着处或 Treitz 韧带，当肠管拉不动时就误认为是空肠起始处。

（二）临床表现

由于残胃与回肠错误吻合后，食物及消化液通过一小段回肠即迅速进入结肠，吸收面积明显减少，造成营养物质的消化吸收障碍，电解质大量丢失，患者出现严重腹泻，从而造成严重的营养不良和水、电解质及酸碱平衡失调。其发病机制类似于短肠综合征，临床上往往表现如下。

（1）体重减轻、营养不良：绝大多数患者会出现不同程度的营养不良和体重减轻，且常呈现进行性加重趋势。随着时间推移，患者小肠黏膜可以出现增生肥厚，而起一定的代偿作用，但因吻合处距回盲瓣多在 10 ~ 15 cm 内，多数患者的营养状况难以维持。长期营养不良造成严重的低蛋白血症，可出现四肢浮肿、腹水等。

（2）贫血：多数系营养性贫血。由于营养物质的消化吸收障碍，尤其是十二指肠和上段空肠对铁、维生素 B_{12}、叶酸吸收障碍，造成贫血；常呈正常细胞或小细胞低色素性贫血。

（3）腹泻：表现为持续性长期进食后排便次数增多；严重时每小时均有腹泻；粪质稀薄或呈水样，内含较多未消化食物，无黏液及脓血。长期腹泻造成肛周皮肤湿疹，甚至糜烂。

（4）呕吐：由于末端回肠内容物可反流入胃，造成胃黏膜刺激，引起呕吐，呕吐物可呈粪便样，有发酵及粪臭味。

（5）腹痛：由于大量小肠旷置，细菌丛生，缺乏食物刺激，可出现功能紊乱，引起腹部绞痛。另外由于回肠对胃酸抵抗力极低，胃回肠吻合口溃疡发生率高，溃疡面的刺激也可引起烧灼样腹痛。

（6）由于营养物质吸收障碍造成低钙血症，出现骨折、骨质疏松等；由于维生素吸收障碍可出现舌炎、神经炎等；溃疡容易复发而造成出血。

（7）实验室检查：主要为吸收不良综合征表现，血液检查可见水、电解质紊乱，代谢性碱中毒，中重度贫血，低蛋白血症，维生素缺乏；骨关节 X 线片可见骨质疏松；粪便中脂肪和氮含量增高。

（三）治疗

严重营养不良的患者应行静脉营养，一方面纠正水、电解质及酸碱平衡失调；另一方面补充营养改善患者一般情况，提高手术耐受力。该并发症一经诊断应及时手术，手术是唯一可能治愈该症的方法。手术方式一般选择切除胃回肠吻合部位＋回肠两断端吻合＋胃空肠吻合术。

（四）预防

术者操作谨慎、细心，熟悉解剖结构，遵循操作常规是预访该并发症的关键。客观上，Treitz 韧带是判断空肠起始端的关键标志，因此正确辨认该韧带是预防的关键所在，正常情况下，此韧带位于横结肠系膜根部下方，提起横结肠及其系膜的间隙就可看到 Treitz 韧带，约相当于 L_2 左侧，肠系膜下静脉右侧。在遇到腹腔内广泛粘连或解剖变异时，尤其应该耐心寻找，根据解剖定位和正确的辨认方法来操作。除此之外，末端回肠与近端空肠在解剖结构上有着明显区别，如近端空肠系膜血管弓为单弓，而回肠有 4～5 级血管弓；空肠肠壁较回肠厚，管径较回肠粗。注意这些问题，按常规正确操作，该并发症是可以避免的。

十四、倾倒综合征

胃大部切除术后由于胃容积缩小，正常的幽门括约肌限制和延缓食物过快进入小肠的功能不复存在，部分患者胃肠吻合口过大（特别是毕Ⅱ式），所进食物可迅速由残胃进入小肠，引发一系列症状，称为倾倒综合征。

（一）早期倾倒综合征

1. 原因

早期倾倒综合征的具体病因和机制目前尚不完全明了，有多种学说，多数认为是大量高渗食物快速进入十二指肠或空肠引起的病理生理变化：①餐后高渗性食物快速进入小肠引起肠道内细胞大量分泌肠源性血管活性物质（如 5- 羟色胺、缓激肽等），从而导致肠道蠕动加快和容量血管舒张的症状。②食物未经消化、稀释快速进入小肠，由于食物的渗透压较高，通过渗透作用使大量细胞外液透过肠壁进入肠腔，造成大量液体丢失。③大量液体丢失以及循环血量进入容量血管，造成有效循环容量下降，血清钾离子减少，引起一系列循环系统症状。④站立时，食物和进入肠腔体液的重量牵拉已游离的残胃，刺激内脏神经，引起反射性上腹部症状和心血管症状。

2. 临床表现

多发生在餐后 5～30 min，持续 15～60 min，进食后站立可诱发或加重症状，而餐后平卧休息可减轻症状。临床上主要表现两组症候群：①胃肠道症状，上腹饱胀感、恶心、呕吐、腹泻、肠绞痛，查体有脐周轻压痛或无明显压痛，听诊肠鸣音活跃。②循环系统症状，表现为一过性血容量不足的症状，如心悸、心动过速、出汗、眩晕、苍白、无力、发热等。

3. 处理

早期倾倒综合征多数症状较轻，经过一段时间的胃肠道适应和饮食调节后，症状可消失或易于控制。

主要非手术治疗措施：①体位，进食后适当平卧休息 20～30 min，减少活动，避免餐后马上站立或行走，防止食物因重力作用过快从残胃进入小肠。②饮食调节，少量多餐，逐渐增加食量，给予多次少量的高脂、低糖、含水分少的半固体食物，以增加食物的黏滞度，避免流质及过甜、过咸食物。③支持疗法，对病情严重者加强支持治疗，维持水、电解质及酸碱平衡，必要时给予肠外营养支持以利于患者康复。④心理疗法，神经精神因素在倾倒综合征的发病中有重要作用，充分解释病情，树立患者的信心，以配合治疗；适当的心理暗示治疗有时会有意想不到的效果。⑤药物治疗，X 线钡餐检查证明输出段肠蠕动亢进者，可加用解痉挛药物，如诺仕帕、山莨菪碱等；抗组胺药或 5- 羟色胺拮抗剂，如赛庚啶、利血平等，也可有缓解症状的效果。近年来研究表明，应用生长抑制素，如施他宁，对倾倒综合征的治疗效果较佳，可明显改善患者的全身及消化道症状，其作用机制可能与抑制血管活性肠肽等多种消化道激素的分泌有关。

手术治疗仅适用于较长时间非手术治疗而症状仍较严重者。目前临床上常用的手术方式：①将毕Ⅱ式胃空肠吻合改为毕Ⅰ式胃十二指肠吻合，改行胃残端十二指肠吻合后，食物可按生理途径经过十二指肠，并与胆汁及胰液充分混合稀释，一方面降低了食物的渗透压，另一方面食物在十二指肠有一段滞留时间，延缓食物进入小肠，可显著降低倾倒综合征的发生。②改行 Roux-en-Y 吻合，对严重倾倒综合征患者可以试用残胃空肠 Roux-en-Y 吻合，多数报道疗效满意，操作也不复杂。一方面，Roux-en-Y 式胃空肠吻合可延缓胃的排空；另一方面十二指肠和上段空肠是糖分解的主要场所，胃空肠 Y 型吻合将使食物直接进入中段空肠，避免了糖的过分吸收而防止倾倒综合征的发生。③空肠间置手术，采用顺蠕动或逆蠕动空肠袢间置于胃十二指肠之间，使食物在残胃滞留时间延长。该术式效果较为确切，选用顺蠕动空肠袢的肠段长度限制不太严格，在输出袢 40 cm 以远处倒转一段肠管置于胃和十二指肠间（空肠代胃术），这段肠管的长度一般选用 10 cm 左右，过短无效，过长则有发生梗阻之虑。

4. 预防

手术中尽可能避免残胃过小、吻合口过大是预防该并发症的主要措施。

（二）晚期倾倒综合征（又称为低血糖综合征）

1. 原因

主要发病机制是由于食物快速进入空肠后，葡萄糖吸收加速，血糖骤然升高，刺激胰岛分泌大量胰岛素；禁食 2～4 h 后，食物中糖的吸收减少，血糖下降，而血胰岛素水平未能相应下降，出现低血糖的一系列症状。

2. 临床表现

多在餐后 2～4 h 出现症状，主要表现为头昏、眩晕甚至晕厥、心慌、出冷汗、苍白、无力、手抖等，类似于低血糖反应。

3. 处理

治疗以饮食调节为主，晚期倾倒综合征发生时，立即给予少量食物，低血糖症状可迅速缓解。如非手术治疗无效，在严格选择适应证的条件下可采取手术治疗，手术方式同前。

4. 预防

避免高糖饮食，流质饮食或进食后饮水可加速食物进入小肠，容易诱发低血糖反应综合征，故饮食以半固体饮食为宜。有报道称餐后给予 10～15 g 果糖可防止出现低血糖症状，因果糖的凝胶特性可增加肠内容的黏滞度而延缓糖的吸收。

十五、吞咽困难

（一）原因

（1）因贲门癌要求至少将食管下端 3～5 cm 切断，因而使食管下段的蠕动及贲门的舒张力减弱，导致吞咽困难。

（2）术后反流性食管炎可导致食管壁纤维化或食管周围炎症粘连而引起吞咽困难。

（3）食管胃或食管空肠吻合口狭窄。

（二）临床表现

该并发症多发生在术后 1～2 周，以进食半流质或普通饮食时表现明显，且该并发症有自限性，经过 1～4 个月后可自行消失。长期不愈者考虑多为反流性食管炎所致的食管壁纤维化或食管周围炎症粘连引起的器质性梗阻或功能性舒张障碍。

（三）处理

一旦发生该并发症，可给予吗丁啉、莫沙比利等药物，对久治不愈的吞咽困难在明确为器质性梗阻时可行内镜下食管扩张术或手术粘连松解术。

（四）预防

在行食管下段迷走神经切断时，尽量减少食管下段的损伤，是避免该并发症的关键。

十六、碱性反流性胃炎

碱性反流性胃炎是由于胃大部切除术后幽门功能不全，碱性十二指肠液反流入胃引起的一种综合征，其发病率为5%～15%，而以毕Ⅱ式胃空肠吻合术后最为多发，其发生率是毕Ⅰ式胃十二指肠吻合术发生率的2～3倍。

（一）原因

（1）胃大部切除毕Ⅱ式胃空肠吻合术后，碱性胆汁、胰液、小肠液经输入袢流入残胃内，引发碱性胃炎。

（2）胆盐、磷脂酰胆碱破坏胃黏膜屏障，H^+逆向扩散而引起化学性炎症，导致胃黏膜充血水肿、糜烂等改变。

（3）胃内正常的酸碱度破坏，细菌繁殖，幽门螺杆菌增殖，造成胃黏膜损害。

（二）临床表现

为毕Ⅱ式胃大部切除术常见的远期并发症。常在术后数月至数年内发生，其中约76%患者首次发病在1年以内。临床表现为上腹部或胸骨后烧灼感，呕吐胆汁样液体，进食后加重，体重减轻、日渐消瘦、贫血。抑酸剂常无效，症状不易缓解。胃镜检查提示，胃黏膜充血水肿、易出血，常有轻度糜烂，以吻合口附近为显著，可见到胆汁经输入袢流入胃腔，活检病理检查提示胃黏膜萎缩、炎性浸润和充血水肿。放射性核素^{99m}Tc静脉注射后体外检测放射性分布有助于诊断。

（三）处理

治疗上，可采取少量多餐、餐后勿平卧，口服胃黏膜保护剂（如硫糖铝），促胃动力药物（如吗丁啉、莫沙比利）可促进胃的排空，减轻胃反流的症状；考来烯胺可与胃中胆盐结合，加速胆盐排出，也有一定效果。该并发症顽固，药物治疗往往不易缓解，而手术治疗常收到显著疗效，故症状严重者应考虑手术治疗。

手术方式有多种：①改毕Ⅱ吻合为Roux-en-Y胃空肠吻合加迷走神经干切断术，一方面增加了胃与胆汁、胰液流出道的距离，减少了胆汁、胰液反流入胃。其中输出Roux臂应在40～50 cm以上方可有效防止反流；另一方面迷走神经干切断后可有效减低酸度，防止吻合口溃疡的发生，可收到良好效果，该术式目前较为常用。②空肠段间置术：常用的有Henle术，在残胃和十二指肠之间，间置长15～20 cm的一段顺蠕动空肠。③如为毕Ⅱ式，可切断输入袢，闭合胃侧断端；在距吻合口约20 cm处离断输出段空肠，输出段近切端与十二指肠残端吻合，远切端与原输入段近切端吻合。该方法症状缓解率也较高，应用广泛。④改毕Ⅱ为毕Ⅰ式，因其症状缓解率低，目前已较少应用。

（四）预防

选择毕Ⅰ式胃十二指肠吻合或胃空肠Roux-en-Y吻合可减少该并发症发生率。

十七、吻合口溃疡

胃切除术后溃疡又称为吻合口空肠溃疡，或吻合口溃疡。溃疡多发生在吻合口附近的空肠，其中最多见于吻合口对侧空肠壁上，其次在吻合口边缘空肠侧，而胃壁罕见。其发病率为2%～5%，溃疡复发的概率与胃切除范围明显相关，其中胃大部切除毕Ⅱ胃肠吻合多于毕Ⅰ式。

（一）原因

溃疡的发生与胃酸有直接关系，因此吻合口空肠溃疡的发生取决于未能解除的高胃酸状态，其中高胃酸与以下因素有关。

（1）胃切除范围不足：一般认为标准的胃大部切除范围为65%～75%，如少于此范围、残留壁细胞过多，则术后仍然存在高胃酸状态，容易发生吻合口溃疡。

（2）空肠吻合口的位置选择至关重要：越远离Treitz韧带，空肠壁的抗酸能力越低，因此，如输入祥过长，吻合位置过低也容易发生溃疡复发。

（3）胃泌素分泌过高：某些内分泌疾病（如 Zollinger-Ellison 综合征）或胃排空延迟、胃潴留刺激均可造成高胃泌素血症，可刺激胃酸过量分泌，致使溃疡复发。

（4）患者的个体素质和性情对溃疡复发也有一定影响。

（二）临床表现

主要症状为腹痛，夜间疼痛较重，进食或抗酸药物可缓解；可伴有恶心、呕吐等消化道症状，症状反复发作，患者因进食较少可造成营养不良、消瘦。吻合口溃疡的一个显著临床特点是高并发症发生率，最常见的是急性或慢性出血，发生率为 50% 以上，临床表现为上消化道大出血、黑便或大便隐血试验阳性，由此造成的贫血也较多见；另外，穿孔是严重并发症，其发生率为 5% ~ 10%，游离穿孔可表现为急性弥漫性腹膜炎，出现严重的腹痛、腹膜刺激征，慢性穿孔可造成局部脓肿形成或肠内瘘。

（三）处理

对于胃大部切除术后，患者有不典型的上腹烧灼痛，经常反酸、嗳气，用抗酸药能缓解者，应行胃镜检查以早期发现溃疡复发。

（1）非手术治疗：一经确诊，要按溃疡病非手术治疗原则进行治疗，采用 H_2 受体阻滞剂及质子泵抑制剂，如法莫替丁、奥美拉唑，保护胃黏膜以及抗 Hp 感染等联合用药。

（2）经积极治疗不愈者，应再次手术。术中仔细探查，判断发病原因，做相应处理。如原胃大部切除范围足够，可行迷走神经切断术；如原胃切除不足，应再行残胃次全切除 + 胃空肠 Roux-en-Y 吻合术；如胃窦部残留，应加行彻底手术。术后严密观察，如患者恢复后胃酸测定值仍高，除长期服用奥美拉唑等抗酸药物外，还应查找有无胃泌素瘤等特殊情况。

（四）预防

（1）首先应确定适当的胃大部切除范围，胃癌患者胃酸水平多不高，胃切除范围在 60% ~ 70% 已经足够。

（2）毕 II 式胃肠道重建不加做 Braun 吻合，或尽量采用毕 I 式胃肠道重建。

（3）术后复查胃酸，定期随访，以便指导治疗。

十八、胃癌复发

（一）原因

胃癌复发的具体发生机制不甚明了，可能与以下因素有关：

（1）胃内酸性环境改变，胃大部切除术后由于胃酸分泌减少，再加上碱性胆汁、胰液流入胃腔，造成胃液 pH 升高，这一环境改变促成了细菌的大量繁殖，在细菌作用下胆汁酸的分解和硝酸盐的还原，在胃内转化为强致癌性的亚硝酸盐。

（2）长期的胆汁、胰液反流，对胃黏膜的刺激均有重要的促癌作用。

（3）长期碱性反流性胃炎，可造成胃黏膜的萎缩、肠上皮化生，继而胃黏膜上皮细胞出现不典型增生、癌变。研究证明，胃大部切除 10 ~ 20 年后，残胃黏膜活检均有萎缩性胃炎、肠上皮化生等改变。

（4）切缘癌残留，胃切除量不够是导致胃癌复发的主要原因。胃黏膜及浆膜下均存在丰富的淋巴管网，癌细胞可经过淋巴管网沿胃壁浸润，尤其是低分化的浸润性癌，向周围浸润距离常超过 5 cm。因此即便是严格按照 5 cm 肉眼切缘的距离进行操作，切缘癌复发的发生率仍然不低。因此，充分认识不同类型胃癌的生物学行为、必要的切缘快速冰冻病理检查是预防切缘癌残留的主要措施。

（5）多中心性癌，少见情况下胃癌可能存在多中心癌灶，如术前胃镜检查不充分，术中未能仔细触诊，可能会造成漏诊，以致胃切除不充分而残留胃癌。

（6）淋巴结清扫不彻底，目前对淋巴结清扫范围问题尚存争议，但 D_2 根治是目前国际上较为认可的术式。部分医生所谓的根治术，只是胃大部切除而已。

（7）亚临床转移灶，一些器官的亚临床转移灶未能发现可能造成术后复发、转移。

（二）临床表现

早期无明显症状，或仅表现为上腹部不适、恶心、呕吐、反酸、嗳气、进食后饱胀等非特异性症状，严重时可表现为上腹痛、吞咽困难、消化道出血、消瘦、贫血等。胃癌根治术后患者如出现上述表现应及时行胃镜检查并作病理活检，胃镜活检的阳性率为 92% ~ 100%，明显高于胃肠道钡餐检查的 40% ~ 54.7%。毕 I 式吻合口部位和毕 II 式关闭口处是胃癌复发的常见部位，因此胃镜检查应密切注意这两个部位。此外，还应行超声检查或增强 CT 扫描以除外肝脏、肺等器官转移和腹腔淋巴结的转移。血清标志物 CEA、CA19-9、CA74-2 等对胃癌的复发有提示作用，但特异性不高。

（三）处理

1. 手术治疗

手术仍然是胃癌复发患者唯一可能治愈的方法。胃癌根治术后定期密切随访，对于胃癌复发的早期发现和提高再手术率有着极为重要的意义。早期残胃复发癌应积极手术治疗，可行根治性全胃切除，需行区域淋巴结清扫；消化道重建以 Roux-en-Y 食管空肠吻合最为多见。如胃癌复发已侵犯胃外脏器，可视情况给予联合脏器切除。对已不能根治的病例，如并发梗阻、出血等严重症状，可行姑息性切除或短路手术。

2. 辅助治疗

包括化学治疗、放射治疗、靶向治疗、免疫治疗及中医中药治疗等。应视患者的具体情况来选择，如胃癌复发发现较晚，患者一般情况往往较差，则不能耐受大剂量的化疗、放疗。

（四）预防

术前详细的胃镜检查，术中仔细操作，足够的胃切除量，适当的淋巴结清扫是预防胃癌复发的重要措施。对于以往距肿瘤边缘 5 cm 肉眼切缘的距离应持审视态度，要结合患者病理分化类型及 Borrmann 分型来决定，必要时切缘送冰冻病理检查以减少切缘癌残留的发生率。由于胃癌复发的早期发现率不高，因此强调胃癌根治术后患者的定期、全面复查极为重要，复查内容包括详细询问病史、临床表现、胃镜及影像学检查。及时处理碱性反流性胃炎、胃黏膜萎缩、肠化生等病理状态。胃癌复发患者的根治性切除率为 15.9% ~ 53.3%，影响切除的主要原因是肿瘤对周围血管和脏器的广泛侵犯；术后死亡率高达 15%，术后并发症发生率也达到 5.6% ~ 22.7%。由于胃癌复发手术切除率低、患者治疗耐受性差、术后并发症发生率与死亡率较高，因此加强预防和定期复查具有重要意义。

第七章

肝胆疾病

第一节　肝囊肿

一、非寄生虫性肝囊肿

（一）流行病学

先天性肝囊肿可分为单发性和多发性囊肿（也称多囊肝）。单发性肝囊肿较少见，尸检检出率为 0.16% ~ 0.19%。本病以女性多见，在无症状的肝囊肿患者中男女比例为 1.0 ∶ 1.5，在有症状或者有并发症的患者中男女比例为 1 ∶ 9。可发生于任何年龄，但以 20 ~ 50 岁多见，文献报道最小年龄为 2 岁，最大为 82 岁。但是 50 岁以上患者的肝囊肿体积较年轻人为大，巨大的肝囊肿均见于 50 岁以上的女性患者。发病部位以肝右叶居多，约为左叶的 2 倍。多发性肝囊肿比单发性多见。尸检检出率为 0.15% ~ 0.50%，约有半数患者同时合并肾、胰、脾、肺、脑或卵巢等囊肿。本病多见于 40 ~ 60 岁女性，常侵犯全肝。

（二）病因病理

病因不详。一般认为肝囊肿或起源于肝内的迷走胆管，或是肝内胆管和淋巴管在胚胎期发育障碍所致。有以下 3 方面机制。

（1）胚胎发育早期，肝管生长过多，有的逐渐消失，有的多余遗留，因分泌物聚积而形成囊肿。

（2）胚胎发育中期，肝内产生过多的小胆管，有些未与胆管连接，继发液体潴留而形成囊肿。

（3）在胚胎发育期异常演变而来的肝管构成肝囊肿的囊壁，囊腔内继发炎症增生和液体潴留而形成囊肿。

单发性肝囊肿大小不一，差别悬殊。小者仅数毫米，大者直径可达 20 cm，一般含液量常在 500 mL以上，多者可达 2 000 mL。囊肿呈圆形或椭圆形，多为单房，也有多房者。有时带蒂，有完整包膜。与肝内胆管不相交通。囊肿表面呈乳白色，也有的呈蓝灰色，囊壁厚薄不一，为 0.5 ~ 5.0 mm。组织学从外向内分为 3 层：外层随在肝内的位置不同而异，可为腹膜或被压缩的肝组织；中层由致密结缔组织（内有血管网）、结缔组织（内有血管和胆管）及疏松结缔组织（内有强力纤维）组成；内层为单层立方上皮、柱状上皮或假覆层上皮，也可见鳞状上皮或内膜退化。囊液多为清亮的中性或碱性液体，可混有胆汁，比重为 1.010 ~ 1.022，含有少量的白蛋白、黏蛋白、胆固醇、红细胞、胆红素、酪氨酸或胆汁等。若合并囊内出血可呈咖啡色。

多发性肝囊肿比单发性多见，约半数的多囊肝患者同时合并有多囊肾。囊肿可散布于全肝，或密集于肝的一叶，以右肝为多见。标本切面呈蜂窝状改变，囊肿之间的肝组织一般正常。囊壁菲薄，分两层，内层为上皮细胞，外层为胶原样组织。多发性肝囊肿很少引起门脉高压症，但可合并胆管狭窄、胆管炎。晚期可引起肝损害。

（三）临床表现

先天性肝囊肿生长缓慢，多数患者无明显症状，仅在体检时被 B 超、CT 发现，有时也在施行腹部其他手术时偶尔发现。当囊肿长大到一定程度，引起的症状如下。

1. 上腹部肿块

是许多患者的早期症状，约 55% 的患者出现。

2. 压迫症状

压迫邻近脏器，如胃、十二指肠和结肠，可有食后饱胀、食欲缺乏、上腹不适隐痛等症状。

3. 腹痛

约 30% 患者出现，如有囊肿破裂或囊内出血，可出现急腹症症状；若带蒂囊肿扭转，可突发右上腹剧痛。

4. 黄疸

压迫胆管引起阻塞性黄疸者较为少见，据报道仅有 5% 的病例出现。

5. 全身症状

若合并囊肿感染，可出现畏寒、高热、白细胞增高等类似肝脓肿的症状。

体检时唯一的阳性体征是右上腹部肿块或肝增大，约 40% 的患者出现，可触及肿块表面光滑，有囊性感，无压痛，可随呼吸上下移动。若囊肿较小则无任何阳性体征。

（四）辅助检查

1. B 超

准确性和特异性均较高，易于随访，有助于和肝外腹腔囊肿鉴别。是确诊的可靠方法。

2. CT

是诊断特异且灵敏的方法，检查时可显示边界清楚的圆形或卵圆形低密度区，其吸收系数接近于水。增强扫描后，低密度显示更为清楚，其吸收系数增加不明显。

3. X 线

有一定诊断意义，但无特异性，一般不选用。

4. MRI

诊断灵敏性高于 CT，可显示出 1 cm 大小的囊肿，并能区别囊性扩张的胆管，但对于和海绵状血管瘤的鉴别较为困难。

（五）诊断及鉴别诊断

1. 肝包虫病

患者多来自牧区，多有羊、犬接触史，囊肿张力较大，叩之有震颤，皮内试验（Casoni 试验）阳性。B 超检查时可见到内囊壁上的子囊影等，这些均有助于鉴别。

2. 胆囊积液

多有胆囊炎病史，胆囊造影时胆囊不显影，B 超或 CT 检查可见积液在肝外而非肝内。

3. 胰腺囊肿

左肝外叶巨大囊肿应与之鉴别。胰腺囊肿位置多较深在，常有压痛，既往有外伤史或胰腺炎病史，B 超与 CT 可见囊肿与胰腺相连。

4. 右肾囊肿

右半肝下部的囊肿应与之鉴别。可有泌尿系症状，静脉肾盂造影、B 超、CT 检查可显示囊肿与肾的关系，较易鉴别。

（六）治疗

对于小的（直径 ≤ 5cm）肝囊肿而又无症状者，不需特殊治疗。但对于大的且出现压迫症状者，应给予治疗。治疗原则为去除囊液，充分引流。可采用以下方法。

1. 囊肿穿刺抽液术

在 B 超定位引导下经皮肝穿刺直达囊腔，尽量抽净囊液，每周抽吸 1 次，一般 3 ~ 4 次即能使囊肿明显缩小。如每次抽液不见减少，说明该法无效，需改用其他方法。该法操作简单，不需剖腹，对巨大肝囊肿不能耐受手术者，或对剖腹手术有顾虑者可采用此种方法。但许多患者在抽液后不久囊液很快增加，反复抽液并不见囊肿缩小为其缺点。近年来，在抽液的同时注入无水乙醇，反复抽吸数次后再将乙醇抽出，或根据囊腔大小在每次抽液后注入无水乙醇 5 ~ 20 mL，以促使其内壁分泌细胞凝固坏死，近期疗效满意。

对巨大肝囊肿，每次抽液不宜过多，以免因突然减压造成虚脱或休克。巨大囊肿每次放液约 1/3，3 ~ 5 d 抽吸 1 次。

2. 囊肿开窗术

为治疗单发性较大囊肿的首选方法。即在剖腹下将囊壁切除至少 1/3，吸净囊液后，囊腔敞开，囊液流入腹腔由腹膜吸收。手术创伤小，术后很少复发。

3. 囊肿切除术

一般用于带蒂的囊肿。对于左肝外叶巨大囊肿或位于肝边缘的囊肿可行肝叶或局部切除术，效果良好。

4. 囊肿内引流术

囊液染有胆汁或者囊腔与胆管相通时可行此术，常用空肠 Roux-Y 型吻合术。但吻合口必须够大，失功能空肠段至少在 60 cm 以上，以免发生逆行性感染。

5. 多发性肝囊肿的处理

多囊肝一般不宜手术，仅在有一巨大囊肿，或几处较大囊肿引起症状时才考虑做一处或几处开窗术，或对其中的一个巨大囊肿做引流术，病变位于一叶者行肝叶切除术。对严重的多囊肝患者，宜先行较大囊肿穿刺放液，减低压力，促进肝细胞再生恢复，待肝功能正常、全身情况改善后再考虑行囊肿开窗术。但应注意对囊肿较多者，不宜一次全部开窗，以免因大量囊液流入腹腔导致腹水，造成不良后果。

（七）预后

本病发展缓慢，预后良好。手术切除囊肿者可获痊愈。但对晚期巨大肝囊肿患者，肝组织破坏较多而肝严重损害时，预后不良，可发生肝衰竭而死亡。

二、肝包虫病

（一）流行病学

肝包虫病又名肝棘球蚴病。是犬绦虫（棘球蚴虫）的囊状幼虫（棘球蚴）寄生在肝所致。肝包虫病有两种类型：①由细粒棘球绦虫卵感染所致的单房性包虫病（即包囊虫肝），临床多为此型，约占98%。②由多房性棘球绦虫或称滤泡状棘球绦虫感染所引起的滤泡型肝包虫病，较少见。

肝包虫病在牧区是一种常见病，在我国以西北、西南各省区流行最广。然而随着交通日益发达，人口流动频繁，畜产品运输加工业以及城镇屠宰业的兴起，近年城镇居民患病率显著增加。在美国，年发病率约 200 例，主要见于移民人群中。

本病可发生于任何年龄及性别。徐明谦报道 504 例，男性占 55%，女性占 40%。年龄最小 2 岁，最大 66 岁，而以 20 ~ 40 岁多见。肝包虫病占全身各部包虫病的 72%。单独肝内发病者占 77%，肝与其他脏器并发者占 23%。

（二）病因病理

棘球绦虫属扁虫、棘球颖虫属。细粒棘球绦虫的终末宿主有犬、狐、豺、狼，以犬最常见，它的中间宿主是羊、猪、马、牛、骆驼和人等，以羊最多见。成虫体长约 5 mm，雌雄同体，生活在犬小肠内，虫卵随粪便排出，污染草场和水源后被羊吞食或粘在犬毛和羊毛上。当人与犬接触或吞食被虫卵污染的囊物后，虫卵可在胃或十二指肠内孵化成六钩蚴，穿透小肠壁进入小肠系膜小静脉而达门静脉系统，约 70% 停留在肝，其余可随血流分布至肺、肾、脾、脑、肌肉、眼眶和脊椎等组织，发育成棘球蚴。六钩蚴在被吞食后 6 ~ 12 h 到达肝脏，病变侵犯肝右叶最多（约 87.5%），侵犯肝左叶较少（约 5%），肝左右叶同时被侵犯者也不少（约 7.5%）。细粒棘球蚴在肝内先发育成小空泡，即为初期的包虫囊肿，其中不含头节。囊体逐渐长大，形成囊肿的内囊。内囊的壁可分为两层，外层也称角质层，为白色粉皮样稍具弹性的半透明膜，由生发层细胞的分泌物组成，有保护生发层细胞、吸收营养物质等作用；内层为生发层，由一排细胞组成，实际上是棘球蚴的本体，具有显著繁殖能力，可产生育囊（生发囊）、头节和子囊，子囊又要产生孙囊。子囊由生发层向内芽生而成，内含许多头节，破裂后头节进入囊液中，即形成包虫囊砂。囊砂是包虫的种子，一旦漏入腹腔可种植形成继发性包虫病。内囊的周围由宿主脏器组织形成的一层纤维性包膜称为外囊。因此，外囊并不属于包虫囊肿本身。久病患者外囊可以钙化，使之在 X 线照片上形成特征性表现。外囊与内囊紧贴但不相连，其中含血管供给营养。包虫囊内液体透明，含有微蛋白质、无机盐类及大量头节和子囊。囊液微带碱性，pH 为 7.8，比重 1.008 ~ 1.015。囊肿生长缓慢，平均每年增长 4 cm 左右。

泡状棘球蚴绦虫的虫活史与细粒棘球绦虫相似。其成虫以狐为终宿主，偶尔犬也可成为终宿主。人类感染的主要来源是狐粪污染的土壤、蔬菜等，经手进入口腔，也可能因剥狐皮而直接感染。多房性棘球绦虫与细粒棘球绦虫不同，其虫卵能耐低温（ - 56℃），在寒冷地区如阿拉斯加、阿尔卑斯山区多见。我国西北地区也有本病的报道。泡状棘球蚴主要寄生于肝，有以下特点：①病灶由大量微小囊泡构成，囊泡是生发层不断向外增殖所致，无完整角质层，不形成内囊。②似癌样浸润扩散，直接破坏肝组织，形成巨块型泡球蚴，病变组织内含有少量胶状液体，晚期在肿块中心部分可发生坏死、液化和化脓性感染。泡状棘球蚴侵入肝门静脉分支可经血行在肝内播散形成多发结节，出现肉芽肿性反应，可诱发肝硬化、胆管细胞型肝癌。

（三）临床表现

1. 全身症状

较轻微，缺乏特异性，包括乏力、失眠、消瘦等。

2. 局部症状

体积较大的包虫囊肿可压迫胃肠道，产生上腹部饱胀、食欲缺乏、恶心和呕吐等症状；囊肿压迫胆道时，可引起黄疸、胆绞痛和胆囊炎等症状；压迫膈肌可影响呼吸；压迫门静脉，则引起脾肿大和腹水；压迫下腔静脉时，可产生下肢水肿。

3. 查体表现

单纯性包虫囊肿的早期体征不明显，发展至一定阶段可出现上腹肿块，如囊肿位于肝表面，右上腹渐渐隆起，肿块呈圆形，表面光滑，坚韧而有弹性。叩诊呈实音，可以触及波动感及震颤，即"包虫囊震颤征"。在右肋缘下叩击邻近腹壁浅表部的包虫囊肿，另一手在右下胸部肋间，可感到囊液冲击感。

（四）并发症

1. 感染

包虫死亡、胆汁渗入、附近炎症浸润或血行感染等，均可引起肝包虫囊肿感染。感染后体温升高，局部出现持续性钝痛及压痛，包虫囊肿迅速增大，对周围器官的压迫症状更加明显。如受外力挤压、不恰当的穿刺，易发生破裂。溃破的肝包虫囊肿很容易继发感染，感染使蚴虫死亡，使囊肿转化为脓肿，并产生肝脓肿的相应症状。

2. 包虫囊肿穿破

（1）破入胆道：这是最常见的并发症，有 5% ~ 10%，其中约 21% 破入胆总管，33% 破入胆囊和胆囊管，43% 破入肝内胆管。破入胆道时有胆绞痛、黄疸和荨麻疹 3 个主要症状，囊内物质又可阻塞胆道，引起急性梗阻性化脓性胆管炎（AOSC）。

（2）破入腹腔：囊肿破裂时，囊液、子囊和头节溢入腹腔，引起不同程度的一时性的腹膜刺激，可突发腹痛和过敏性休克，数小时内出现等麻疹和皮肤瘙痒。重度炎症可使棘球蚴死亡，留下肉芽肿。但更常见的是存活的棘球蚴再形成新的囊肿，称为腹腔继发性棘球蚴病。如有胆汁从囊肿破裂处漏入腹腔，则可引起严重的胆汁性腹膜炎。

（3）破入胸腔：位于肝上部的囊肿有向胸腔方向生长的倾向，偶可穿破膈肌而进入胸腔内。肝包虫囊肿向胸腔内破裂比肺内原发性包虫囊肿多见。向胸腔破裂后，囊肿可与胸膜腔或支气管交通。由于包虫囊肿常侵犯右肝，右侧胸腔较常受累。破入胸腔时常伴阵发性剧烈咳嗽和刀割样疼痛，约有 3% 患者可发生休克和窒息，起初咳出血性泡沫痰，然后咳出的痰带有胆汁，80% 的患者可咳出内囊碎片。

（4）穿破腹壁：肝包虫囊肿合并感染并与腹壁粘连时溃破腹壁，形成外瘘，流出囊液及内囊。

3. 变态反应

囊内容物少量外漏导致的变态反应可引起荨麻疹，并不常见但有诊断价值，尤其是患者到过包虫病的流行区。肝包虫病患者偶尔出现多发性关节炎，可继发循环系统 IgE 和免疫复合物升高。

（五）辅助检查

1. 实验室检查

（1）包虫囊液皮内试验（Casoni 试验）：采用包虫囊液，去头节、高压灭菌后作为抗原，以等量盐水稀释液 0.2 mL 做皮内注射，形成直径约 0.3 cm 的皮丘，15 min 后观察结果。皮丘扩大或红晕直径超过 2 cm 者为阳性结果。有的在注射后 6～24 h 出现阳性反应，仍有诊断价值；本病患者的阳性率为 86.2%～92.5%，泡状棘球蚴病的阳性率更高。患肺结核、黑热病或其他绦虫病的患者可有假阳性反应，特异性约 70%。

（2）间接红细胞凝集试验：阳性率为 83.3%，敏感性与特异性均较高，罕有假阳性结果。

（3）酶联免疫吸附试验（ELISA）：阳性率为 80%，为敏感性和特异性均较高的方法。

2. 影像学检查

（1）B 超：可显示包虫不同时相的病理形态及并发症特征，具有重要诊断价值。

（2）CT：具有与 B 超相似而准确性更高的诊断价值，其敏感性接近 100%。

（3）X 线可见囊壁钙化影及右膈抬高征象。

（4）放射性核素扫描可显示肝占位病变。

（六）诊断及鉴别诊断

根据牧区生活史及与犬、羊接触史，包虫囊肿压迫和浸润症状，结合 B 超或 CT 特征性表现，诊断一般不难。应与以下疾病鉴别。

1. 肝海绵状血管瘤

该病具有以下特点：

（1）病程较长，肿块生长缓慢，全身影响较小。

（2）肿块表面比较光滑，质地软或中等硬度，有分叶感，可压缩，无明显压痛。

（3）肝功能一般无损害，血清酶活性不增高。

（4）B 超检查显示肿块为实质性密度增强影。

（5）CT 提示病变区有占位性病变，增强扫描可见占位区充填。

2. 肝癌

患者 AFP 常阳性，可与本病鉴别。

（七）治疗

1. 手术治疗

手术是治疗肝包虫病最有效的方法，而且被认为是多房性包虫病的唯一有效方法。手术原则是清除内囊，防止囊液外溢，消灭外囊残腔，防止感染。

（1）内囊摘除术：是最常用的手术方法，适用于无感染的病例。手术关键在于取尽内囊，勿在囊腔内残留破碎的包虫内囊皮和碎屑，同时避免腹腔污染。可采用以下措施：①在包虫囊肿周围用湿纱布垫妥善保护，隔开周围器官，再在纱布垫上铺一层浸有 10% 甲醛溶液的纱布。②用吸引器吸净囊液。③注入 10% 甲醛溶液以杀灭头节（其浓度不宜过高），5 min 后吸出，如此反复 2～3 次，最后尽量吸净囊内液体。必须注意，若发现囊液为金黄色（正常为无色透明液体），则可能有胆管瘘存在，严禁注入大量甲醛溶液，以免严重损害胆管。

（2）肝叶切除术：肝组织遭受严重破坏并局限在一叶的大型包虫囊肿，局限的泡状棘球蚴病合并慢性脓肿者，可行肝叶切除术。但是如果病变已成弥漫性分布或病变已侵及肝门应视为肝切除术的禁忌证。

（3）残腔的处理：单纯型囊肿在切除部分囊壁后可直接缝合，不置引流。术后积液较多而易继发感染者，可选用血供良好的大网膜置入残腔内，起充填与吸收渗液的作用。肝顶部囊肿在经胸途径摘除内囊后，如囊腔最低部位距肝脏底面很近，可进行闭式引流。严密缝闭肝顶部切口和膈肌，用粗管闭式引流胸腔。

（4）感染性包虫囊肿的处理：肝包虫囊肿有明显化脓感染时，摘除内囊后置双套管持续负压吸引。如引流物不多，感染不重，可在抗生素保护下，于术后1周左右拔除引流管。如感染较重，引流量多，则在引流一段时期后，行囊肿造影术以观察外囊残腔缩小情况。如残腔缩小不明显或外囊壁肥厚不易塌陷时，可取空肠袢与残腔最低位做Roux-en-Y型侧侧吻合，Y型分叉处两肠袢保持锐角以防逆行感染，失功能空肠袢长度不应短于50 cm。

2. 药物治疗

对不能手术或术后多次复发者可用药物治疗，但疗效不佳。因为多数药物不易经胃肠道吸收，囊腔内的浓度不足以杀灭寄生虫。

（1）甲苯达唑：本品能直接抑制棘球蚴对葡萄糖的摄入，从而减少其赖以生存所必需的糖原和三磷酸腺苷，发挥杀虫作用。剂量是每次400～600 mg，每天3次，20～30 d为1个疗程。药物耐受良好者，无严重毒性反应。各家报道的疗效并不一致，有待进一步总结。

（2）吡喹酮：本品对棘球蚴有明显的杀灭作用。成人剂量每天为25 mg/kg体重，分3次口服，共10 d。儿童为每天30 mg/kg体重，分3次口服。本品的不良反应有头晕、恶心、乏力和皮疹等，一般症状较轻，停药后可自行缓解。

（八）预后

细粒棘球蚴引起肝受损及随后导致死亡一般少见，仅有少部分患者发生肝衰竭。据国外资料，该病患者经有效手术治疗后，特别是在经验丰富的肝外科治疗中心治疗后，生存率接近95%，5年随访复发率低于10%。但是多房棘球蚴引起的肝包虫病预后较差，即使经过手术治疗，5年生存率仅50%，多数患者死于病灶扩散。

第二节　肝脓肿

一、细菌性肝脓肿

（一）流行病学

细菌性肝脓肿通常指由化脓性细菌引起的感染，故也称化脓性肝脓肿。本病病原菌可来自胆道疾病（占16%～40%），门静脉血行感染（占8%～24%），经肝动脉血行感染报道不一，最多者为40%，直接感染者少见，隐匿感染占10%～15%。致病菌以革兰阴性菌最多见，其中2/3为大肠埃希菌，粪链球菌和变形杆菌次之；革兰阳性球菌以金黄色葡萄球菌最常见。临床常见多种细菌的混合感染。细菌性肝脓肿70%～83%发生于肝右叶，这与门静脉分支走行有关。肝左叶者占10%～16%；左右叶均感染者为6%～14%。脓肿多为单发且大，多发者较少且小。少数细菌性肝脓肿患者的肺、肾、脑及脾等也可有小脓肿。尽管目前对本病的认识、诊断和治疗方法都有所改进，但病死率仍为30%～60%，其中多发性肝脓肿的病死率为50%～88%，而孤立性肝脓肿的病死率12.5%～31.0%。本病多见于男性，男女发病比例约为2：1，但目前的许多报道指出，本病的性别差异已不明显，这可能与女性胆道疾患发生率较高，而胆源性肝脓肿在化脓性肝脓肿发生中占主导地位有关。本病可发生于任何年龄，但中年以上人群约占70%。

（二）病因

肝由于接受肝动脉和门静脉双重血液供应，并通过胆道与肠道相通，发生感染的机会很多。但是在正常情况下由于肝的血液循环丰富和单核吞噬细胞系统的强大吞噬作用，可以杀伤入侵的细菌并且阻止其生长，不易形成肝脓肿。但是如各种原因导致机体抵抗力下降，或当某些原因造成胆道梗阻时，入侵的细菌便可以在肝内重新生长引起感染，进一步发展形成脓肿。化脓性肝脓肿是一种继发性病变，病原菌可由下列途径进入肝。

1. 胆道系统

这是目前最主要的侵入途径，也是细菌性肝脓肿最常见的原因。当各种原因导致急性梗阻性化脓性胆管炎，细菌可沿胆道逆行至肝，形成脓肿。胆道疾病引起的肝脓肿占肝脓肿发病率的21.6%～51.5%，其中肝胆管结石并发肝脓肿更多见。胆道疾病引起的肝脓肿常为多发性，以肝左叶多见。

2. 门静脉系统

腹腔内的感染性疾病，如坏疽性阑尾炎、内痔感染、胰腺脓肿、溃疡性结肠炎及化脓性盆腔炎等均可引起门脉属支的化脓性门静脉炎，脱落的脓毒性栓子进入肝形成肝脓肿。近年来由于抗生素的应用，这种途径的感染已大为减少。

3. 肝动脉

体内任何部位的化脓性疾患，如急性上呼吸道感染、亚急性细菌性心内膜炎、骨髓炎和痈等，病原菌由体循环经肝动脉侵入肝。当机体抵抗力低下时，细菌可在肝内繁殖形成多发性肝脓肿，多见于小儿败血症。

4. 淋巴系统

与肝相邻部位的感染如化脓性胆囊炎、膈下脓肿、肾周围脓肿、胃及十二指肠穿孔等，病原菌可经淋巴系统进入肝，也可直接侵及肝。

5. 肝外伤后继发感染

开放性肝外伤时，细菌从创口进入肝或随异物直接从外界带入肝引发脓肿。闭合性肝外伤，特别是中心型肝损伤患者，可在肝内形成血肿，易导致内源性细菌感染。尤其是合并肝内小胆管损伤，则感染的机会更高。

6. 医源性感染

近年来，由于临床上开展了许多肝脏手术及侵入性诊疗技术，如肝穿刺活检术、经皮肝穿刺胆道造影术（PTC）、内镜逆行胰胆管造影术（ERCP）等，操作过程中有可能将病原菌带入肝形成肝的化脓性感染。肝脏手术时由于局部止血不彻底或术后引流不畅，形成肝内积血、积液均可引起肝脓肿。

7. 其他

有一些原因不明的肝脓肿，如隐源性肝脓肿，可能肝内存在隐匿性病变。当机体抵抗力减弱时，隐匿病灶"复燃"，病菌开始在肝内繁殖，导致肝的炎症和脓肿。Ranson指出，25%隐源性肝脓肿患者伴有糖尿病。

（三）病理

细菌性肝脓肿的病理变化与细菌的感染途径、种类、数量、毒性、患者全身情况和治疗及时与否等因素密切相关。化脓性细菌侵入肝脏后，发生炎症反应，或形成许多小脓肿，在适当的治疗下，散在的小脓肿多能吸收机化，但在病灶较密集部位由于肝组织的破坏，小的脓肿可融合成一个或数个较大的脓肿。细菌性肝脓肿可以是多发的，也可以是单发的。从病因角度来看，血源性感染者常为多发性，病灶多见于肝右叶或累及全肝；胆源性肝脓肿也常为多发且与胆管相通；外伤性和隐源性脓肿多属单发性。细菌性肝脓肿常有肝增大，重量增加，肝包膜有炎性改变，常与周围脏器如膈肌、网膜粘连，脓腔大小不一，相互融合，坏死区域可构成蜂窝状外观。显微镜下见门脉炎症，静脉壁有圆形细胞浸润，管腔内存在白细胞及细胞碎片，脓腔内含有坏死组织。由化脓性胆管炎所致的多发性脓肿，脓腔内有胆汁性脓液。当脓肿转为慢性后，周围肉芽组织和纤维组织增生，脓肿周围形成一定厚度的纤维组织膜。肝脓肿可侵蚀并穿破邻近脏器，可向膈上穿入胸腔，造成脓肿—肺—支气管瘘；可穿入腹腔导致化脓性腹膜炎；胆源性脓肿可并发胆道出血，脓肿愈合后，可能因门静脉血栓形成而导致门静脉高压症。由于肝脏血供丰富，肝脓肿形成发展过程中，大量细菌毒素被吸收，临床上可表现为严重的全身毒血症，如寒战、高热甚至中毒性休克等一系列全身性感染的表现。

（四）临床表现

细菌性肝脓肿并无典型的临床表现，急性期常被原发性疾病的症状所掩盖，一般起病较急，全身脓毒性反应显著。

1. 寒战和高热

多为最早也最常见的症状。患者在发病初期骤感寒战，继而高热，热型呈弛张型，体温在 38 ~ 40℃，最高可达 41℃，伴有大量出汗，脉率增快，一日数次，反复发作。

2. 肝区疼痛

由于肝增大和肝被膜急性膨胀，肝区出现持续性钝痛；出现的时间可在其他症状之前或之后，也可与其他症状同时出现，疼痛剧烈者常提示单发性脓肿；疼痛早期为持续性钝痛，后期可呈剧烈锐痛，随呼吸加重者提示脓肿位于肝膈顶部；疼痛可向右肩部放射，左肝脓肿也可向左肩部放射。

3. 乏力、食欲缺乏、恶心和呕吐

由于伴有全身毒性反应及持续消耗，患者可出现乏力、食欲缺乏、恶心、呕吐等消化道症状。少数患者还出现腹泻、腹胀以及顽固性呃逆等症状。

4. 体征

肝区压痛和肝增大最常见。右下胸部和肝区叩击痛；若脓肿移行于肝表面，则其相应部位的皮肤呈红肿，且可触及波动性肿块。右上腹肌紧张，右季肋部饱满，肋间水肿并有触痛。左肝脓肿时上述症状出现于剑突下。并发于胆道梗阻的肝脓肿患者常出现黄疸。其他原因的肝脓肿一旦出现黄疸，表示病情严重，预后不良。少数患者可出现右侧反应性胸膜炎和胸腔积液，可查及肺底呼吸音减弱、啰音和叩诊浊音等。晚期患者可出现腹水，这可能是由于门静脉炎以及周围脓肿的压迫影响门静脉循环及肝受损，长期消耗导致营养性低蛋白血症引起。

（五）诊断及鉴别诊断

1. 病史及体征

在急性肠道或胆道感染的患者中，突然发生寒战、高热、肝区疼痛、压痛和叩击痛等，应高度怀疑本病的可能，做进一步详细检查。

2. 实验室检查

白细胞计数明显升高，总数达（1 ~ 2）×10^{10}/L 或以上，中性粒细胞比例在 90% 以上，并可出现核左移或中毒颗粒，谷丙转氨酶、碱性磷酸酶升高，其他肝功能检查也可出现异常。

3. B 超检查

B 超检查是诊断肝脓肿最方便、简单又无痛苦的方法，可显示肝内液性暗区，区内有"絮状回声"并可显示脓肿部位、大小及距体表深度，并用以确定脓腔部位作为穿刺点和进针方向，或为手术引流提供入路。此外，还可供术后动态观察及追踪随访。能分辨肝内直径 2 cm 以上的脓肿病灶，可作为首选检查方法，其诊断阳性率可达 96% 以上。

4. X 线片和 CT 检查

X 线片检查可见肝阴影增大、右侧膈肌升高和活动受限，肋膈角模糊或胸腔少量积液，右下肺不张或有浸润，以及膈下有液气面等。肝脓肿在 CT 图像上均表现为密度减低区，吸收系数介于肝囊肿和肝肿瘤之间。CT 可直接显示肝脓肿的大小、范围、数目及位置，但费用昂贵。

5. 其他

如放射性核素肝扫描（包括 ECT）、选择性腹腔动脉造影等对肝脓肿的诊断有一定价值。但这些检查复杂费时，因此在急性期患者最好选用操作简便、安全、无创伤性的 B 超检查。

（六）鉴别诊断

1. 阿米巴性肝脓肿

阿米巴性肝脓肿的临床症状和体征与细菌性肝脓肿有许多相似之处，但两者的治疗原则有本质上的差别，前者以抗阿米巴和穿刺抽脓为主，后者以控制感染和手术治疗为主，故在治疗前应明确诊断。阿米巴性肝脓肿常有阿米巴肠炎和脓血便的病史，发生肝脓肿后病程较长，全身情况尚可，但贫血较明显。肝显著增大，肋间水肿，局部隆起和压痛较明显。若粪便中找到阿米巴原虫或滋养体，则更有助于诊断。此外，诊断性肝脓肿穿刺液为"巧克力"样，可找到阿米巴滋养体。

2. 胆囊炎、胆石症

此类病有典型的右上部绞痛和反复发作的病史，疼痛放射至右肩或肩胛部，右上腹肌紧张，胆囊区压痛明显或触及增大的胆囊，X 线检查无膈肌抬高，运动正常。B 超检查有助于鉴别诊断。

3. 肝囊肿合并感染

这些患者多数在未合并感染前已明确诊断。对既往未明确诊断的患者合并感染时，需详细询问病史和仔细检查，也能加以鉴别。

4. 膈下脓肿

膈下脓肿往往有腹膜炎或上腹部手术后感染史，脓毒血症和局部体征较化脓性肝脓肿为轻，主要表现为胸痛，深呼吸时疼痛加重。X 线检查见膈肌抬高、僵硬、运动受限明显，或膈下出现气液平。B 超可发现膈下有液性暗区。但当肝脓肿穿破合并膈下感染者，鉴别诊断就比较困难。

5. 原发性肝癌

巨块型肝癌中心区液化坏死而继发感染时易与肝脓肿相混淆。但肝癌患者的病史、发病过程及体征等均与肝脓肿不同，如能结合病史、B 超和 AFP 检测，一般不难鉴别。

6. 胰腺脓肿

有急性胰腺炎病史，脓肿症状之外尚有胰腺功能不良的表现；肝无增大，无触痛；B 超以及 CT 等影像学检查可辅助诊断并定位。

（七）并发症

细菌性肝脓肿如得不到及时、有效的治疗，脓肿破溃后向各个脏器穿破可引起严重并发症。右肝脓肿可向膈下间隙穿破形成膈下脓肿；也可再穿破膈肌而形成脓肿；甚至能穿破肺组织至支气管，脓液从气管排除，形成支气管胸膜瘘；如脓肿同时穿破胆道则形成支气管胆瘘。左肝脓肿可穿破入心包，发生心包积脓，严重者可发生心脏压塞。脓肿可向下穿破入腹腔引起腹膜炎。有少数病例，脓肿穿破入胃、大肠，甚至门脉、下腔静脉等；若同时穿破门静脉或胆道，大量血液由胆道排入十二指肠，可表现为上消化道大出血。细菌性肝脓肿一旦出现并发症，病死率成倍增加。

（八）治疗

细菌性肝脓肿是一种继发性疾病，如能及早重视治疗原发病灶可起到预防的作用。即便在肝脏感染的早期，如能及时给予大剂量抗生素治疗，加强全身支持疗法，也可防止病情进展。

1. 药物治疗

对急性期，已形成而未局限的肝脓肿或多发性小脓肿，宜采用此法治疗。即在治疗原发病灶的同时，使用大剂量有效抗生素和全身支持治疗，以控制炎症，促使脓肿吸收自愈。全身支持疗法很重要，由于本病患者中毒症状严重，全身状况较差，故在应用大剂量抗生素的同时应积极补液，纠正水、电解质紊乱，给予维生素 B、维生素 C、维生素 K，反复多次输入少量新鲜血液和血浆以纠正低蛋白血症，改善肝功能和输注免疫球蛋白。目前多主张行联合应用抗生素，如先选用对需氧菌和厌氧菌均有效的药物，待细菌培养和药敏结果再选用敏感抗生素。多数患者可望治愈，部分脓肿可局限化，为进一步治疗提供良好的前提。多发性小脓肿经全身抗生素治疗不能控制时，可考虑在肝动脉或门静脉内置管滴注抗生素。

2. B 超引导下经皮穿刺抽脓或置管引流术

适用于单个较大的脓肿，在 B 超引导下以粗针穿刺脓腔，抽吸脓液后反复注入生理盐水冲洗，直至抽出液体清亮，拔出穿刺针。也可在反复冲洗吸净脓液后，置入引流管，以备术后冲洗引流之用，至脓腔直径小于 1.5 cm 时拔除。这种方法简便，创伤小，疗效也满意。特别适用于年老体虚及危重患者。操作时应注意：①选择脓肿距体表最近点穿刺，同时避开胆囊、胸腔或大血管。②穿刺的方向对准脓腔的最大径。③多发性脓肿应分别定位穿刺。但是这种方法并不能完全替代手术，因为脓液黏稠，会造成引流不畅，引流管过粗易导致组织或脓腔壁出血，对多分隔脓腔引流不彻底，不能同时处理原发病灶，厚壁脓肿经抽脓或引流后，脓壁不易塌陷。

3. 手术疗法

（1）脓肿切开引流术：适用于脓肿较大或经非手术疗法治疗后全身中毒症状仍然较重或出现并发症

者，如脓肿穿入腹腔引起腹膜炎或穿入胆道等。常用的手术途径有以下几种。①经腹腔切开引流术，取右肋缘下斜切口，进入腹腔后，明确脓肿部位，用湿盐水垫保护手术野四周以免脓液污染腹腔。先试穿刺抽得脓液后，沿针头方向用直血管钳插入脓腔，排出脓液，再用手指伸进脓腔，轻轻分离腔内间隔组织，用生理盐水反复冲洗脓腔。吸净盐水后，脓腔内放置双套管负压吸引。脓腔内及引流管周围用大网膜覆盖，引流管自腹壁戳口引出。脓液送细菌培养。这种入路的优点是病灶定位准确，引流充分，可同时探查并处理原发病灶，是目前临床最常用的手术方式。②腹膜外脓肿切开引流术，位于肝右前叶和左外叶的肝脓肿，与前腹膜已发生紧密粘连，可采用前侧腹膜外入路引流脓液。方法是做右肋缘下斜切口或右腹直肌切口，在腹膜外间隙，用手指推开肌层直达脓肿部位。此处腹膜有明显的水肿，穿刺抽出脓液后处理方法同上。③后侧脓肿切开引流术：适用于肝右叶膈顶部或后侧脓肿。患者左侧卧位，左侧腰部垫一沙袋。沿右侧第12肋稍偏外侧做一切口，切除一段肋骨，在第1腰椎棘突水平的肋骨床区做一横切口，显露膈肌，有时需将膈肌切开到达肾后脂肪囊区，用手指沿肾后脂肪囊向上分离，显露肾上极与肝下面的腹膜后间隙直达脓肿。将穿刺针沿手指方向刺入脓腔，抽得脓液后，用长弯血管钳顺穿刺方向插入脓腔，排出脓液。用手指扩大引流口，冲洗脓液后，置入双套管或多孔乳胶管引流，切口部分缝合。

（2）肝叶切除术：适用于①病期长的慢性厚壁脓肿，切开引流后脓肿壁不塌陷，长期留有无效腔，伤口经久不愈合者。②肝脓肿切开引流后，留有窦道长期不愈者。③合并某肝段胆管结石，因肝内反复感染，组织破坏、萎缩，失去正常生理功能者。④肝左外叶内多发脓肿致使肝组织严重破坏者。肝叶切除治疗肝脓肿应注意术中避免炎性感染扩散到术野或腹腔，特别对肝断面的处理要细致妥善，术野的引流要通畅，一旦局部感染，将导致肝断面的胆瘘、出血等并发症。肝脓肿急诊切除肝叶，有使炎症扩散的危险，应严格掌握手术指征。

（九）预后

本病的预后与患者年龄、身体素质，原发病，脓肿数目，治疗及时与合理以及有无并发症等密切相关。有人报道多发性肝脓肿的病死率明显高于单发性肝脓肿。年龄超过50岁者的病死率为79%，而50岁以下则为53%。手术病死率为10%～33%。全身情况较差，肝明显损害及合并严重并发症者预后较差。

二、阿米巴性肝脓肿

（一）流行病学

阿米巴性肝脓肿是肠阿米巴病最多见的主要并发症。本病常见于热带与亚热带地区。好发于20～50岁的中青年男性，男女发病比例约为10：1。脓肿以肝右后叶最多见，占90%以上，左叶不到10%，左右叶并发者也不罕见。脓肿单腔者为多。国内临床资料统计，肠阿米巴病并发肝脓肿者占1.8%～20.0%，最高者可达67%。综合国内外报道4 819例中，男性为90.1%，女性为9.9%。农村高于城市。

（二）病因

阿米巴性肝脓肿是由溶组织阿米巴原虫引起，有的在阿米巴痢疾期间形成，有的发生于痢疾之后数周或数月。据统计，60%发生在阿米巴痢疾后4～12周，但也有在长达20～30年或之后发病者。

溶组织阿米巴是人体唯一的致病型阿米巴，在其生活史中主要有滋养体型和虫卵型。前者为溶组织阿米巴的致病型，寄生于肠壁组织和肠腔内，通常可在急性阿米巴痢疾的粪便中查到，在体外自然环境中极易破坏死亡，不易引起传染；虫卵仅在肠腔内形成，可随粪便排出，对外界抵抗力较强，在潮湿低温环境中可存活12 d，在水中可存活9～30 d，在低温条件下其寿命可为6～7周。虽然没有侵袭力，但为重要的传染源。当人吞食阿米巴虫卵污染的食物或饮水后，在小肠下段，由于碱性肠液的作用，阿米巴原虫脱卵而出并大量繁殖成为滋养体，滋养体侵犯结肠黏膜形成溃疡，常见于盲肠、升结肠等处，少数侵犯乙状结肠和直肠。寄生于结肠黏膜的阿米巴原虫，分泌溶组织酶，消化溶解肠壁上的小静脉，阿米巴滋养体侵入静脉，随门静脉血流进入肝；也可穿过肠壁直接或经淋巴管到达肝内。进入肝的阿米巴原虫大多数被肝内单核—吞噬细胞消灭；当侵入的原虫数目多、毒力强而机体抵抗力降低时，存活的原虫即可繁殖，引起肝组织充血、炎症，继而原虫阻塞门静脉末梢，造成肝组织局部缺血坏死；又因原虫产生溶组织酶，破坏静脉壁，溶解肝组织而形成脓肿。

（三）病理

进入肝内的阿米巴原虫，大部分在小叶间静脉内被消灭，在此过程中只出现肝轻度到中度增大、肝区隐痛而无明显局限性病变。少量未被消灭的原虫，于门静脉小支内继续繁殖，阻塞门静脉小支末梢，因原虫不断分泌溶组织酶，使肝细胞溶解破坏，致肝组织呈点状或片状坏死，周围充血，以后坏死斑点逐渐融合成团块样病变，此即所谓阿米巴性肝炎或肝脓肿前期。此期若能得到及时有效治疗，坏死灶可被吸收，代以纤维结缔组织。若得不到及时治疗，病情继续发展，使已变性的肝细胞进一步溶解液化形成肝脓肿；脓肿呈巧克力色（即果酱色），较黏稠，无臭味，脓液中除含有变性坏死的肝细胞外，还有红细胞、白细胞、脂肪、阿米巴滋养体及麦克登结晶等，一般是无菌的。原虫在脓液中很难发现，但在脓肿壁上搔刮则容易找到。除肝脏外，原虫还可经肝静脉进入体循环，停留在肺、脑等器官，形成阿米巴性肺脓肿或脑脓肿。自阿米巴原虫进入肝脏到脓肿形成，平均需要 1 个月左右。脓肿分 3 层：外层早期是炎性肝细胞，随后有纤维结缔组织伸入，最后形成纤维膜；中层为间质；内层中央区为脓液。脓肿部位以肝右叶居多，尤其是右肝的顶部最为多见，或在其下面近结肠肝曲处，这可能与肝的门静脉血流有关。结肠阿米巴病变以右半结肠为主，而右半结肠的血流通过肠系膜上静脉多沿门静脉主干的右侧流入右半肝，故原虫可随静脉血流进入右半肝。据报道阿米巴性肝脓肿位于右肝者占 81% ~ 96%，国内资料为 90% ~ 94%。典型的阿米巴性肝脓肿多为单发，文献报道一组 3 406 例阿米巴性肝脓肿中，单发脓肿占 83%。脓肿如不及时治疗，可逐渐增大，最大者可容纳数百至上千毫升脓液。慢性脓肿常合并有大肠埃希菌、葡萄球菌、链球菌、变形杆菌、产气杆菌等的继发性感染，如发生穿破则感染率更高。如继发细菌感染，则脓液多呈黄色或绿色，并有臭味，患者可有发热等脓毒血症表现。

（四）临床表现

本病的发展过程一般比较缓慢，急性阿米巴肝炎期较短暂，如不能及时治疗，继之为较长时期的慢性期。其发病可在肠阿米巴病数周至数年之后，甚至可长达 30 年后才出现阿米巴性肝脓肿。

1. 急性肝炎期

在肠阿米巴病过程中，出现肝区疼痛，肝肿大、压痛明显，伴有体温升高（持续在 38 ~ 39℃），脉速、大量出汗等症状也可出现。此期如能及时、有效治疗，炎症可得到控制，避免脓肿形成。

2. 肝脓肿期

临床表现取决于脓肿的大小、位置、病程长短及有无并发症等。但大多数患者起病比较缓慢，病程较长，此期主要表现为发热、肝区疼痛及肝肿大等。

（1）发热：大多起病缓慢，持续发热（38 ~ 39℃），常以弛张热或间歇热为主；在慢性肝脓肿患者体温可正常或仅为低热；如继发细菌感染或其他并发症时，体温可高达 40℃以上；常伴有畏寒、寒战或多汗。体温大多晨起低，午后上升，夜间热退时有大汗淋漓；患者多有食欲缺乏、腹胀、恶心、呕吐甚至腹泻、痢疾等症状；体重减轻、虚弱乏力、消瘦、精神不振、贫血等也常见。

（2）肝区疼痛：常为持续性疼痛，偶有刺痛或剧烈疼痛；疼痛可随深呼吸、咳嗽及体位变化而加剧。疼痛部位因脓肿部位而异，当脓肿位于右膈顶部时，疼痛可放射至右肩胛或右腰背部；也可因压迫或炎症刺激右膈肌及右下肺而导致右下肺肺炎、胸膜炎，产生气急、咳嗽、肺底湿啰音等。如脓肿位于肝的下部，可出现上腹部疼痛症状。

（3）局部水肿和压痛：较大的脓肿可出现右下胸、上腹部膨隆，肋间饱满，局部皮肤水肿发亮，肋间隙因皮肤水肿而消失或增宽，局部压痛或叩痛明显。右上腹部可有压痛、肌紧张，有时可扪及增大的肝脏或肿块。

（4）肝肿大：肝往往呈弥漫性肿大，病变所在部位有明显的局限性压痛及叩击痛。右肋缘下常可扪及增大的肝，下缘钝圆有充实感，质中坚，触痛明显，且多伴有腹肌紧张。部分患者的肝有局限性波动感，少数患者可出现胸腔积液。

（5）慢性病例：慢性期疾病可迁延数月甚至 1 ~ 2 年。患者有消瘦、贫血和营养性不良性水肿甚至胸腔积液和腹水；如不继发细菌性感染发热反应可不明显。上腹部可扪及增大坚硬的包块。少数患者由于巨大的肝脓肿压迫胆道或肝细胞损害而出现黄疸。

（五）并发症

1. 继发细菌感染

多见于慢性病例，致病菌以金黄色葡萄球菌和大肠埃希菌多见。患者表现为症状明显加重，体温上升至40℃以上，呈弛张热，白细胞计数升高，以中性粒细胞为主，抽出的脓液为黄色或黄绿色，有臭味，光镜下可见大量脓细胞。但用抗生素治疗难以奏效。

2. 脓肿穿破

巨大脓肿或表面脓肿易向邻近组织或器官穿破。向上穿破膈下间隙形成膈下脓肿；穿破膈肌形成脓胸或肺脓肿；也有穿破支气管形成肝—支气管瘘，常突然咳出大量棕色痰，伴胸痛、气促，胸部X线检查可无异常，脓液自气管咳出后，肿大的肝可缩小；肝右叶脓肿可穿破至心包，呈化脓性心包炎表现，严重时引起心脏压塞；穿破胃时，患者可呕吐出血液及褐色物；肝右下叶脓肿可与结肠粘连并穿入结肠，表现为突然排除大量棕褐色黏稠脓液，腹痛轻，无里急后重症状，肝迅速缩小，X线显示肝脓肿区有积气影；穿破至腹腔引起弥漫性腹膜炎。Warling等报道1 122例阿米巴性肝脓肿，破溃293例，其中穿入胸腔29%、肺27%、心包15.3%、腹腔11.9%、胃3%、结肠2.3%、下腔静脉2.3%、其他9.25。国内资料显示，发生破溃的276例中，破入胸腔37.6%、肺27.5%、支气管10.5%、腹腔16.6%、其他7.6%。

3. 阿米巴原虫经血行播散

阿米巴原虫经肝静脉、下腔静脉到肺，也可经肠道静脉或淋巴道入肺，双肺呈多发性小脓肿。在肝或肺脓肿的基础上易经血循环至脑，形成阿米巴性脑脓肿，其病死率极高。

（六）辅助检查

1. 实验室检查

（1）血液常规检查：急性期白细胞总数可达（10 ~ 20）×10^9/L，中性粒细胞在80%以上，明显升高者应怀疑合并有细菌感染。慢性期白细胞升高不明显。病程长者贫血较明显，红细胞沉降率可增快。

（2）肝功能检查：肝功能多数在正常范围内，偶见谷丙转氨酶、碱性磷酸酶升高，血浆白蛋白下降。少数患者血清胆红素可升高。

（3）粪便检查：仅供参考，因为阿米巴包囊或原虫阳性率不高，仅少数患者的新鲜粪便中可找到阿米巴原虫，国内报道阳性率约为14%。

（4）血清补体结合试验：对诊断阿米巴有较大价值。有报道阿米巴结肠期的阳性率为15.0%，阿米巴肝炎期为83%，肝脓肿期可为92% ~ 98%，且可发现隐匿性阿米巴肝病，治疗后即可转阴。但由于在流行区内无症状的带虫者和非阿米巴感染的患者也可为阳性，故诊断时应结合具体患者进行分析。

2. 超声检查

B超检查对肝脓肿的诊断有肯定价值，准确率在90%以上，能显示肝液性暗区。同时B超定位有助于确定穿刺或手术引流部位。

3. X线检查

由于阿米巴性肝脓肿多位于肝右叶膈面，故在X线透视下可见到肝阴影增大，右膈肌抬高，运动受限或横膈呈半球形隆起等征象。有时还可见胸膜反应或积液，肺底有云雾状阴影等。此外，如在X线片上见到脓腔内有液气面，则对诊断有重要意义。

4. CT检查

可见脓肿部位呈低密度区，造影强化后脓肿周围呈环形密度增高带影，脓腔内可有气液平面。囊肿的密度与脓肿相似，但边缘光滑，周边无充血带；肝肿瘤的CT值明显高于肝脓肿。

5. 放射性核素肝扫描

可发现肝内有占位性病变，即放射性缺损区，但直径小于2 cm的脓肿或多发性小脓肿易被漏诊或误诊，因此仅对定位诊断有帮助。

6. 诊断性穿刺抽脓

这是确诊阿米巴性肝脓肿的主要证据，可在B超引导下进行。典型的脓液呈巧克力色或咖啡色，黏稠无臭味。脓液中查滋养体的阳性率很低（为 3% ~ 4%），若将脓液按每毫升加入链激酶 10 U，在 37℃条件下孵育 30 min 后检查，可提高阳性率。从脓肿壁刮下的组织中，几乎都可找到活动的阿米巴原虫。

7. 诊断性治疗

如上述检查方法未能确定诊断，可试用抗阿米巴药物治疗。如果治疗后体温下降、肿块缩小，诊断即可确立。

（七）诊断及鉴别诊断

对中年男性有长期不规则发热、出汗、食欲缺乏、体质虚弱、贫血、肝区疼痛、肝肿大并有压痛或叩击痛，特别是伴有痢疾史时，应疑为阿米巴性肝脓肿。但缺乏痢疾史，也不能排除本病的可能性，因为 40% 阿米巴性肝脓肿患者可无阿米巴痢疾史，应结合各种检查结果进行分析。需与以下疾病相鉴别。

1. 原发性肝癌

同样有发热、右上腹痛和肝肿大等，但原发性肝癌常有传染性肝炎病史，并且合并肝硬化占 80% 以上，肝质地较坚硬，并有结节。结合 B 超检查、放射性核素肝扫描、CT、肝动脉造影及 AFP 检查等，不难鉴别。

2. 细菌性肝脓肿

细菌性肝脓肿病程急骤，脓肿以多发性为主，且全身脓毒血症明显，一般不难鉴别（表 7-1）。

表 7-1　细菌性肝脓肿与阿米巴性肝脓肿的鉴别

项目	细菌性肝脓肿	阿米巴性肝脓肿
病史	常先有腹内或其他部位化脓性疾病，但近半数不明	40% ~ 50% 有阿米巴痢疾或腹泻史
发病时间	与原发病相连续或隔数日至 10 d	与阿米巴痢疾相隔 1 ~ 2 周、数月至数年
病程	发病急并突然，脓毒症状重，衰竭发生较快	发病较缓，症状较轻，病程较长
肝	肝肿大一般不明显，触痛较轻，一般无局部隆起，脓肿多发者多	肝肿大与触痛较明显，脓肿多为单发且大，常有局部隆起
血液检查	白细胞和中性粒细胞计数显著增高，少数血细菌培养阳性	血细胞计数增高不明显，血细菌培养阴性，阿米巴血清试验阳性
粪便检查	无溶组织阿米巴包囊或滋养体	部分患者可查到溶组织阿米巴滋养体
胆汁	无阿米巴滋养体	多数可查到阿米巴滋养体
肝穿刺	黄白色或灰白色脓液，能查到致病菌，肝组织为化脓性病变	棕褐色脓液，可查到阿米巴滋养体，无细菌，肝组织可有阿米巴滋养体
试验治疗	抗阿米巴药无效	抗阿米巴药有效

3. 膈下脓肿

常继发于腹腔继发性感染，如溃疡穿孔、阑尾炎穿孔或腹腔手术之后。本病全身症状明显，但腹部体征轻；X 线检查肝向下推移，横膈普遍抬高和活动受限，但无局限性隆起，可于膈下发现液气面；B 超提示膈下液性暗区而肝内则无液性暗区；放射性核素肝扫描不显示肝内有缺损区；MRI 检查在冠状切面上能显示膈下与肝间隙内液性暗区，而肝内正常。

4. 胰腺脓肿

本病早期有急性胰腺炎症状。脓毒症状之外可有胰腺功能不良，如尿糖阳性、粪便中有未分解的脂肪和未消化的肌纤维。肝肿大也甚轻，无触痛。胰腺脓肿时膨胀的胃挡在病变部前面。B 超扫描无异常所见，CT 可帮助定位。

（八）治疗

本病的病程长，患者的全身情况较差，常有贫血和营养不良，故应加强营养和支持疗法，给予高糖、高蛋白、高维生素和低脂肪饮食，必要时可补充血浆及蛋白，同时给予抗生素治疗，最主要的是应用抗阿米巴药物，并辅以穿刺排脓，必要时采用外科治疗。

1. 药物治疗

（1）甲硝唑（灭滴灵）：为首选治疗药物，视病情可给予口服或静滴，该药疗效好、毒性小、疗程短，除妊娠早期均可使用，治愈率 70% ~ 100%。

（2）依米丁（吐根碱）：由于该药毒性大，目前已很少使用。对阿米巴滋养体有较强的杀灭作用，可根治肠内阿米巴慢性感染。本品毒性大，可引起心肌损害、血压下降、心律失常等，此外还有胃肠道反应、肌无力、神经闪痛、吞咽和呼吸肌麻痹。故在应用期间，每天测量血压，若发现血压下降应停药。

（3）氯喹：本品对阿米巴滋养体有杀灭作用。口服后肝内浓度高于血液 200 ~ 700 倍，毒性小，疗效佳，适用于阿米巴性肝炎和肝脓肿。成人口服第 1、第 2 天每天 0.6 g，以后每天服 0.3 g，3 ~ 4 周为 1 个疗程，偶有胃肠道反应、头痛和皮肤瘙痒。

2. 穿刺抽脓

经药物治疗症状无明显改善，或脓腔大或合并细菌感染病情严重者，应在抗阿米巴药物应用的同时，进行穿刺抽脓。穿刺应在 B 超检查定位引导下和局部麻醉后进行，取距脓腔最近部位进针，严格无菌操作。每次尽量吸尽脓液，每隔 3 ~ 5 d 重复穿刺，穿刺术后应卧床休息。如合并细菌感染，穿刺抽脓后可于脓腔内注入抗生素。近年来也加用脓腔内放置塑料管引流，收到良好疗效。患者体温正常，脓腔缩小为 5 ~ 10 mL 后，可停止穿刺抽脓。

3. 手术治疗

常用术式有以下两种。

（1）切开引流术：下列情况可考虑该术式：①经抗阿米巴药物治疗及穿刺抽脓后症状无改善者。②脓肿伴有细菌感染，经综合治疗后感染不能控制者。③脓肿穿破至胸腔或腹腔，并发脓胸或腹膜炎者。④脓肿深在或由于位置不好不宜穿刺排脓治疗者。⑤左外叶肝脓肿，抗阿米巴药物治疗不见效，穿刺易损伤腹腔脏器或污染腹腔者。在切开排脓后，脓腔内放置多孔乳胶引流管或双套管持续负压吸引。引流管一般在无脓液引出后拔除。

（2）肝叶切除术：对慢性厚壁脓肿，引流后腔壁不易塌陷，遗留难以愈合的无效腔和窦道者，可考虑做肝叶切除术。手术应与抗阿米巴药物治疗同时进行，术后继续抗阿米巴药物治疗。

（九）预后

本病预后与病变程度、脓肿大小、有无继发细菌感染或脓肿穿破以及治疗方法等密切相关。根据国内报道，抗阿米巴药物治疗加穿刺抽脓，病死率为 7.1%，但在兼有严重并发症时，病死率可增加 1 倍多。本病是可以预防的，主要在于防止阿米巴痢疾感染。只要加强粪便管理，注意卫生，对阿米巴痢疾进行彻底治疗，阿米巴肝脓肿是可以预防的。即使进展到阿米巴肝炎期，如能早期诊断、及时彻底治疗，也可预防肝脓肿的形成。

第三节 肝良性肿瘤

良性肿瘤在肝肿瘤中比较少见，其发病率占肝原发肿瘤的 5% ~ 15%。随着影像学技术的发展，无症状的肝良性肿瘤的检出率在升高。肝良性肿瘤可以源自肝的各种组织，包括肝细胞、胆管上皮、血管、其他间质，也可以来源于肌肉、骨骼及其他原始胚层，这是由于某些组织器官在胚胎发育过程中异位所致。

一、肝海绵状血管瘤

（一）流行病学

肝血管瘤是一种较为常见的良性疾病，包括肝海绵状血管瘤、毛细血管瘤、血管内皮细胞瘤。肝海绵状血管瘤主要见于成人，很少引起症状，有自发破裂的可能。国外报道尸检中肝海绵状血管瘤的检出率为 0.35% ~ 7.00%，在肝活检中发现率为 2%，占良性肿瘤的 41.6% ~ 70.0%。肝海绵状血管瘤可发生于任何年龄，但以 30 ~ 50 岁多见，男女发病比例 1 :（1.25 ~ 6），但是也有男性发病率高的报道。上海第二军医大学东方肝胆外科医院报道 371 例肝海绵状血管瘤，占肝良性肿瘤的 74.2%，男女发病比例为 1 : 1，平均年龄为 45 岁。

（二）病因

确切发病原因不明，有以下几种学说。

1. 发育异常学说

目前普遍认为在胚胎发育过程中，由于血管发育异常，引起肿瘤样增生而形成血管瘤。有些在出生时即存在，或在出生后不久即能看到，也说明为先天发育异常。

2. 其他学说

毛细血管组织感染后变形，导致毛细血管扩张；肝组织局部坏死后血管扩张形成空泡状，其周围血管充血、扩张；肝内区域性血液循环停滞，致使血管形成海绵状扩张；肝内出血后，血肿机化、血管再通后形成血管扩张。

（三）病理

肝海绵状血管瘤一般边界清楚，大小不一，最小直径者仅为数毫米，大者可超过 20 cm。90% 为单发，以肝右叶居多。少数为多发，可占据整个肝，又称肝血管瘤病。肝海绵状血管瘤肉眼观为紫红色或蓝紫色，可呈不规则分叶状，质地柔软，有囊性感，也可坚实较硬。一般位于肝包膜下，也可深居于肝实质内。常与 Glisson 鞘紧密相连，肝表面可呈凹陷或隆起。与周围肝实质分界明显。肝海绵状血管瘤一般不伴有肝硬化。切面呈蜂窝状，内充满血液。显微镜下可见到大小不等的囊状血窦，窦壁内衬有一层成熟的内皮细胞，血窦内常充满红细胞，有时有血栓形成。血窦之间为纤维组织分隔，偶见被压缩的细胞索，大的纤维分隔内有小血管和小胆管，纤维分隔可发生钙化。

（四）临床表现

本病的临床表现随肿瘤大小、发生部位、生长速度、患者全身情况及肝组织损害程度不同而异。本病发展缓慢，病程可达数年至数十年之久。肿瘤小时毫无症状，多在体检时被发现或因其他疾病行剖腹术时发现。当肿瘤逐渐增大压迫邻近脏器时，可出现上腹部不适、腹胀、上腹隐痛、嗳气等症状。有时可因血管瘤破裂大出血而发生急腹症，儿童患者的破裂倾向要高于成人。也有因肿瘤巨大，在肝内形成动静脉瘘，因回心血量增多，引起充血性心力衰竭者。巨大血管瘤患者少数会因血管瘤内凝血或纤溶亢进出现消耗性凝血障碍，包括血小板减少症和纤维蛋白原较少症。体检时，大的血管瘤可触到随呼吸运动的腹部包块，与肝关系密切，肿瘤表面光滑，质软或中等硬度，有压缩感、弹性感，可能有轻压痛，偶尔能听到血管杂音。

（五）辅助检查

1. 实验室检查

检查结果多数在正常范围，有部分巨大肝海绵状血管瘤患者可出现红细胞、白细胞、血小板计数减少或纤维蛋白原减少。

2. 影像学检查

（1）B 超：直径在 4 cm 以下的肝小血管瘤可表现为：①高回声型，最常见的类型，约占 80%，此型血管窦壁厚，间隔主要是纤维组织，血窦减少，反射界面多，故出现密集的高回声结节，结节呈圆形或椭圆形，边界清楚，中心有间隔，内部回声均匀。②低回声型，约占 11%。血窦壁薄，血窦稍大，反射界面相对少，多呈低回声肿586。③混合型，约占 9%，其内部为高和低回声不规则的混合，光点较粗糙，有明确的边界，多见于稍大的血管瘤。直径大于 4 cm 的中等大的血管瘤倾向于混合型，无明确的边界，期间有多个网眼状或蜂窝状低密度透声区。巨大的肝海绵状血管瘤表现为实质性不均匀的强回声条索和斑片，有形态不规则和大小不等的液性区与之混杂存在。

（2）CT：平扫图像上呈现密度均匀一致的低密度区，在快速注入造影剂做增强显像时则由瘤体周边向中心逐渐密度增高，可形成"环形""斑片状"高密度区，这些高密度区逐步弥散、扩大、融合。延迟扫描可见肿瘤完全填充，由高密度逐步变为等密度。

（3）MRI：据统计，MRI 对肝良、恶性占位性病变的鉴别诊断正确率超过 90%。通常在 T_1 加权像，肝血管瘤为低信号，稍大的血管瘤信号可有稍有不均匀；在 T_2 加权像，肝血管瘤则具有非常高的信号强度。此点与肝癌的表现不同，后者在 T_1 加权像上信号中等偏低，而在 T_2 加权像上呈中等偏高。

（4）血管造影：由于海绵状血管瘤是肝动脉末梢的畸形，其结构由"海绵状"的血窦组成，其中无正常血管、胆管及肝细胞，无动静脉瘘的特点，促使造影剂进入瘤体较快，而弥散慢，排除时间长，及所谓"快进慢出"征。在小于 10 cm 的肝血管瘤常表现为"爆米花状"，由于肿瘤中心血流缓慢而呈"C"或"环状"；巨大血管瘤供应动脉较粗，动脉期表现为"血树枝"或"腊梅花"状，实质期呈"雪片状"，大结节呈"米花团"状。

（六）诊断及鉴别诊断

由于存在着内出血的危险，经皮穿刺是极为危险的。运用影像学检查方法，可诊断绝大多数的肝海绵状血管瘤。主要与肝癌或其他良性病变相鉴别。

1. 原发性肝癌

原发性肝癌 AFP 阳性者不难与血管瘤相区别，但对 AFP 阴性的原发性肝癌，特别是小肝癌（直径 ≤ 5 cm），因其临床症状不明显，有时很难与小血管瘤鉴别，值得重视。一般肝癌患者多有肝炎、肝硬化史，腹部能触及肿块者其肿块质地较硬，表面高低不等，无压缩性。影像学检查有助于两者的鉴别（表 7-2）。

表 7-2　肝海绵状血管瘤与原发性肝癌的鉴别

项目	肝海绵状血管瘤	原发性肝癌
性别	女性多见，约占 60%	男性多见，约占 80%
病程	较长	较短
合并肝硬化	极少	常见，占 80% 以上
B 超	回声增强的光团密度均匀，边界清楚无声晕	不均匀低回声区，多有声晕
CT	平扫为均匀一致的低密度肿块，增强扫描后肿块迅速由周边强化且持续时间较长	平扫为不均匀的低密度肿块，增强后虽有增强，但仍为相对低密度灶
肝动脉造影	显影早，消失慢	可见肿痛血管及肿瘤染色，可出现肿瘤包绕动脉征

2. 肝非寄生虫性囊肿

孤立单发肝囊肿易与肝海绵状血管瘤鉴别，只有少数多囊肝可能与肝海绵状血管瘤混淆。多囊肝 50% 以上合并多囊肾，病变大多遍布肝，B 超、CT 显示病变为大小不等、边界光滑、完整的囊腔，可能有家族遗传因素。

3. 肝包虫病

患者多有牧区生活史或羊、犬接触史，肝包虫皮内试验（Casoni 试验）阳性，血嗜酸性粒细胞计数增高。

（七）治疗

目前大多数学者认为对肝血管瘤行外科治疗应慎重。因大多数肝血管瘤是良性的，在确诊为较小和多发的血管瘤，且无临床症状者，可暂时不做处理，仅需定期 B 超随访。对存在以下情况时应考虑手术：不能排除恶性病变者；有明显症状者；肿瘤迅速增长者；剖腹术中同时处理肝血管瘤估计能耐受者；出现以消耗性凝血功能障碍或血管瘤破裂导致瘤内或腹腔内出血者。也有人认为肝海绵状血管瘤直径大于 10 cm 者，直径 5 ~ 10 cm 有破裂出血危险者，直径小于 5 cm 但诊断不明，不能除外恶性者应考虑手术治疗。总之，肝海绵状血管瘤的治疗方案取决于肿瘤的大小、部位、生长速度和诊断准确性。

1. 肝动脉结扎术及肝动脉栓塞术

适用于血管瘤病变范围广泛，已累及大部分肝组织或大血管；一般情况差，不适合行肝切除等复杂手术；肿瘤周围无正常肝组织，不适合做捆扎术。根据病变部位可选择结扎肝固有动脉，肝左、肝右动脉，结扎后大部分肿瘤可变软缩小，该法对血管瘤疗效甚为满意。在肿瘤缩小的基础上，术后加用放射治疗可促使肿瘤机化变硬，对改善症状、控制肿瘤生长有一定作用。随着微创外科的发展，现已有腹腔镜下行肝动脉结扎的报道。在不适合行手术切除的患者，还可行股动脉栓塞术，也能达到控制血管瘤发展的目的，以免除手术痛苦，一般无不良反应，术后大部分患者可见肿瘤缩小。

2. 血管瘤捆扎术

适用于肿瘤在肝稍浅表部位，血管瘤直径在 15 cm 以下，肿瘤四周有正常的肝组织，经阻断肝十二指肠韧带后肿瘤明显缩小变软者。术中首先阻断第一肝门，使血管瘤尽量缩小后，用长弯针穿以粗丝线从靠近血管瘤一侧的正常肝组织处进针，并经过肿瘤基底部，再从肿瘤另一侧正常肝组织出针，暂不结扎，依血管瘤大小，用同样方法再缝合数针，然后逐一收紧打结。捆扎时应注意进针，不可穿过瘤体，以免放松肝门阻断后，从针眼处发生大量出血。这种方法能很好地控制血管瘤发展，并使血管瘤机化而达到治疗目的。

3. 肝切除术

为肝海绵状血管瘤的根治方法。但因血管瘤血供丰富，术中极易出血，手术难度大，应严格掌握手术适应证。根据血管瘤的大小、部位，选择具体术式：可选择局部切除，肝叶、肝段切除或半肝切除；如病变已超过半肝范围，余肝明显代偿增大，无肝硬化，肝功能正常者，可行三叶切除术或超过半肝的不规则切除术。近年报道采用腹腔镜行肝血管瘤切除术，但术后常有复发，不宜常规实施。

4. 冷冻疗法

对既不能手术切除，又不适合其他方法治疗的肝海绵状血管瘤，可试用冷冻疗法，一般用液氮，可使温度降至 −196℃。冷冻方法大致有 4 种。①接触冷冻：将圆盘形冷冻头置于组织表面加压冷冻，可产生半球形冰冻块，冷冻深度约为冷冻面积的半径。②插入冷冻：用针形冷冻头插入血管瘤内，以达到较深部位的治疗。③液氮直接喷冻：适用于表面积较大的弥漫性浅表病变。④液氮通过漏斗灌入。冷冻时间取决于冷冻方法、病灶大小和深浅度。通常冷冻 15 min 可达 80% ~ 90% 最大冷冻效应，故一般单次冷冻 15 ~ 30 min，在快速冷冻、缓慢自然溶解过程中，能使冷冻区产生凝固性坏死。

5. 微波固化治疗

适用于不能做肝切除的较大的肝海绵状血管瘤。将微波天线插入瘤体内，接上频率为 2 450 MHz、输出最大功率为 180 W 的微波治疗机，然后加温凝固。肿瘤即刻明显缩小，如肿瘤较大需多个加温凝固点。同化效应使血管瘤逐渐纤维化，最终得到治愈。一般出血少，尤其适合多发血管瘤。

6. 放射治疗

单纯放射治疗效果多不满意，一般是作为肝动脉结扎或栓塞术后的辅助治疗，或手术时已切除主瘤，尚有残存少量血瘤组织的情况下行放射治疗。术中可对残留血管瘤组织行银夹定位，术后行小视野放射治疗，效果较好。对单纯放射治疗者，多有肝损害，预后不良。

7. 硬化剂治疗

常用的硬化剂有鱼肝油酸钠、车前子素、明矾及胶体 ^{32}P 等。对于体外浅表的海绵状血管瘤疗效较好，对肝海绵状血管瘤，因肿瘤较大，血供丰富，难以获得理想的效果。只有对切除后尚残留一小部分的血管瘤可以试用。但应注意一次注射剂量要适当，以免溃烂。

（八）预后

本病为良性疾病，发展缓慢，且无恶变倾向，一般预后良好。但由于某种原因，如妊娠或剧烈运动等促使瘤体迅速增大，或因外伤可使肿瘤破裂，危及生命。带蒂的肝海绵状血管瘤可发生蒂部扭转，引起肿瘤坏死、疼痛等；也有个别患者因血管瘤巨大发生血小板减少、纤维蛋白原减少而导致凝血功能障碍，引起出血性疾病死亡；或血管瘤有动、静脉瘘，因回心血量增多和心脏负担加重导致心力衰竭而死亡。

二、肝腺瘤

（一）流行病学

腺瘤是一种少见的肝良性肿瘤，病理上分为肝细胞腺瘤、胆管细胞腺瘤（包括胆管腺瘤及胆管囊腺瘤）、混合腺瘤。约占肝良性疾病的 19%。绝大多数患者为女性，偶见于儿童和老年男性。大部分女性患者的年龄在 20 ~ 39 岁，平均年龄为 30 岁。此处仅介绍肝细胞腺瘤。

（二）病因

肝细胞腺瘤与女性口服避孕药有关，包括黄体酮和人工合成雌激素。偶尔也与男性应用糖皮质激素有关。据统计，大约有 60% 的患者与单纯接触美雌醇有关，约有 80% 患者与接触美雌醇类产品有关。有人认为这与美雌醇在肝细胞滑面内质网无法去甲基化可导致大量致瘤性代谢产物集聚有关。资料显示，一半以上的患者曾经应用避孕药超过 5 年，并且 85% 的妇女接触避孕激素类药物超过 4 年。文献报道绝经后妇女接受激素替代治疗可引起肝腺瘤。且使用口服避孕药的患者比未使用患者其肝细胞腺瘤更易于发生坏死和破裂。

（三）病理

肝细胞腺瘤多见于肝右叶，70% 为单个结节，直径一般大于 10 cm，最大为 20 ~ 30 cm。偶尔肿瘤可呈多个结节。肿瘤边界清楚，常有不完整的纤维包膜。切面上肿瘤稍隆起，质地与周围肝组织相近但颜色稍浅，可见出血或梗死。镜下肿瘤呈索状排列，细胞索由 1 ~ 2 排肝细胞组成，这些细胞较正常肝细胞稍肥大，但异型性不明显，核分裂象偶见或缺乏。这种情况常见于长期使用类固醇或口服避孕药者。有时瘤细胞呈腺管样排列，管腔可见胆栓。瘤内常见扩张呈囊状的血窦，当出现大量囊状血窦时形成肝紫癜症。

（四）临床表现

本病女性多见，临床表现随肿瘤大小、部位及有无并发症而不同。早期可无任何症状，待肿瘤长大到一定程度时，才会出现下列临床征象。

1. 腹块型

此型较多见，患者除发现上腹包块外常无任何症状，体检时可扪及肿瘤，其表面光滑、质硬、多无压痛，肿块随呼吸上下移动。如为囊腺瘤，触诊时可有囊性感。当肿块逐渐增大而压迫邻近脏器时，可出现上腹部饱胀不适、恶心、上腹隐痛等症状，B 超或肝 CT 检查可发现肝占位性病变，边界较清楚，多有包膜。

2. 急腹症型

腺瘤由单独动脉供血，动脉一般没有结缔组织支持，瘤内出血经常出现，有时会导致包膜破裂，在一项研究中表明 50% 的患者经历过腺瘤内急性出血，病死率 6%，大的病灶比小的病灶具有更高的出血危险性。瘤内出血时，患者可有突然发作性右上腹痛，伴有恶心、呕吐、发热等，体检时可有右上腹肌紧张、压痛及反跳痛，往往误诊为急性胆囊炎而行手术，术中才发现肝腺瘤；肿瘤破裂引起腹腔内出血，患者可出现右上腹剧痛，腹部有压痛和反跳痛等腹膜刺激症状，严重者可因出血过多造成休克。

（五）辅助检查

1. B 超

可见边界清楚的病灶，回声依周围肝组织不同而不同。

2. CT

增强 CT 显示腺瘤为等密度或轻度低密度，因腺瘤富含血管，在造影的动脉期获得 CT 影像更容易发现腺瘤。伴有糖原贮积病或其他致脂肪浸润的患者，肿瘤可以表现为高密度。中心坏死，钙化偶尔也很明显。肿瘤内出血在平扫 CT 上表现为高密度，造影后增强不均一。

3. MRI

T_1 像表现为均一的增强信号肿物和边界清楚的低信号包膜，这种影像也可出现在肝细胞癌和局灶性结节性增生。亚急性出血可在 T_1、T_2 像上表现为增强的局灶区域。因缺少特异征象故需结合临床。

（六）诊断及鉴别诊断

右上腹出现缓慢增大的肿块，平时无症状，全身情况较好。体检时肿块表面较光滑，质硬无压痛，随呼吸上下移动，应考虑本病可能。对右上腹有长期肿块存在的患者，突然发生右上腹剧痛或有腹腔内出血症状时，应考虑腺瘤破裂的可能。对出现上述表现的已婚女患者，且有长期口服避孕药史，则对本病的诊断有参考价值。结合超声、CT 及 MRI 等辅助检查可作出诊断。应与以下疾病相鉴别。

1. 原发性肝癌

多有慢性肝炎、肝硬化病史，伴有肝功能异常和 AFP 升高。肝腺瘤多不具备以上特点，且有口服避孕药病史者应怀疑本病。

2. 局灶性结节性增生

彩色多普勒示血流增强，可显示从中心动脉放射向周围的血管。病理肉眼可见中心星状瘢痕。

（七）治疗

因肝腺瘤有出血、破裂的危险，个别病理尚有癌变可能，因此凡拟诊为肝腺瘤者均应争取及早手术治疗。

1. 肝叶切除术

肿瘤侵犯一叶肝或半肝，可做局部、肝叶或半肝切除。由于肿瘤有包膜，可沿包膜切除肿瘤，疗效满意。对于多发性肝腺瘤，可将大的主瘤切除，小瘤可逐一剜除，疗效也较满意。

2. 囊内剜除术

腺瘤位于第一、第二肝门或紧邻大血管，不能将肿瘤完整切除时，可做肿瘤囊内剜除术。手术简单、安全、出血少，近期疗效满意。

3. 肝动脉结扎或栓塞术

腺瘤位于第一、第二肝门，位置深在或邻近大血管、胆管，或腺瘤与邻近脏器有紧密粘连不易分开时，可结扎肝左、肝右动脉，也可在肝动脉结扎同时用明胶海绵等行肝动脉栓塞。对控制肿瘤生长、防止腺瘤破裂起到一定作用。

（八）预后

手术切除预后良好，但也有报道腺瘤恶变或术后复发者。故若为预防术后复发，应争取彻底切除，包括切除部分正常的肝组织。

第四节　肝恶性肿瘤

一、原发性肝癌

（一）流行病学

肝细胞肝癌的发病率呈逐年上升趋势。国外报道肝细胞肝癌在所有恶性肿瘤发病率中列第 6 位，每年新发病例 626 000 例。世界范围内肝癌高发于东亚、东南亚、东非、中非和南非等，低发区有英国、美国（阿拉斯加除外）、北欧地区、加拿大、澳大利亚等。通常，高发区肝癌中位年龄低，低发区则高。我国的肝癌发病率和死亡率均居世界首位，发病率在所有恶性肿瘤中列第 3 位，男女发病比例为（3 ~ 6）：1；每年有 11 万人死于肝癌，占全世界肝癌死亡人数的 45%。

（二）病因和预防

肝细胞肝癌的主要病因有以下几方面：病毒性肝炎、化学致癌物、饮用水污染、烟酒以及遗传因素等。其中慢性乙型肝炎（HBV）感染是亚洲（除日本）和非洲肝细胞肝癌发生的主要危险因素；慢性丙型肝炎（HCV）感染以及烟酒是西方国家和日本肝细胞肝癌发生的主要危险因素。

预防肝炎病毒感染和抗病毒治疗是肝癌最有效的预防措施。对于已知肝炎病毒携带者，应监测肝炎病毒水平，根据其 DNA 复制水平行抗病毒治疗。垂直传播的 HBV 感染者，40 岁左右就达到肝细胞肝癌高发期，对于这部分患者，更应加强监测和抗病毒治疗。戒酒则是预防乙醇性肝硬化发生最有效的手段。避免食用霉变食品和改善饮食、饮水卫生在肝癌预防中也能起到积极作用。

（三）病理学及生物学特点

1. 组织学分型

原发性肝癌按组织学类型可分为肝细胞肝癌、胆管细胞癌和混合型肝癌。肝细胞癌最为常见，占原发性肝癌 90%。我国肝细胞肝癌 85% ~ 90% 有肝硬化背景，多为乙型肝炎后肝硬化，日本及西方国家的肝硬化主要为丙肝感染后肝硬化和乙醇性肝硬化。肝细胞肝癌又再可分为梁索型、腺样型、实体型、硬化型、纤维板层型。纤维板层型肝癌好发于青年，多无肝硬化背景，预后较好。胆管细胞癌占原发性肝癌的 5%，多无肝硬化或病毒性肝炎背景。

2．大体分型

我国肝癌病理协作组将肝细胞肝癌大体分型分为4类。①块状型。②结节型。③小癌型。④弥漫型。组织学分型根据分化程度从高到低将肝细胞肝癌分为Ⅰ、Ⅱ、Ⅲ和Ⅳ级。

3．早期肝癌或小肝癌（≤3cm）的病理特点

常为单个结节，多无血管侵犯，常有包膜，细胞分化较好，癌变发生率较低，二倍体较多。

（四）临床表现

肝癌起病隐匿，早期多无症状和体征。有症状的早期患者临床表现主要来自肝炎和其肝硬化背景。因此出现临床表现肝癌多为中、晚期。

1．症状

早期肝癌多无症状，中、晚期肝癌症状多但无特异性。肝区疼痛多为肝癌的首发症状，多位于剑突下或右肋部，呈间歇性或持续性钝痛或刺痛，若肿瘤位于肝右叶近膈顶部，疼痛常可放射至右肩或右背部。其他症状还有食欲缺乏、腹胀、乏力、消瘦、腹部肿块、发热、黄疸、下肢水肿等，但这些多属中、晚期症状。有时还可出现腹泻、出血倾向等。有时远处转移为首发症状。

2．体征

最常见的体征为进行性肝增大。其他还有上腹肿块、黄疸、腹水、下肢水肿、肝掌、蜘蛛痣、腹壁静脉曲张等常见肝硬化表现。若肝癌破裂，可引起急腹症体征。门脉瘤栓、肝癌浸润可以引起顽固性或癌性腹水。

3．旁癌综合征

旁癌综合征是指由于癌组织本身产生或分泌影响机体代谢的异位激素或生理活性物质而引起的一组特殊症候群。发生率较低，常见为低血糖症、红细胞增多症、高钙血症、男性乳房发育、高纤维蛋白原血症、高胆固醇血症、血小板增多症、高血压、高血糖症等。其中低血糖症是肝癌最常见的旁癌综合征。

4．转移的表现

肝细胞肝癌多通过血行转移，其次为淋巴转移，也有直接蔓延、浸润或种植转移者。血行转移中以肝内转移最为常见，肝外转移常见部位依次为肺、骨、肾上腺、横膈、腹膜、胃、肾、脑、脾以及纵隔。淋巴转移首先见于肝门淋巴结，有时可见左锁骨上淋巴结。胆管细胞癌常以淋巴转移居多。肝癌还可直接侵犯邻近脏器如脑、肾上腺、结肠、胃、网膜等。

5．并发症

上消化道出血为肝癌最常见的并发症，其余还有肝癌破裂出血、肝性脑病等。

（五）分期

1．美国癌症联合学会（AJCC）肝癌TNM分期（第6版）

肝癌的临床分期存在多种不同标准，目前国际上获得广泛认同并应用的是2002年发布的第6版AJCC肿瘤TNM分期标准。该标准根据来自世界7个研究机构，共计741例患者的生存结果及生存率多因素分析。该分期系统仅适用于原发性肝癌，包括肝细胞肝癌、肝内胆管癌及混合型肝癌，肝的原发性肉瘤及转移性肝癌不包含在内。

肝癌的TNM分期包括3部分：原发肿瘤、区域淋巴结和转移部位。

（1）原发肿瘤：肝癌的原发肿瘤分离是基于肝癌切除术后对影像因素的多因素分析的结果，该分类考虑了有无血管侵犯（影像学或病理证实）、肿瘤数目（单发或多发）以及最大肿瘤的体积（≤5cm与>5cm）。对于病理分类而言，血管侵犯包括肉眼可见以及镜下发现。大血管的侵犯（T_3）定义为侵犯了门静脉主干的分支（门静脉右或左支），不包括扇支或段支的侵犯或侵犯了3支肝静脉（右支、中支、左支）中的1支或以上。多发肿瘤包括卫星灶、多灶肝癌和肝内转移瘤。T_4包括胆囊以外邻近器官的侵犯或穿透脏腹膜者，肿瘤可穿破肝包膜侵犯邻近器官（肾上腺、膈肌、结肠）或发生破裂，引起急性出血和腹膜肿瘤种植转移。

（2）区域淋巴结：肝癌转移的区域淋巴结包括肝门淋巴结、肝十二指肠韧带淋巴结、腔静脉淋巴结，其中最突出的是肝动脉和门静脉淋巴结。

（3）转移部位：肝癌主要通过肝内门静脉系统和肝静脉系统播散。肝内静脉播散不能与肝内卫星病灶或多灶性肿瘤相区别，因此被归入多发肿瘤。最常见的肝外播散部位是肺和骨。TNM 定义和分期（表 7-3）如下：

T：原发肿瘤。

T_x：原发肿瘤无法评估。

T_0：没有原发肿瘤的证据。

T_1：孤立肿瘤没有血管侵犯。

T_2：孤立肿瘤伴有血管侵犯或多发肿瘤，最大直径 ≤ 5 cm。

T_3：多发肿瘤，最大径 > 5 cm 或肿瘤侵犯门静脉或肝静脉分支。

T_4：肿瘤直接侵犯邻近器官（除外胆囊）或者穿透脏腹膜。

N：区域淋巴结。

N_x：淋巴结转移无法评估。

N_0：无淋巴结转移。

N_1：有淋巴结转移。

M：远处转移。

M_x：远处转移无法评估。

M_0：无远处转移。

M_1：有远处转移。

表 7-3　肝癌的 TNM 分期

Ⅰ	T_1	N_0	M_0
Ⅱ	T_2	N_0	M_0
Ⅲ	T_3	N_0	M_0
Ⅲ	T_4	N_0	M_0
Ⅲ	任何 T	N_1	M_0
Ⅳ	任何 T		任何 N，M_1

2. 巴塞罗那临床肝癌分期系统（BCLC）

1999 年由巴塞罗那肝癌小组提出，是目前唯一将肿瘤分期治疗方案与预期生存结合起来的临床分期方法。由于其对治疗的指导作用以及对早期患者的鉴别作用，临床实用性很强，得到了越来越多学者的认可（表 7-4）。

表 7-4　肝癌 BCLC 分期

分期	一般状况 (ECOG)	肿瘤分期	肝功能
A 期：早期肝癌			
A_1	0	单个病灶，< 5 cm	无门脉高压，胆红素正常
A_2	0	单个病灶，< 5 cm	门脉高压，但胆红素正常
A_3	0	单个病灶，< 5 cm	门脉高压，胆红素升高
A_4	0	3 个病灶，< 3 cm	Child-Pugh A-B
B 期：中期肝癌	0	多发性大病灶	Child-Pugh A-B
C 期：晚期肝癌	1 ~ 2	累及血管或肝外播散	Child-Pugh A-B
D 期：终末期肝癌	3 ~ 4	任何	Child-Pugh C

3. Okuda 分期

根据以下几点判断肿瘤分期：①肿瘤占肝体积，> 50% 为阳性，< 50% 为阴性。②腹水，有腹水为阳性，无腹水为阴性。③白蛋白，< 30 g/L 为阳性，> 30 g/L 为阴性。④胆红素，> 51.3 μmol/L 为阳性，< 51.3 μmol/L 为阴性。

Ⅰ期：均为阴性；Ⅱ期：1项或2项阳性；Ⅲ期：3项或4项阳性。

（六）诊断

有症状的肝癌或大肝癌，结合典型病史、查体，影像学和实验室检查诊断较易。亚临床型肝癌或小肝癌应结合不同的影像学检查和实验室检查，必要时在B超或CT引导下行细针穿刺细胞学或病理学检查。

1. 肝癌的肿瘤标志物

（1）甲胎蛋白（AFP）：成人血清值升高提示肝细胞癌或生殖腺胚胎肿瘤；妊娠、肝病活动期、继发性肝癌和少数消化道肿瘤也可升高。其为肝细胞癌诊断中最好的肿瘤标志物，肝癌患者60%～70%AFP增高，其广泛应用于肝癌的筛查、早期诊断、鉴别诊断、疗效评价等方面。凡AFP≥500μg/L持续1个月或≥200μg/L持续2个月，无肝病活动证据，可排除妊娠和生殖腺胚胎癌者，应高度怀疑肝癌。AFP的临床价值有：①有助于明确诊断，较高的专一性，在诊断肝癌各种方法中特异性仅次于病理检查。②有助于早期诊断，是目前最好的筛查指标，可在症状出现前6～12个月做出诊断。③有助于鉴别诊断。④有助于疗效估计和治疗评估。⑤有助于提示复发和转移。

（2）其他肿瘤标志物：异常凝血原（DCP）、岩藻糖苷酶（AFU）、γ-氨酰转移酶同工酶Ⅱ（GGT—Ⅱ）、铁蛋白酸性同工铁蛋白，与AFP联用提高肝癌诊断率。

2. 影像学检查

（1）超声显像。是目前肝癌最常用的定位诊断方法，也是普查的首选方法。其价值包括：①确定肝内有无病灶（可检出0.7～1.0cm的小肝癌）。②鉴别占位性质。③肿瘤定位（包括穿刺或局部治疗定位）。④明确肝内肿瘤与血管和邻近脏器的关系。术中超声在肝外科有重要地位，有助于深部肿瘤的术中定位；可能发现微小转移灶；明确与周围血管关系，进行可切除性判断；有助于引导术中局部治疗或估计手术切除范围。实时超声造影灰阶成像技术（简称超声造影）可显著增强超声对肝病变的准确性，提高小肝癌和微小转移灶的检出率。超声显像的优点是：①为无创性检查，可多次重复。②价格低廉。③无放射性损害。④敏感度高。缺点是：①存在超声难以测到的盲区。②检查效果受操作者解剖知识、经验等影响较大。

（2）CT。肝癌定位的常规检查，可检出1～2cm的小肝癌。原发性肝癌CT平扫多为低密度占位，部分有晕症，大肝癌中央常有坏死或液化。典型的肝细胞肝癌螺旋CT扫描征象为：双期增强扫描显示为"快进快出"表现，即平扫呈低密度灶；动脉期呈全瘤范围强化，强化密度高于肝脏而低于同层主动脉；门静脉期肿瘤密度迅速降至低于肝脏。CT检查有助于了解肿瘤的位置、大小、数目及与血管的关系；其与超声相比，互为补充。CT＋门脉造影有助于微小肝癌（＜1cm）的检出。

（3）MRI。是一种非侵入性、无放射性损害的检查方法。与CT等相比，在观察肿瘤内部结构和血管关系方面MRI有独特优点，在鉴别肝内良性病变方面可能优于CT，对血管瘤的鉴别具有特异性。高场强MRI有助于肝癌和癌前病变的早期检出和诊断。通常肝癌结节在T_1加权像呈低信号强度，在T_2加权像呈中至高信号强度。

（4）放射性核素显像。近年来由于超声、CT、MRI等检查的日趋完善，放射性核素应用于肝癌检查相对减少。肝血池显像有助于鉴别肝血管瘤。骨扫描有助于发现肝外骨转移。PET-CT可早期探测肝细胞癌在远处脏器的转移灶，对肝癌的临床分期、治疗方案的选择具有重要价值。缺点是价格昂贵，临床应用受限。

（5）肝动脉造影。属侵入性检查，随着非侵入性检查的发展，目前应用也减少，仅在上述检查仍未能定位时采用。常用于介入治疗前的定位诊断，也有一定的定性诊断价值。肝动脉造影的指征：①肝内占位病变良、恶性用常规方法难以鉴别。②病灶较大，边界不清。③怀疑有肝内卫星灶转移或多原发灶。④拟行肝动脉化疗栓塞，栓塞前常规行肝动脉造影检查。

（6）B超或CT引导下经皮细针穿刺活检。适应证为：①无手术指征患者，可借此获病理诊断。②较多用于诊断不明的AFP阴性者。优点是定位较准确，穿刺阳性率提高。缺点：为有创检查，有一定并发症和潜在危险（出血、胆瘘、针道种植转移）。

3. 肝癌的临床诊断标准

（1）虽无肝癌其他证据，AFP ≥ 500 μg/L 持续 1 个月或 ≥ 200 μg/L 持续 2 个月，并可排除妊娠和生殖腺胚胎癌，无肝病活动证据者。

（2）有肝癌临床表现，能排除妊娠、生殖系胚胎源性肿瘤、活动性肝病及转移性肝癌，并有两种影像学检查显示占位性病变有肝癌特征，或有两种肝癌标志物（ALP、γ-GT、DCP、AFU 及 CA19-9 等）阳性及 1 种影像学检查显示占位性病变具有肝癌特征者。

（3）有肝癌的临床表现并有肯定的肝外转移病灶（包括肉眼可见的血性腹水或在其中发现癌细胞）并能排除转移性肝癌者。

（七）鉴别诊断

1. AFP 阳性的鉴别诊断

除肝细胞肝癌外，下列情况也可引起 AFP 升高，需注意与 HCC 鉴别。

（1）慢性肝病：如肝炎、肝硬化。AFP 检测主要鉴别仍为良性肝病，对患者血清 AFP 水平进行动态观察，肝病活动时 AFP 多与 ALT 同向活动，多为一过性升高或呈反复波动性，一般不超过 400 μg/L，时间也较短暂；如 AFP 与 ALT 异向活动和（或）AFP 持续高浓度，则应警惕 HCC 可能。

（2）妊娠：大约妊娠 12 周时 AFP 以胎肝合成为主。在妊娠 13 周，AFP 即占血浆蛋白总量的 1/3。在妊娠 30 周达最高峰，以后逐渐下降，出生时血浆中浓度为高峰期的 1% 左右，出生后急剧下降，5 周内降至正常。母体血中 AFP 升高还可见于异常妊娠，如无脑儿、胎儿有脊柱裂、脑积水、十二指肠和食管闭锁、肾变性，胎儿宫内窒息，先兆流产和双胎等。

（3）生殖腺或胚胎型肿瘤：血清 AFP 升高还可见于畸胎瘤、睾丸和卵巢肿瘤等。鉴别主要通过病史、体检以及腹盆腔 B 超、CT 检查。

（4）某些消化系统肿瘤：某些发生于胃、胰腺、肠道的肿瘤也会引起血清 AFP 升高。由于胃、胰腺等器官和肝组织均是由胚胎期的原始前肠演化而来，在起源上有密切的关系。上述部位原发性肿瘤的发生过程中细胞分化发生差错，某些基因被抑制，导致部分出现肝样分化，在细胞癌变时被激活，其产生 AFP 的潜在能力得到充分表达，导致大量 AFP 产生。

鉴别诊断除详细的病史、体检和影像学检查外，测定血清 AFP 异质体有助于鉴别肿瘤的来源。如产 AFP 胃癌中 AFP 以扁豆凝集素非结合型为主，与胚胎细胞合成相似；而原发性肝癌血清 AFP 升高，AFP 异质体以结合型为主。

2. AFP 阴性的鉴别诊断

有些肝癌患者 AFP 检测不出阳性，而呈阴性，如肝癌中特殊类型纤维板层型肝癌，AFP 检测基本均为阴性。对这类患者 AFP 呈阴性的机制尚不十分清楚，可能是由于肝癌细胞遗传基因活化程度过低，表达甲胎蛋白的基因失活，导致肝癌细胞不产生甲胎蛋白，因此血清中检测不到 AFP。对这种患者可依据其慢性肝病病史和肝区疼痛、食欲缺乏、消瘦、乏力、肝肿大等典型肝癌临床表现作出肝癌的诊断。对那些没有明显症状和体征的肝癌，可以借助 B 超、CT、肝动脉造影以及导引下穿刺活检等检查手段确诊。对于 AFP 阴性的其他肝占位病变主要和以下病变相鉴别。

（1）继发性肝癌：多见于消化道肿瘤转移，多无肝病背景，可能有便血、饱胀不适、贫血、体重下降等消化道肿瘤症状，肿瘤标志物检查 AFP 阴性，而 CEA、CA19-9、CA242 等消化道肿瘤标志物可能升高。影像学检查有一定特点：①常为多发占位，而肝细胞肝癌多为单发。②典型转移瘤影像可见"牛眼征"（肿物周边有晕环，中央因缺乏血供而呈低回声或低密度）。③CT 增强或肝动脉造影可见肿瘤血管较少，血供不如肝细胞肝癌。④消化道内镜或造影可能发现胃肠道的原发病变。

（2）胆管细胞癌：胆管细胞癌也属于原发肝癌，起源于胆管细胞，基本为腺癌，多无肝病背景，病史中伴有或不伴有黄疸病史，AFP 多为阴性，但 CEA、CA19-9 等肿瘤标志物可能升高。影像学检查最有意义的是 CT 增强扫描，肿物血供不如肝细胞肝癌丰富，且纤维成分较多，呈"快进慢出"，周边有时可见扩张的末梢胆管，此外淋巴结转移也较肝细胞肝癌多见。

（3）肝肉瘤：常无肝病背景，AFP 阴性，影像学检查显示为血供丰富的均质实性占位，不易与 AFP

阴性的肝细胞肝癌相鉴别。

（4）肝良性肿瘤

1）肝细胞腺瘤：常无肝病背景，女性多见，常有口服避孕药史，与高分化的肝细胞肝癌不易鉴别，对鉴别较有意义的检查是 ^{99m}Tc 核素扫描，肝腺瘤细胞接近正常细胞，能摄取核素，但无正常排出通道，故延迟相呈强阳性显像。

2）肝血管瘤：常无肝病背景，女性多见，病程长，发展慢，CT 增强扫描见自占位周边开始强充填，呈"快进慢出"，与肝细胞肝癌的"快进快出"区别，MRI 可见典型的"灯泡征"。

（5）肝脓肿：常有痢疾或化脓性疾病病史而无肝病史，有或曾经有感染表现，超声在未液化或脓稠时常与肝癌混淆，在液化后则呈液平面，应与肝癌中央坏死鉴别。肝动脉造影无肿瘤血管与染色。

（6）肝包虫病：常有多年病史，病程呈渐进性发展，有牧区生活以及狗、羊接触史。肿物较大时体检可及，叩诊有震颤即"包虫囊震颤"是特征性表现，包虫皮内试验（Casoni 试验）为特异性试验，阳性率为 90% ～ 95%，B 超检查在囊性占位腔内可发现漂浮子囊的强回声，CT 有时可见囊壁钙化的头结。由于诱发严重的变态反应，不宜行穿刺活检。

近年来针对早期 HCC 的一些新型肿瘤标志物的研究有一定进展，如 AFP 异质体、高尔基体蛋白 73、异常凝血酶原、肝细胞生长因子、血管内皮生长因子等，以及传统的血清铁蛋白等肿瘤标志物可帮助提高肝细胞肝癌诊断的特异性和敏感性。

综上所述，不能凭单纯的 AFP 阳性，就诊断为肝癌，也不能因 AFP 检测阴性而排除肝癌的可能，临床上应紧密结合肝癌的典型临床表现、其他实验室检查以及影像学检查，才能正确地诊断肝癌。

（八）治疗

主要目的是根治，延长生存期，减轻痛苦，原则为早期诊断、早期治疗，综合治疗，积极治疗。手术切除仍为肝癌最主要、最有效的方法，目前的肝癌治疗模式为以外科为主的多种方法的综合与序贯治疗。

1. 外科治疗

（1）肝部分切除：肝部分切除是目前治疗肝癌的最佳手段，随着影像学诊断技术、肝脏外科技术、围手术期处理技术的进步和术前综合治疗的应用，肝部分切除单就解剖部位来说已经没有禁区，肝切除术后手术病死率由原来的 10% ～ 20% 下降到 5% 以下，有选择的病例进行根治性肝部分切除的 5 年生存率为 26% ～ 50%。小肝癌术后的 5 年生存率为 60% ～ 70%。

1）适应证和禁忌证：肝部分切除的适应证在不断扩大，患者全身情况良好，无严重的心、肺、肾等重要脏器功能障碍，肝功能 Child A 级或 B 级以上，影像学提示肿瘤局限，有切除可能或姑息性外科治疗可能。禁忌证仅限于有严重的心、肺、肾等重要脏器功能障碍；肝功能失代偿，有明显的黄疸和腹水；有广泛远处转移。

2）切除术式的选择：根据切除是否彻底分为根治性切除与姑息性切除；根据切除是否按解剖结构进行可分为规则性切除（也称解剖性切除）与非规则性切除，规则性切除又根据解剖范围分为左外叶切除、左半肝切除、左三叶切除、右前叶切除、尾状叶切除等。

无肝硬化或轻度肝硬化的病例首选解剖性肝切除术。合并肝硬化但肝功能代偿良好而不适合肝移植的患者，可行不规则肝切除或亚段肝切除。对于不能手术的巨大或多灶性肝癌，可降期治疗后二期切除。对于肿瘤较大且与周围脏器组织致密粘连或侵犯周围脏器者，可采用逆行法肝切除术。即先将肿瘤与肝脏分离再连同周围脏器一并切除的方法。该方法可降低术中出血以及感染的机会。

3）肝癌的二期切除：巨大无法切除的肝癌经综合治疗缩小后的切除，称为肝癌的二期切除。通过 TACE、放射治疗、局部消融治疗等综合治疗手段，可使 8% ～ 18% 无法手术的肝癌患者肿瘤缩小并获得第 2 次手术机会。不能切除肝癌的缩小后切除，5 年生存率取决于切除当时的肿瘤大小而不取决于肿瘤原先的大小，因此其 5 年生存率可与小肝癌相媲美。肝癌的二期切除，可使部分不治肝癌变为可治，对提高肝癌的总体生存率具有重要意义。

（2）肝移植：肝移植可以彻底消除肝内微转移的隐患以及具有恶变潜能的硬化肝脏，是唯一可能永久治愈肝癌的方法。肝移植治疗小肝癌疗效良好，对于处于肝硬化失代偿期、不能耐受肝切除的患者，首选肝移植在国内外已成为共识。

肝癌肝移植适应证：1996年，Mazzaferro等提出米兰标准（CMC）。①单个肿瘤结节≤5 cm。②如多发，总数≤3个，每个最大直径≤3 cm。③无肝内大血管浸润，无肝外转移。2002年旧金山大学Francis以影像学分期为依据的UCSF改良标准：①单个肿瘤结节≤6.5 cm。②如多发，总数≤3个，每个直径≤5 cm，且直径合计<8 cm。③无肝内大血管浸润，无肝外转移。匹兹堡标准：只将出现大血管侵犯、淋巴结受累或远处转移这3项中任一项作为肝移植禁忌证，而不将肿瘤的大小、数量及分布作为排除标准，由此显著扩大了肝癌肝移植的适用范围。

2. 局部消融治疗

目前肝癌的手术切除率仅有20%左右，很大一部分无法手术或复发患者需要进行非切除性的方法进行治疗。肝癌的局部治疗作为综合治疗的一部分，目前广泛使用。射频消融、无水乙醇瘤内注射、超声聚焦刀、微波固化、冷冻等多适用于直径小于3 cm的肿瘤病灶，治疗小肝癌疗效与手术相当。

（1）射频消融：是通过高频电流在组织内传导时离子发生摩擦产热杀灭肿瘤。可经皮、术中或腹腔镜进行。优点是操作简单，损伤小，需要治疗的次数少，肿瘤坏死完全。该方法是目前除手术和肝移植外唯一可能使患者获得根治的治疗手段。适应证：适用于不宜手术切除的肝癌，肿瘤的直径应在5 cm以内；最佳治疗大小在3 cm以内；更大的病灶也可治疗，但多针穿刺易存留肿瘤，效果不佳。

（2）无水乙醇瘤内注射：是通过注射乙醇使细胞脱水、蛋白变性、细胞凝固坏死，同时使血管内皮细胞坏死，血栓形成，使肿瘤组织缺血坏死。优点是简便，安全，肿瘤完全坏死率高。适应证：适用于不宜手术切除的肝癌，肿瘤的直径应在5 cm以内，病灶数目在3个以内。

3. 介入治疗

由于原发性肝癌的血供几乎全部来自肝动脉（95%以上），且化疗药物的疗效与肿瘤局部药物浓度呈正相关，因此选择性阻断供应肿瘤的动脉，并同时经动脉导管灌注化疗药物，即肝动脉栓塞化疗（TACE），可以使肿瘤坏死缩小，并减少对正常肝组织和全身其他脏器的损伤。

（1）TACE的适应证与禁忌证

1）适应证：①原发性肝癌不愿接受手术切除或无法手术切除的进展期肝癌（无肝肾功能不全，无门静脉阻塞，肿瘤体积小于肝体积的70%）。②原发性肝癌肿瘤体积较大，先行栓塞缩小肿瘤，便于手术切除。③根治性和非根治性肝肿瘤切除术后的辅助治疗预防复发。④肝细胞癌破裂出血和肝动静脉瘘的治疗。

2）禁忌证：①严重的肝功能不全和肝硬化，Child分级C级（重度黄疸和腹水）。②门静脉主干完全阻塞，无充足的侧支循环。③肿瘤体积大于肝体积的70%。④肿瘤广泛转移或恶病质。

（2）TACE常用的药物与技术：常用的栓塞剂包括碘化油、明胶海绵、微球、中药材料等。肝癌肝动脉化疗栓塞常用的化疗药物包括顺铂（DDP）、表柔比星（EPI）、吡柔比星（THP）、丝裂霉素（MMC）、氟尿嘧啶（5-FU）等。碘化油可作为化疗药物的载体，使得化疗药物在肿瘤内缓慢释放。

主要的栓塞技术：①超选择TACE。②肝动脉及门静脉双栓塞技术。③肝静脉暂时阻断后肝动脉灌注化疗栓塞术。

（3）TACE的不良反应及并发症：化疗药物的不良反应包括轻度的消化道反应、白细胞下降、脱发、乏力和短暂的肝功能改变。其他常见的不良反应有发热、腹痛、黄疸、腹水。并发症包括肝脓肿、胆管损伤、非靶器官栓塞、肿瘤破裂、肝动脉损伤、麻痹性肠梗阻等。

4. 放射治疗

肝癌的放疗一度是放射治疗的禁区，目前随着三维适形放疗和调强适形放疗技术以及质子束放疗等新技术的开展，肝癌不再成为放疗禁区。放射治疗可以直接杀灭肿瘤而对正常肝组织损伤较轻。

80%肝癌一经发现即不能手术切除，局部晚期肝癌是放疗的适应证；但是能否耐受放疗，还跟肝功能、肝硬化程度、肿瘤体积与正常肝组织体积的相对比有关。目前的资料表明，对于不能进行手术切除或局部消融治疗的进展期肝癌，放疗后其局部控制率为40%～90%，中位生存期为10～25个月，1

年生存率 60% 左右。

肝癌放疗后的并发症主要包括急性肝损伤和慢性肝损伤。

5. 内科治疗

（1）全身治疗：肝癌手术切除率低，而术后复发率高，但肝癌对化疗不敏感。单药有效的药物不多，临床应用见到有一些疗效的药物包括 5-FU、ADM、DDP 和 MMC，有效率不超过 20%。联合化疗的有效率并不优于单药。近年来，上述化疗药物联合一些新的化疗药物如奥沙利铂、古西他滨和卡培他滨等应用于肝癌治疗，虽有一定疗效，但仍无明显突破。

（2）靶向治疗：索拉非尼是一种口服的多激酶抑制药。作为一种分子靶向治疗药物，其所作用的两类激酶具有阻断肿瘤细胞增殖和抑制新生血管形成的作用，对肝细胞肝癌的治疗具有划时代的意义。2007 年美国临床肿瘤协会（ASCO）年会的报告总结索拉非尼治疗晚期肝细胞癌的 III 期临床研究（SHARP 研究）显示：使用索拉非尼的患者中位总生存时间 10.7 个月，较对照组延长了 2.8 个月；肿瘤进展时间（TTP）中位值为 5.5 个月，较对照组延长了 2.7 个月。不良反应为腹泻（11%），手足皮肤反应（8%），疲乏（10%），出血（6%）。ASCO 推荐索拉非尼为晚期肝癌治疗的一线药物。NCCN 治疗指南将其列入无法手术及介入治疗的晚期肝癌患者的标准治疗方案。

（3）生物治疗：生物治疗药物效果有限，多与化疗联合使用。干扰素是近年来使用最多的细胞因子之一，可抑制肿瘤病毒繁殖及细胞分裂，抑制癌基因表达，诱导肿瘤细胞分化，常与其他方法联合应用有一定的疗效。其他较多使用的是 IL-2 经肝动脉局部灌注治疗和淋巴因子活化的杀伤细胞（LAK 细胞）、肿瘤浸润性淋巴细胞（TIL 细胞）过继免疫治疗。

（九）预后

肝癌在以往曾经被认为是不治之症，随着近 30 年来肝癌临床研究的进展，肝癌的生存率有了明显提高。总的 5 年生存率已经提高到 10%，而对于行根治性切除的肝癌患者，5 年生存率已达 50% 以上。

影响肝癌预后的因素较多，肿瘤的生物学特性、机体的免疫功能、治疗方式、患者的并发症等均对预后起着一定作用。目前认为，分化程度高、巨块型、具有完整包膜的肿瘤有着更好的预后，而分化程度低、弥漫型、无包膜、有血管侵犯、门脉瘤栓、卫星灶则往往提示预后不良。近年来，有关肿瘤与免疫关系的研究发展迅速，越来越多的研究表明机体的免疫功能影响着肿瘤的发生、发展及预后。不同的治疗方式是影响肝癌患者预后的主要因素，多年的研究表明，手术治疗仍是肝癌治疗的最佳方法，其远期疗效优于其他手段，目前已有大量临床资料表明，手术根治性切除肿瘤，是治疗肝癌获得长期存活的重要手段。此外，患者如合并慢性肝炎、肝硬化、不同肝功能的分级，也有着不同的预后，肝功能越差，提示预后较差；男性、酗酒也往往和预后不佳相关。

二、转移性肝癌

（一）流行病学

肝转移癌在临床上极为常见，在西方国家，肝转移癌和原发性肝癌的比例约为 20：1，在我国，两者发生概率相近。

（二）病理生理

转移性肝癌转移途径分 3 种。①经门静脉：为肝内转移的最主要途径，是其他途径引起肝转移的 7 倍；以来源于胃肠道的原发癌最为多见。②经肝动脉：肺癌和肺内形成的癌栓，可进入体循环，经肝动脉血流于肝内形成转移。③经淋巴道：此路径少见，胆囊癌可沿胆囊窝淋巴管扩展至肝内。

肝转移结节通常位于肝表面，大小不等，结节中央因坏死可出现脐样凹陷。除结节型外，肝转移瘤偶尔也可表现为弥漫浸润型。多数转移瘤为少血供肿瘤，有 4% ~ 7% 为富血供，多见于绒毛膜上皮癌、肉瘤、恶性胰岛细胞瘤、肾癌、乳腺癌、类癌等。钙化可见于结直肠癌、卵巢癌、乳腺癌、肺癌等，尤其以结直肠黏液腺癌为著。

消化道恶性肿瘤是肝转移癌最常见的原发病灶，而其中又以结直肠癌最为多见。结直肠癌肝转移最常发生于原发灶切除后的 2 年内，通常没有症状；少数患者可有上腹隐痛。尽管有淋巴结转移的患者更易出现肝转移，但各个期别的结直肠癌均可发生肝转移，在经手术切除的结直肠癌病例中 40% ~ 50% 最终出现肝转移。在新发的结直肠癌病例中 20% ~ 25% 存在肝转移。

（三）诊断

诊断肝转移涉及许多辅助检查，包括实验室检查、影像学检查甚至腹腔镜。实验室检查主要用于随访监测以及与原发性肝癌进行鉴别，同时评估患者的肝功能水平以及储备情况。在许多结直肠癌患者的随访中连续检测其癌胚抗原（CEA）水平可有效检测肿瘤复发。

转移性肝癌的确认主要依赖于影像学检查，超声、CT 以及 MRI 都能提供较为可靠的信息。典型病例病灶常多发，CT 表现为平扫低密度，MR 表现为长 T_1 长 T_2 信号，增强扫描时动脉期出现环形强化，门脉期强化范围无扩大。部分病灶可出现牛眼征，即病灶中央低密度坏死区周围伴环状强化，环外另见一圈低密度。病理上，环状强化为肿瘤组织，外为受压的肝细胞和肝窦。

拟诊为转移性肝癌后，还需要其他的相关检查如消化道内镜、胸部CT或者正电子发射断层成像（PET）来寻找原发病灶以及确认其他部位有无出现转移，为下一步治疗提供依据。

（四）治疗

一般认为当发生肝转移时病情已属晚期，多采用以化疗为主的综合治疗方式。但对于结直肠癌肝转移，手术是目前唯一有效的治愈手段。国外大宗病例报道治愈性肝切除术的手术病死率为 1.0% ~ 2.8%，术后 5 年生存率为 34% ~ 38%，但有 10% ~ 25% 结直肠癌肝转移患者确诊时适于手术切除。

目前大多数研究表明，无论是同时性或异时性结直肠癌肝转移，若转移灶可切除，首选手术治疗。2006 年 8 月英国《结直肠癌肝转移治疗指南》对结肠、直肠癌肝转移的肝切除提出了以下几点意见：①对于可切除的病例，肝切除的目的是切除所有肉眼可见的病灶，切缘干净并且保留足够功能的肝。②在结直肠癌根治性切除后，肝单发、多发和累及双叶转移的患者是肝切除的合适人选。③是否能够达到切缘干净（或切除）取决于放射科医师和外科医师。④外科医师应当决定可接受的肝保留范围，大概是至少 1/3 的肝或相当于两个肝段。⑤肝外科医师和麻醉科医师应当对患者是否适合手术作出决定。⑥如果认为患者不适合手术，则应考虑射频消融治疗。⑦合并肝外疾病的患者在如下情况应考虑肝切除：可切除或可射频消融治疗的肺转移；可切除或可射频消融治疗的单发肝外病变如脾脏、肾上腺或局部复发病灶；肝转移灶局部直接侵犯周围组织如侵犯横膈或肾上腺，但病灶可以切除。⑧肝切除禁忌证应当包括无法控制的肝外病变，如原发病灶不能切除、广泛的肺转移、局部区域的复发、腹膜受累、广泛的淋巴结转移（如后腹膜淋巴结、纵隔淋巴结或肝门淋巴结转移）和骨或神经系统转移。⑨不能肯定肝转移灶能否切除，当不能肯定结直肠癌肝转移灶是否能切除或进行射频消融治疗时，应当与肝胆外科医师讨论后决定。这类患者可以通过门静脉栓塞或两步法肝切除以保留更多的肝功能，以及通过联合手术和射频消融来获得切除的可能。

而对于肝转移灶无法切除的患者，其中一部分可通过包含分子靶向治疗在内的新辅助化疗转为可切除；而另一部分仍然不可切除的患者则宜采用包括全身静脉化疗、介入治疗以及肝转移灶的局部治疗（射频消融、激光消融、无水乙醇注射和冷冻切除术）在内的多种方式进行姑息治疗。

第八章

血管外科疾病

颅外血管是指供应脑组织血运的颅外血管网，主要包括颈动脉系统和椎动脉系统。颈动脉系统在颅外段包块颈总动脉、颈内动脉、颈外动脉；椎动脉正常情况下分别起自双侧的锁骨下动脉，由椎间孔向上，入颅后汇成基底动脉参与颅内供血。

颅外血管病变是导致缺血性脑卒中的主要原因之一，临床病理类型包括动脉粥样硬化、肌纤维发育不良、动脉中层囊性坏死、动脉炎、动脉夹层等。其中动脉粥样硬化是最主要原因，而且动脉粥样硬化是全身性疾病，因此，颅外血管病变的患者同时也面临着其他血管事件的风险，如缺血性心脏病、外周血管病。缺血性脑卒中是位于心血管疾病、癌症之后导致死亡的第3位主要疾病，也是导致残疾的主要原因。流行病学分析，7%～18%首次缺血性脑卒中原因是超过60%的颈动脉和椎—基底动脉狭窄所致。外科治疗颅外段血管病的目的是防治其导致的神经功能障碍。

第一节　颈动脉狭窄

一、病因

因各种原因导致的颈动脉系统狭窄，相应区域出现供血不足现象，甚至卒中，其中90%的颈动脉狭窄由动脉粥样硬化所致，其余还有炎性血管病、肌纤维发育不良、外伤性闭塞或狭窄、动脉迂曲。

二、临床表现

（一）症状

大多数颈动脉狭窄可无明确的临床症状，临床表现主要和栓子或斑块脱落导致远端功能区障碍有关，和狭窄程度无直接关系，但狭窄程度越重，血栓脱落机会越多。溃疡性斑块同样容易导致临床症状。常见的临床症状如下。

1. 慢性脑缺血表现

可表现为耳鸣、眩晕、头昏、头痛、失眠、记忆力减退、嗜睡、多梦等症状，也有的患者表现为精神状态异常、情绪异常等。

2. 眼缺血症状

眼动脉是颈内动脉的重要分支，颈动脉狭窄可导致眼部症状，包括黑蒙、视物模糊、视力下降、偏盲、复视等。

3. 缺血性脑卒中

缺血性脑卒中与栓子或斑块脱落的大小及局部脑组织的侧支循环有关，根据程度不同通常表现为以下几种情况。

（1）亚临床卒中：最早定义为静止性卒中，往往指临床上无症状，只是在其他检查中发现有脑梗死迹象，如"腔隙性脑梗"。然而，实际上静止性卒中并非不带来任何临床症状，它可以直接影响到人们的思维、情绪和性格，如果对这种卒中视而不见，同样会带来严重的问题。

（2）短暂性脑缺血发作（TIA）：表现为突然发生的、持续几分钟至几小时的某一区域脑功能的障碍，可在 24 h 内完全恢复正常。如一侧上、下肢瘫痪或无力，轻度感觉减退或异常，失语，有时因眼动脉缺血而出现一侧视力障碍、眼痛。发作频率因人而异，可 24 h 发作数十次，也可以几个月发作 1 次，每次发作的临床表现大多相似。可能是由于同一脑动脉供应区的反复缺血所致，缺血的原因大多认为与脑小动脉的微栓塞、血管痉挛有关，栓子破碎溶解后，缺血症状即得到改善。未经治疗的短暂性脑缺血发作患者部分可以发展成为脑梗死，导致严重的功能障碍。短暂性脑缺血发作短期内多次发作，是发生严重脑梗死的警报。

（3）卒中：临床表现以猝然昏倒、不省人事或突然发生口眼㖞斜、半身不遂、言语障碍、智力障碍为主要特征。

（二）体征

（1）在胸锁乳突肌内侧及气管间扪及颈总动脉，双侧比较，可扪及震颤或搏动减弱（注意操作轻柔，以防颈窦反射致血压下降、心率减慢、昏厥）。

（2）在颈动脉分叉处可闻及动脉收缩期杂音，高调收缩—舒张期双期杂音提示颈动脉高度狭窄，如颈动脉完全阻塞则无杂音可闻及。

（3）眼底检查眼动脉分叉处可见到栓子和胆固醇结晶。

三、辅助检查

（一）彩色超声多普勒检查

彩色超声多普勒检查是诊断颈动脉狭窄最常用的无创检查手段，具有较高的敏感性和准确性，可直接测量颈动脉直径，了解血流情况和斑块性质，判断血管通畅、狭窄程度。也是最常用的筛查手段。

（二）经颅超声检查

经颅超声检查（TCD）同样是一项无创检查手段，除了解颈动脉颅外段情况外，对评价颅内段颈动脉有直接的意义。对术前评估非常有价值，也可作为术中检测血流变化以及评估术后血流改善情况的重要依据。

（三）CT 血管造影

CT 血管造影（CTA）是诊断和评估颈动脉狭窄的重要辅助检查。可以清晰地显示血管狭窄程度、斑块位置，评估斑块是否存在溃疡。同时可以显示颈动脉分叉的位置，周围的毗邻关系。也可显示颅内循环的情况，交通支代偿的情况。在一定程度上取代了 DSA，可作为术前诊断的新黄金诊断标准。

（四）磁共振血管造影

磁共振血管造影（MRA）同样是诊断颈动脉狭窄的重要影像学方法之一。

（五）CT 脑灌注评价

CT 脑灌注评价可了解脑供血情况，是一种重要的功能检查。可以显示颅内缺血区域，是评估病变和缺血之间关系、手术治疗效果的重要依据。

（六）数字剪影血管造影

数字剪影血管造影（DSA）目前很少单纯用于诊断，通常是在拟行颈动脉支架植入前的确诊方法，同时评估颅内循环情况，以及术后血流恢复情况。但血管造影仍是诊断颈动脉狭窄的黄金诊断标准，在其他影像学检查间存在矛盾，或诊断不明确时，仍需进行血管造影检查。血管造影可以显示主动脉弓和颈动脉及其分支，能明确地看到颈动脉及其分支的狭窄、闭塞程度及长度，也能判断斑块的性质。

四、诊断

（1）鉴于颈动脉狭窄的大部分患者没有明确的临床症状和体征，诊断往往依赖于病史和仔细的体检，包括详细的辅助检查。通常情况下，对于中老年人，有动脉粥样硬化病史，有高脂血症、高血压、高血糖、吸烟等危险因素，以及冠心病史，外周动脉粥样硬化闭塞病史的患者，应该筛查颈动脉，听诊颈部是否存在杂音，或进行彩色多普勒检查。

（2）对于有脑梗死病史或存在以下症状的患者，也应进行相应的辅助检查，以明确颈动脉狭窄的存在。

1）运动障碍：面瘫或单肢瘫（上肢或下肢），肢体肌无力，运动失灵。

2）感觉障碍：受累肢体沉重感，感觉减退或丧失。

3）视觉障碍：一侧眼一过性黑蒙，部分视野缺损或偶有同向偏盲、复视、眩晕。一过性黑蒙也称短暂单眼失明发作，是同侧颈内动脉终末支眼动脉缺血的特征性症状。

（3）当彩超提示存在颈动脉狭窄时，往往需要进一步的 CTA、TCD 和颅内循环的评估，以便明确诊断，并指导进一步治疗方案的确定。

五、治疗

颈动脉狭窄的治疗关键在于预防缺血性脑卒中的发生，根据颈动脉狭窄程度的不同，颈动脉斑块的大小和性质不同以及临床表现和体征，治疗策略包括以下内容。

1. 药物治疗

（1）适用于所有的颈动脉狭窄患者，同时也适用于手术后或支架植入后的患者。

（2）颈动脉狭窄程度 < 50%。

（3）无症状性颈动脉狭窄 < 70%。

（4）患者情况差，不允许手术或不愿手术。

使用的药物主要为抗血小板药物，如阿司匹林、氯吡格雷、西洛他唑（培达）、盐酸沙格雷酯（安步乐克）等；药物治疗还包括危险因素的控制：降脂（他汀类）；降糖；降压；戒烟。

2. 颈动脉内膜剥脱术

颈动脉内膜硬化斑块，其表面不规则或溃疡形成是血小板聚积的好发部位，也是栓子形成脱落致栓塞的来源。颈动脉内膜剥脱术是传统和有效的治疗颈动脉狭窄的手段之一，其适应证包括以下内容：

（1）症状性颈动脉狭窄，狭窄程度 > 50%。

（2）无症状颈动脉狭窄，狭窄程度 > 70% 以上。

（3）药物治疗无效，反复发作 TIA 等。

3. 颈动脉支架植入术

是针对颈动脉狭窄的一项微创治疗方案，其适应证基本同颈动脉内膜剥脱术。

2011 年初由 ACCF/AHA 指南编写委员会颁布的颅外颈动脉和椎动脉病变（ECVD）诊疗指南关于颈动脉狭窄的治疗策略总结如下：

（1）对于症状性颈动脉狭窄患者，无创影像学检查提示狭窄大于 70%（Ⅰ/A）或血管造影提示狭窄大于 50%（I/B）且估计围术期卒中或死亡的发生率小于 6% 时，推荐行 CEA。

（2）推荐颈动脉支架（CAS）作为颈动脉内膜剥脱术（CEA）的候选治疗措施（Ⅰ/B）。

（3）对于颈动脉狭窄 > 70% 的无症状患者，若围术期卒中和死亡的发生率较低，建议行 CEA（Ⅱa/A）。

（4）对于老年患者，尤其是血管条件不适合介入治疗的患者，建议首选 CEA（Ⅱa/B）。

（5）对于颈部条件不适合手术的患者，建议首选 CAS（Ⅲa/B）。

（6）对于血管造影提示颈动脉狭窄 ≥ 60%、多普勒超声提示 ≥ 70% 的无症状患者，可考虑行预防性 CAS（Ⅱb/B）。

（7）2 周之内的 TIA 或卒中，在无禁忌证的情况下，建议早期血运重建（Ⅰa/B）。

（8）对于颈动脉狭窄 < 50% 的患者，不推荐行血运重建术（Ⅲ/A）。

（9）对于慢性完全闭塞病变，不推荐行针对闭塞病变的血运重建术（Ⅲ/C）。

（10）对于严重脑功能障碍的患者，不推荐行血运重建术（Ⅲ/C）。

第二节　椎动脉狭窄

椎动脉起源于锁骨下动脉的第一段，是锁骨下动脉的第一分支，在颈部仅有一小段游离，随即向上经 6 个颈椎横突孔，再经枕骨大孔进入颅内，在脑桥腹侧两支椎动脉汇合形成基底动脉。椎—基底动脉系统供应大脑后 2/5 部分包括丘脑后半部、脑干和小脑，占供脑血流的 10% ~ 15%。

一、病因

椎动脉狭窄和颈动脉狭窄的原因一致，椎动脉狭窄多由动脉粥样硬化所致；也可能是因动脉粥样硬化导致的锁骨下动脉狭窄，进而引起椎动脉供血不足，甚至盗血。

二、临床表现

椎动脉狭窄直接导致大脑后循环不足，可引起相应的临床表现：
（1）运动障碍，偏瘫，四肢瘫，构音困难。
（2）感觉障碍，肢体或口面部感觉障碍，眩晕及听力丧失。
（3）视觉障碍，双目失明，偏盲，复视。
（4）共济失调，步态不稳，眩晕，眼震，恶心。
症状常因体位改变而诱发。但值得注意的是，这些症状也可由于房颤、体位性低血压、前庭病变等疾病引起，临床上需要仔细鉴别。

三、诊断

（1）当患者存在动脉粥样硬化的高危因素，有椎—基底动脉供血不足的临床迹象时需要进行详细的评价。
（2）椎动脉狭窄和颈动脉狭窄的诊断一样，首先应对患者进行无创检查，包括彩超和 TCD。
（3）临床实践和文献报道，MRA 和 CTA 与超声多普勒相比具有更高的特异性和准确性，均可达到 95%。
（4）尽管如此，这两种影像学手段都不能很好地显示椎动脉的开口病变，因此，在进行必要的血管重建前，必须进行血管造影。

四、治疗策略

鉴于椎动脉狭窄和颈动脉狭窄有着相同的病理背景和特点，其治疗策略相似。常规应给予抗血小板药物治疗，同时积极控制如高血压、高脂血症、糖尿病、吸烟等危险因素，以减低脑梗死的发病率，缓解椎—基底动脉供血不足的症状。

当药物治疗无效，或椎动脉狭窄明确时，也可进行相应的血管重建手术。手术的种类较多，应根据病变的部位和性质采用不同的治疗手段，如下所述：
（1）腔内介入治疗，椎动脉支架植入。
（2）椎动脉内膜剥除术。
（3）椎动脉、颈动脉吻合术，将椎动脉于锁骨下动脉开口处切断后与颈总动脉行端侧吻合。
（4）椎动脉—颈动脉间自体静脉架桥术。

第三节　颈动脉瘤

一、病因

颅外颈动脉瘤原因很多，过去 50 年常见的病因是梅毒、结核和其他感染。现今最常见的病因是动脉粥样硬化，动脉夹层、创伤也是颈动脉瘤的原因。真性动脉瘤常位于颈动脉分叉部位，其次位于颈内动脉，颈外动脉较为少见；外伤所致的动脉瘤与创伤部位有关。

二、临床表现

（1）颈部无痛性、搏动性包块是颈动脉瘤最常见的临床表现。

（2）局部听诊可闻及血管杂音，压迫颈总动脉后，肿物搏动减轻，肿物缩小。

（3）脑神经受压表现，当动脉瘤生长到一定程度后，可出现局部压迫症状，如声音嘶哑，霍纳（Horner）综合征，压迫臂丛神经致肢体麻木，压迫气管致呼吸困难，压迫食管致吞咽困难等。

（4）疼痛，面部、眶后、耳后、头部均可发生，可有传导性和放射性疼痛；颈动脉夹层动脉瘤可致严重的颈部痛、眶后痛、偏头痛。

（5）脑缺血，中枢神经功能障碍。

1）颈动脉瘤体较大，压迫颈内动脉。

2）头部位置变动时，压迫颈内动脉，血流减少。

3）动脉瘤壁内栓子脱落致脑栓塞，这也是较为危险的情况之一。

（6）出血，是颈动脉瘤破裂的主要并发症，也是主要的致命风险之一。严重时可导致失血性休克，甚至死亡。血肿压迫气管，导致呼吸困难，甚至窒息。

三、辅助检查

1. 超声多普勒

可显示动脉瘤的大小及瘤内有无血栓，瘤体与颈总动脉及颈内、颈外动脉的关系，是诊断颈动脉瘤有效的无创检查手术。

2. CTA 和 MRA

能清晰显示颈动脉各分支，以及动脉瘤大小、形态和有无血栓，有无分层及对颅内血供的影响。同时可以显示瘤体和附近组织的毗邻关系。是确诊的重要手段。

3. 颈动脉造影（DSA）

可清楚显示动脉远近端通畅情况，以及颅内循环情况。在诊断方面，其意义和地位已不如从前，逐步为 CTA 和 MRA 所取代，但血管造影的同时，可对疾病进行相应的介入治疗，因此，仍是十分重要的诊断和治疗方法。

四、诊断

根据临床症状和体征，加之相应的辅助检查，颈动脉瘤的诊断并不困难。临床上应和颈动脉体瘤以及颈动脉迂曲鉴别。

五、治疗

颈动脉瘤的治疗目的是为了预防来自颈动脉瘤内血栓脱离所导致的永久性神经损害；为了防止动脉瘤破裂出血导致的失血性休克以及气道压迫等危险；为了避免动脉瘤膨胀性搏动导致的周围神经组织压迫。因此，最好的方法是动脉瘤切除，颈动脉重建。近年来，随着介入技术的进步和介入器材的发展，覆膜支架植入，腔内隔绝动脉瘤也成为颈动脉瘤可供选择的治疗手段之一。

在一些紧急情况下，如感染性动脉瘤，动脉瘤上段无法阻断，或者动脉瘤破裂，无法重建时，颈动脉结扎术和颈动脉瘤栓塞术也是有效的治疗手段。但是，颈动脉结扎或栓塞可导致脑梗死、偏瘫甚至死亡。

第四节　颈动脉体瘤

颈动脉体瘤是一种少见的颈部肿瘤，占头颈部肿瘤的 0.22%。颈动脉体瘤位于颈总动脉分叉处，解剖位置十分特殊，手术操作存在一定难度。Von Haller 于 1743 年首次描述本病。100 余年后，Reigner 曾尝试切除颈动脉体瘤，但患者未能存活。1886 年 Maydl 首次成功切除了一例颈动脉体瘤，术后患者出现了失语和偏瘫。1903 年，Scudder 成功切除颈动脉体瘤并完好地保护了颈动脉，术后患者未残留任何神经体征。北京协和医院自 1949 年在国内首次成功行颈动脉体瘤切除，至今共治疗 107 余例患者。查阅关于颈动脉体瘤的国内文献报道（CHKD，万方数据等），共有 329 篇，总病例数超过 2 000 例。

一、病因

颈动脉体瘤的病因并不十分明确。目前发现颈动脉体瘤的发生与慢性低氧刺激及遗传易感性有关。

颈动脉体瘤可以散发，也有家族遗传性，为常染色体显性遗传。散发的病例中，5% 为双侧体瘤。在家族遗传性体瘤中，32% 为双侧体瘤。

颈动脉体是感受氧浓度的化学感受器，在慢性缺氧时，颈动脉体会出现增生和肥大。哺乳动物在缺氧时的适应性反应依赖线粒体的功能，因此，颈动脉体瘤的发生与线粒体的功能有关。SDHD 是第一个被发现的线粒体蛋白的肿瘤抑制基因，且它的突变常导致多发性肿瘤。目前认为 SDHD 的基因突变会导致家族性颈动脉体瘤的发生。在散发的颈动脉体瘤的患者中，也存在 SDHD 基因的突变。

长期生活在高原地区和有慢性呼吸系统疾病的人群，颈动脉体瘤的发生率要高。有研究证实，生活在海平面水平的人，颈动脉体的平均重量为 20 mg，而在高海拔地区的颈动脉体的平均重量增加到了 60 mg，同时颈动脉体瘤的发生率也增加了将近 10 倍。

二、临床特点和诊断

颈部下颌角无痛性肿物是最为常见的临床表现，典型的体征是下颌角肿物，可左右移动，但无法上下移动。肿物因和颈动脉关系密切，多有传导性搏动。血管杂音也是常见的体征。其他一些非特异性症状包括：颈部、耳后疼痛，局部压痛，声嘶，失语，耳鸣等。手术前脑神经的损伤并不常见，但仍有迷走神经、舌下神经和颈交感神经受损的报道。因此，有必要提醒医师术前详细地查体和记录。同时，5% 的颈动脉体瘤具有内分泌功能。也可能作为多发性内分泌肿瘤的一部分。

除了临床症状和体征外，颈动脉体瘤的诊断主要依赖于相应的影像学检查，如彩色多普勒超声、CT、MRI 和血管造影。颈动脉分叉部位血运异常丰富的肿瘤是颈动脉体瘤的特征性标志。

超声显示的典型征象是分叉处富血运肿瘤，将颈内、颈外动脉分开，使分叉增大。同时，彩色多普勒或经颅多普勒的应用还可以监测颈动脉压迫试验的有效性，评价颅内循环的开放情况，对评价手术的预后和术中的风险非常有意义。

CT 和 MRI 对颈动脉体瘤的诊断和鉴别诊断同样非常有价值。可以显示颈动脉体瘤的大小、与周围组织的毗邻关系。CTA 重建的结果甚至可以在某种程度上取代数字剪影血管造影（DSA），CTA 可以对肿瘤和颈动脉血管进行多方位、立体观察，以及横断面观察，清晰地显示强化的肿瘤、颈内外动脉、血管的包绕和侵蚀情况，评价颅内循环的代偿情况，血管周围的淋巴组织等，为诊断和手术方案的制订提供更为丰富、可靠的资料。

血管造影目前仍然被认为是诊断颈动脉体瘤的黄金标准。在 20 世纪 80 年代以前，颈动脉体瘤的诊断主要依靠直接的颈动脉穿刺造影。血管造影可以显示颈动脉分叉部位的肿块，其内包含丰富的血管和血窦，颈动脉分叉呈杯状增宽或呈环抱状。同时，详细的双侧颈动脉系统评价，可以显示颈动脉硬化情况及侧支循环状况。

三、治疗

大多数颈动脉体瘤生长缓慢，表现为良性特征。即使不手术，患者也可以存活很长时间。但是，随着肿瘤的生长，就算是良性肿瘤，也会导致严重致残，甚至死亡。在未得到治疗的患者中，约有8%的死亡率。故此，颈动脉体瘤一旦诊断应手术切除。

根据肿瘤的大小，颈动脉体瘤分为三型。①Ⅰ型：肿瘤相对较小，与颈部血管关系不密切。②Ⅱ型：肿瘤相对较大，与颈部血管关系密切。③Ⅲ型：肿瘤巨大，侵及颈动脉，往往需要颈内动脉切除和重建。

放射治疗不是常规的治疗手段，甚至术前的放射治疗会增加手术的难度。仅仅对于手术残留的瘤体有放疗的指征。化疗对颈动脉体瘤无效。

颈动脉体瘤手术时的解剖和技巧如同颈动脉内膜剥脱手术。胸锁乳突肌前缘切口有利于肿瘤切除。切口上沿耳前切口，同时解剖游离腮腺、面神经，有利于显露颈内动脉远端。斜向耳后，可以增加颅底部位的显露。改良的T形切口更适合于巨大肿瘤的切除。术中二腹肌切断、茎突下颌韧带切断有利于显露肿瘤上极和颈内动脉远端。

由于血管造影的精确度和外科手术技巧的提高使得颈动脉体瘤手术后脑梗死和死亡的发生率大大降低，由以往的30%降低到了5%以内。总结北京协和医院病例，这一并发症的发生率为3.74%。这一并发症的发生多和肿瘤巨大（Shamblin Ⅲ型），肿瘤侵及颈内动脉，或肿瘤位置极高，不易良好控制颈内动脉远端有关。因此，颈动脉体瘤一旦诊断，应早期手术治疗。

尽管脑梗死的概率因为手术技巧的提高而大大减低，可是脑神经的损伤却没有明显下降，仍然在20%左右。正因为如此，有学者质疑颈动脉体瘤的手术指征。但是，小肿瘤的早期切除，其术后的并发症发生率却很低，因此，仍应早期手术治疗。回顾北京协和医院100余例的颈动脉体瘤切除手术，脑神经的损伤发生率为14.9%。

第九章 男性生殖器肿瘤

第一节　附睾肿瘤

附睾肿瘤极为少见，临床上绝大多数为原发性良性肿瘤，恶性者少见，继发恶性者罕见，多为阴囊内其他组织肿瘤直接浸润，以及前列腺癌逆行转移，肾癌、肝癌、恶性淋巴瘤等全身性扩散。附睾肿瘤可发生于任何年龄组，但以 20 ~ 50 岁性功能活跃的青壮年多见。

一、附睾良性肿瘤

（一）附睾间皮瘤

附睾间皮瘤又称腺样肿瘤，来源于附睾鞘膜的间皮组织。也有学者认为其来自午非管、中肾旁管（米勒管）。本病以青壮年多见。附睾尾部发病率是头部的 3 ~ 4 倍。

1. 临床表现

附睾无痛性肿物，生长缓慢，圆形或卵圆形，直径在 1.5 ~ 3.0 cm，表面光滑，边界清楚，与睾丸界限明显，部分呈囊性感，可伴睾丸鞘膜积液。

2. 病理生理

确诊主要依据病理检查。肿瘤无包膜，肿瘤细胞呈圆形或立方形的实性细胞索排列，胞质呈嗜酸性，常有空泡。

3. 治疗

以手术切除为主。一般可在局部麻醉或脊椎麻醉下行附睾切除术，未婚或未育青年可考虑单纯肿瘤切除术。预后良好，一般无复发。

（二）附睾平滑肌瘤

附睾平滑肌瘤好发于壮年，多单侧发病，附睾尾部多见。多认为由于午非管的迷走（错位）而发生。

1. 临床表现

瘤体呈圆形，表面光滑，与周围组织无粘连，质硬，有弹性，生长缓慢。患者常合并睾丸鞘膜积液。

2. 病理生理

确诊主要依靠病理学检查。肿瘤有包膜，常与睾丸粘连，肿瘤组织中平滑肌纤维排列方向不规则，纤维束间可见玻璃样结缔组织。

3. 治疗

手术切除是唯一有效的治疗方法。一般做附睾切除即可，预后良好。若肿瘤边界不清楚，术中可行快速组织学检查，根据病变性质确定切除范围。

（三）附睾浆液性囊腺瘤

本病源于附睾上皮，临床上较少见，以青年人为主。一般认为其来源于中肾旁管残留组织，青春期残留细胞在内分泌激素作用下由静止变为活跃，逐渐生长为肿瘤。

1. 临床表现

附睾处囊性偏硬肿物，有阴囊下坠及局部隐痛，肿块边缘光滑，生长缓慢，与睾丸及皮肤无粘连。

2. 病理生理

确诊需病理检查。肿瘤呈壁薄单房囊性肿块，囊肿上皮为立方上皮或柱状上皮，常伴有纤毛，细胞核稍大，染色深。

3. 治疗

手术切除，切除标本做病理检查。对交界性浆液性囊腺瘤或为恶性囊腺瘤患者，一经确诊必须行根治性附睾、睾丸切除术，术后辅以放射治疗及化学治疗。

（四）附睾畸胎瘤

附睾畸胎瘤相当少见，来源于胚胎组织，为真性肿瘤，由附睾发生异位的多种组织构成。本病虽属于良性肿瘤，但有恶变倾向，且随年龄呈上升趋势。

附睾畸胎瘤一般呈圆形，表面高低不平，切面呈灰白色，质如骨样坚硬，内含毛发、牙齿等组织，可有少量乳白色胶冻状物。显微镜下可见肿物由纤维组织构成，并有软骨、神经、脂肪、肌肉及上皮等组织，内含有嗜伊红物质。

本病患者阴囊两侧不对称，在附睾部可触及质硬如石、高低不平的肿物，无明显触痛，与阴囊皮肤无粘连，透光试验阴性。

肿物硬度、X 线片、B 超检查有助于本病诊断，确诊主要依据病理组织学检查，一经诊断即应尽早手术。

手术一般行附睾切除术。如病理组织学确定为恶性则行根治性睾丸切除术和腹膜后淋巴结清扫术，并给予化学治疗、放射治疗等措施。

（五）附睾血管瘤

附睾血管瘤是附睾良性肿瘤之一，比较少见。当其与淋巴管瘤混合存在时又称为附睾血管淋巴瘤。文献认为，本病的发生与局部血管畸形及发育障碍有关。

附睾血管瘤多发生在附睾尾部，呈囊性，壁厚 0.1 ~ 0.2 cm，内含物为咖啡样或血样液体。

本病可发生在任何年龄，主要表现为生长缓慢的囊性肿物。肿物挤压时可缩小，透光试验阳性，余无特殊临床表现。

本病患者患侧阴囊有轻度下坠及不适，附睾尾部可触及囊性肿物，肿物与阴囊壁一般无粘连。应注意与精液囊肿和淋巴管瘤进行鉴别诊断。

本病一般行单纯附睾切除术，预后良好。

二、附睾恶性肿瘤

原发性附睾恶性肿瘤少见，仅占全部附睾肿瘤的 20% ~ 30%，有附睾癌、横纹肌肉瘤、平滑肌肉瘤、淋巴瘤及恶性黑色素瘤等。肿瘤一般生长较快，直径多 > 3 cm，表面有结节，质硬、有触痛，与周围组织界限不清。转移发生早，预后不佳，多在术后 6 个月内复发。全身转移，2 年内死亡率 60%。

（一）附睾癌

附睾癌临床较少见，发病年龄为 50 ~ 60 岁。起源于附睾固有组织，病理类型包括腺癌和未分化癌两种。

1. 诊断

（1）病变主要发生于附睾头部。癌肿生长迅速，就诊时多已累及整个附睾，质坚硬，有轻度触痛。

（2）附睾与睾丸界限不清，精索增粗明显，肿物与阴囊皮肤可发生粘连，但一般不侵犯睾丸组织。

（3）确诊有赖于病理组织学检查。

2. 治疗

（1）首选手术治疗，术中做冷冻切片确诊后行根治性睾丸切除术。

（2）腺癌以淋巴转移为主，故应做腹膜后淋巴结清扫术。术后辅以化学治疗，可提高生存率。

（3）因附睾未分化癌对放射治疗较敏感，可在根治性睾丸切除后加放射治疗。

（二）附睾横纹肌肉瘤

附睾横纹肌肉瘤多见于儿童和青少年。起源于未分化间质，有黏液瘤样组织、纤维组织及横纹肌组织。多为胚胎性，极少数为多形性。恶性程度极高，有早期扩散倾向，尸检20%～30%有肺和肝播散。

1. 诊断

（1）单侧阴囊进行性增大，并有坠胀感，检查见睾丸旁肿块，质硬，表面有结节，与睾丸界限清楚，不与阴囊壁粘连。

（2）如睾丸鞘膜腔有积液时则肿物质地较软，有囊性感，透光试验阳性。

（3）B超检查可见附睾肿块呈不均质回声。

（4）病理检查可确诊。

2. 治疗

（1）对可疑病例应经腹股沟切口，高位阻断精索血供，切除肿物做冰冻切片，如为恶性即应行根治性睾丸切除＋腹膜后淋巴清扫术。

（2）术后行放射治疗、化学治疗。化学治疗以VAC方案（长春新碱、放线菌素D、环磷酰胺）为佳。

（三）附睾平滑肌肉瘤

附睾平滑肌肉瘤病理类型分为未分化型及分化良好型两种。

1. 诊断

（1）症状，主要表现为单侧附睾肿物伴疼痛，阴囊坠胀感。

（2）体格检查，可见患侧阴囊增大，肿物质硬，表面高低不平，轻度触痛，精索增粗，有时可有少量鞘膜积液。诊断上应注意与附睾炎性包块、附睾囊肿、附睾附件扭转、附睾结核加以鉴别。

（3）B超检查，有一定诊断价值。可见为实质性肿块，回声不均匀。

（4）病理检查，是确诊依据。

2. 治疗

（1）本病一经诊断即应行根治性睾丸、附睾切除术，在内环平面处切断精索。

（2）肿瘤主要经血行播散至肺、肝、骨等处，有学者推荐早期对腹膜后主动脉区域进行放射治疗，并辅以化学治疗。对是否行腹膜后淋巴结清扫术意见不一。5年生存率约为40%。

（四）附睾淋巴肉瘤

附睾淋巴肉瘤极为罕见，其起病及临床表现与附睾肉瘤基本相似，病理所见，大体呈灰白色，其中有散在结节。显微镜下可见密集淋巴细胞，胞质不明显，核为圆形，核质呈颗粒状，核分裂明显。组织中可见散在平滑肌束，小血管和淋巴管断面，无附睾管。本病易误诊为附睾结核、附睾肿瘤，确诊主要依据组织病理学检查。治疗主要采用根治性睾丸切除术，辅以联合化学治疗及放射治疗。预后不佳。

（五）附睾恶性黑色素瘤

黑色素瘤是一种恶性程度极高的肿瘤，一般发生在皮肤和内脏，发生在附睾者罕见。病理学特征为瘤体切面呈黯红色，透过外膜可见附睾尾部内有黑色附睾管。病程发展快，早期极易发生局部浸润或淋巴转移，晚期可引起黑血症、黑尿症及恶病质。治疗宜早期行根治性睾丸切除术及局部扩大软组织切除术。预后不佳，患者多在短期内死亡。

第二节　精囊肿瘤

精囊肿瘤是泌尿生殖系统少见的肿瘤，尤其真正的原发性肿瘤极为少见。由于精囊的解剖位置深在，临床上易被忽视、误诊，从而导致预后不良。

精囊肿瘤可以分为良性和恶性两类，其可能起源于精囊上皮，产生囊肿、腺瘤、囊腺瘤，也可起源于间充质，如平滑肌瘤、纤维瘤、血管上皮瘤及其相应的肉瘤。由于精囊的胚胎学特点，可发生来源于睾丸生精上皮及滋养层上皮的精原细胞瘤和绒毛膜上皮癌。此外，因精囊在盆腔的解剖学特点，常受周围器官癌肿浸润而发生转移性肿瘤。因此，精囊肿瘤又可根据组织发生分为：①上皮性肿瘤。②间充质性肿瘤。③性腺外睾丸肿瘤。④转移性肿瘤。

一、精囊良性肿瘤

精囊良性肿瘤报道不多，小的良性肿瘤多无症状，体格检查难以发现，临床容易漏诊。常见的精囊良性肿瘤包括乳头状腺瘤、囊腺瘤、纤维瘤、平滑肌瘤、畸胎瘤等。

乳头状腺瘤和囊腺瘤起源于胚胎残迹，常见于中年人，常发生于一侧精囊，偶见双侧。小的良性肿瘤诊断较为困难，临床表现和影像学检查应与单纯性精囊囊肿鉴别。如单侧精囊孤立性肿块，无局部扩散依据，良性病变可能性大。明确诊断常需要穿刺或组织病理学检查。如果诊断良性，又有明显血精等症状，可密切随访。如果精囊肿瘤增多明显或引起严重临床症状，则可选择手术治疗。手术方法多采用精囊切除术，开放性手术切除是多年来经典的手术方法。近年来有越来越多的腹腔镜实施精囊手术的报道。腹腔镜手术创伤小，视野清楚，尤其是部位较深的盆腔手术，如前列腺手术和精囊手术。

二、精囊恶性肿瘤

原发性精囊癌极其罕见，而其周围组织的癌肿（如膀胱癌、前列腺癌）侵及精囊的则相对多见。精囊恶性肿瘤以腺癌为主，肉瘤、畸胎癌少。目前精囊恶性肿瘤的发病原因尚不清楚。

（一）临床表现

本病以 50 ~ 60 岁者居多，青年人极少，由于精囊恶性肿瘤发病无明显症状，所以临床或病理检查均难以确定肿瘤是否源于精囊，抑或来自前列腺或直肠。常见的症状有血精、射精时痛，下腹部痛，尿液中有稠厚胶样物、间歇性血尿、尿频。若肿瘤增大时可将膀胱颈部顶起，引起排尿困难，甚至尿潴留。晚期出现里急后重和激发性附睾炎。大便带血提示肿瘤已侵及直肠。直肠指诊在前列腺上方触及不规则硬块，囊性或实性，有时与前列腺融合而分界不清。

血行转移、淋巴转移及直接浸润均可发生，但与前列腺癌不同，骨转移较少见，如有骨转移则多为溶骨性病变。

（二）诊断

由于精囊恶性肿瘤是比较罕见的疾病，而且发病早期无明显症状，容易漏诊，所以对出现可疑症状，尤其老年血精的患者需进行深入的检查。直肠指诊方法简单，可发现大部分病例，由于精囊部位深在，本瘤又易侵犯周围脏器，所以临床上很难与相邻脏器发生的癌瘤加以鉴别，因此能判定为原发性精囊癌者实属少数。B超和CT是常用的影像学检查手段，对明确肿瘤的部位、性质和与周围组织的关系很有帮助。逆行性精囊造影最有诊断价值，可表现为输精管梗阻、精囊变形等。静脉泌尿系造影IVU能发现输尿管受压，膀胱底部不对称，甚至有充盈缺损。膀胱镜检查可见三角区上举，黏膜水肿，毛细血管增生等特征。如病变浸润加重，黏膜出现糜烂，则难与膀胱肿瘤鉴别，须有赖于活检证实。有研究提出精囊腺癌诊断标准为肿瘤必须局限于精囊内，无其他部位的原发性肿瘤，病理为乳头状癌，如果属未分化癌应有黏液生成。

（三）鉴别诊断

最易于本病相混淆的是前列腺癌。大多数前列腺癌的前列腺特异性酸性磷酸酶（PAP）均为阳性，而精囊肿瘤则为阴性，但阴性染色也不能完全确诊，因为分化不良的前列腺癌也可能为阴性。然而，CEA在前列腺癌为阴性，精囊癌为阳性。尚有膀胱癌和直肠癌，经膀胱镜、直肠镜检查并结合组织学检查易与本病区分。

（四）治疗

因早期诊断困难，手术成功病例受限，尚无公认的治疗方案。病变局限于精囊者，行精囊摘除术最为理想。如有周围组织浸润，可行包括精囊、前列腺在内的根治性膀胱切除术及尿流改道手术，因根治性肿瘤切除适应证不多，故仍以放射治疗、化学治疗为主，或仅做姑息性尿流改道术。精囊也是男性激素依赖性器官，所以可采用抗雄激素治疗（去睾丸或女性激素）。本病预后不良，患者多在1年内死亡。

第三节　阴囊肿瘤

阴囊是皮肤形成的一个囊袋，包裹着睾丸、附睾、精索等。虽然阴囊肿瘤并不常见，但因为阴囊的组织结构复杂，肿瘤可来源于各层组织，分为良性肿瘤和恶性肿瘤两大类。

一、阴囊良性肿瘤

阴囊良性肿瘤很多，常见的有阴囊囊肿、阴囊脂肪瘤、阴囊纤维瘤、阴囊血管瘤、阴囊淋巴管瘤等。

（一）阴囊囊肿

1. 阴囊表皮囊肿

（1）临床表现：本病常无明显症状，阴囊检查时，可触及阴囊皮肤上一个或多个坚硬的皮内结节，大小为 0.5 ~ 5.0 cm，呈圆形黄色隆起，表面无小孔，可推动，无明显触痛，也不破溃。

（2）诊断：发生于阴囊皮肤上的囊性结节应疑及本病，可通过组织病理确诊。应与皮脂腺囊肿鉴别，皮脂腺囊肿一般可发现皮脂腺小孔，挤压时有皮脂溢出。

（3）治疗：一般采取随访观察，必要时可行手术切除。

2. 阴囊皮脂腺囊肿

本病又称脂瘤或粉瘤，是皮脂腺排泄受阻而形成的潴留性囊肿。

（1）临床表现：皮脂腺囊肿通常呈圆形或椭圆形，位于皮肤或皮下组织，多为单个，略硬或稍有弹性，可推动，多如豌豆或蚕豆大小，呈淡白色或略带黄色。顶端有时可见皮脂腺口，用力挤压时可挤出黄色或白色分泌物。若合并感染，局部可发红、疼痛，并有化脓及破溃。

（2）诊断：一般可根据临床表现确诊，必要时可做组织病理学检查。主要通过组织病理学检查与脂肪瘤、纤维瘤等鉴别。

（3）治疗：单个、较小的阴囊皮脂腺囊肿无须治疗，有感染者可局部和全身应用抗生素，较大的囊肿应行手术切除。如继发感染形成脓肿，需切开引流，待感染控制后再切除囊肿。切除时囊壁须全部摘除，否则会引起复发。

（二）阴囊脂肪瘤

阴囊脂肪瘤是由阴囊部成熟脂肪细胞构成的良性肿瘤，多发病于 40 ~ 50 岁。

1. 临床表现

脂肪瘤位于阴囊皮下，呈圆形或分叶状，质地柔软，边界清楚，瘤体可大可小，大者常隆起于皮面，但表面皮色正常。一般无自觉症状，巨大者可引起阴部不适或下坠感，甚至影响行走、性生活等。

2. 诊断

根据发生于阴囊皮下的结节或肿块、可移动、质地柔软、生长缓慢等特点，即可诊断。组织病理学检查可确诊本病。

3. 治疗

瘤体较小时，可不做特殊处理，如瘤体较大，症状明显或影响行走、性生活时，可行手术切除。

（三）阴囊纤维瘤

阴囊纤维瘤是由成纤维细胞和胶原组成的一种良性肿瘤，临床上较少见。

1. 临床表现

本病主要表现为阴囊皮下硬结或突出皮面带蒂的肿瘤，多如黄豆大小，生长缓慢，多无自觉症状，巨大的纤维瘤可达拳头大小或更大，可引起局部不适，甚至影响行走、排尿、性交等。

2. 诊断

根据发生于阴囊皮下的硬结或突出皮面带蒂的肿块，并结合组织病理学检查，一般容易诊断。本病极少数发生肉瘤样恶变，恶变时生成快，表面发生溃疡或裂隙，应立即切除，做活组织检查，以资鉴别。

3. 治疗

阴囊纤维瘤一经诊断应早期手术切除，局部切除即可治愈。术中应将与肿瘤关系密切的周围组织做适当切除。

（四）阴囊血管瘤

1. 临床表现

阴囊可扪及较小的柔软肿物，色泽由鲜红至黯紫色不等，压之可退色。常有明显症状。若有血栓形成或继发感染，可出现局部疼痛。

2. 诊断

根据典型的临床表现，诊断本病不难。在诊断中应明确瘤体的大小、范围，肿物穿刺抽出血液是可靠的诊断方法，最后确诊尚需肿瘤病理检查。

3. 治疗

阴囊血管瘤的治疗应根据肿瘤自发性退化和扩张发展的倾向来决定。5 岁前可先观察，不必急于处理，有些肿瘤会自行退化。对自行退化的血管瘤，瘤体较小者，可手术切除。另外，可用硬化剂治疗，如用 5% 鱼肝油酸钠，每次 0.3 ~ 3.0 mL，每周 1 ~ 2 次进行注射，也有较好效果。对病变广泛者，目前多采取对症处理，缺乏理想办法。

（五）阴囊淋巴管瘤

1. 临床表现

阴囊可扪及柔软且有韧性的团块，有时呈条索状。阴囊皮肤水肿、硬化，常致溃烂且有淋巴液渗出。临床症状不太明显。

2. 诊断

本病诊断主要依靠临床体格检查，并通过组织病理确诊。淋巴瘤与阴囊海绵状血管瘤很难区别，手术时可见皮下有结缔组织及管状的条索。

3. 治疗

瘤体小，没有症状者可不必治疗。如症状明显或瘤体较大者，则以手术切除。手术应尽量切干净，否则会复发。放射治疗也有较好的效果。

二、阴囊恶性肿瘤

阴囊恶性肿瘤与身体其他部位皮肤恶性肿瘤相似，来源于上皮鳞状上皮和基底细胞，主要有鳞状细胞癌、基底细胞癌、阴囊 Paget 病、恶性黑色素瘤及肉瘤。其中，以鳞状细胞癌最为常见。阴囊恶性肿瘤的发病率有逐年上升的趋势。

（一）鳞状细胞癌

鳞状细胞癌也称鳞癌，是阴囊最常见的恶性肿瘤，是第一个被证实由环境因素所诱发的癌。

1. 病因

病因尚不十分清楚，但早在 1775 年 Sir Percivall Poot 发现在扫烟囱的工人中本病发病率很高，故阴囊鳞癌曾被称为"扫烟囱者癌"，此后又发现从事石油、焦油、沥青、纺织等工业的工人易患此病。研究发现，这些职业长期接触一些致癌物质。Seabra D（2007）报道卡车司机可能是高发人群。当然，癌症的发生是一个多因素的复杂过程，也可能需要数年的潜伏期。

2. 病理生理

病理特点与其他部位的鳞状细胞癌相似，以分化较好的鳞癌为多见。镜下可见增生的上皮突破基膜向深层浸润，形成不规则条索形癌巢。分化好的癌巢中有相当于基底层的细胞排列在癌巢的外层，其内为相当于棘细胞层的细胞，细胞间可见细胞间桥，癌巢中央可出现角化珠或癌珠。

Ray 将阴囊癌分为 4 期：① A_1 期，病变局限在阴囊。② A_2 期，病变累及邻近组织、器官（睾丸、精索、阴茎），但无转移。③ B 期，出现可切除的腹股沟淋巴结或髂腹股沟淋巴结转移。④ C 期，髂腹股沟转移淋巴结已无法切除。⑤ D 期，有超出髂腹股沟的远处转移。

3. 临床表现

发病年限很长，潜伏期可长达10～20年，因此，阴囊鳞癌以中老年人好发，发病年龄多在50～70岁。病变多见阴囊前外侧面。早期，阴囊皮肤出现无痛性疣状或丘疹状隆起，逐渐增大、变硬，突出于阴囊表面，中央可凹陷形成溃疡体出血、坏死及脓性分泌物，有臭味，局部疼痛。约有50%的患者就诊时有腹股沟淋巴结肿大。与阴茎癌类似，肿大淋巴结多数可能是感染所致，其中一部分为癌转移，临床上需要鉴别。

4. 诊断与鉴别诊断

阴囊鳞癌的诊断不难，根据其典型的临床表现，结合活检即可做出诊断。诊断中需要注意的两个问题是：①与阴囊良性病变（湿疹、痣、皮脂腺囊肿）及恶性病变（基底细胞癌、阴囊 Paget 病）鉴别。②鉴别腹股沟淋巴结肿大是癌转移或感染所致。这两个问题通过局部组织活检和淋巴结活检即能明确。应常规摄胸部 X 线片和静脉尿路造影，必要时 CT 检查以了解盆腔和腹膜后淋巴结的情况。对腹股沟淋巴结肿大者，应行组织活检，以指导疾病分期和治疗方案。

5. 治疗

阴囊鳞状细胞癌的治疗分为原发肿瘤的治疗和腹股沟淋巴结转移灶的治疗。

（1）原发灶的处理：手术采取整块切除距肿瘤基底 2 cm 范围的阴囊皮肤及肉膜。缺损小者可采用皮缘原位缝合，缺损大者可采用转移皮瓣修复皮肤缺损。

（2）腹股沟淋巴结转移灶：可在阴囊病灶手术的同时或术后 2～6 周行腹股沟淋巴结清扫术。晚期患者可采用博来霉素、环磷酰胺等化学治疗或放射治疗，但放射治疗、化学治疗对本病疗效差，只可作为辅助治疗手段。

本病的预后较差，A 期患者 5 年存活率为 50%～70%，B 期以上患者 5 年存活率仅为 18.5%～30.0%。

（二）基底细胞癌

阴囊基底细胞癌与身体其他部位皮肤基底细胞癌相似，来源于阴囊皮肤基底细胞。本病较为少见，以老年人常见，预后较好。

1. 病理特点

病理上以真皮内边界明显的瘤细胞群为特征，瘤细胞最外层是排列成栅状的柱状细胞，内部是染色较深的卵圆形细胞核，没有细胞膜和细胞间桥。基底细胞癌一般不发生远处转移。

2. 临床表现

根据肿瘤形态和临床表现不同可分为以下几型。

（1）结节溃疡型基底细胞癌：最为常见。局部先出现一个丘疹，不断扩大成结节，以后溃烂形成溃疡。

（2）色素型基底细胞癌：含有黑色素，常被误诊为恶性黑色素瘤。

（3）硬化型基底细胞癌：如纽扣状或斑块状。

（4）浅表型基底细胞癌：发生于表皮内或紧贴表皮，犹如扁平瘢痕，可多发。

3. 诊断与鉴别诊断

阴囊基底细胞癌的临床诊断不难，根据典型的临床特征，结合病理活检诊断。需要与阴囊良性肿瘤和其他恶性肿瘤鉴别。

4. 治疗

阴囊基底细胞癌的治疗以手术治疗为主，手术切除肿瘤及周边组织约 2 cm 范围。术后可给予辅助放射治疗，基底细胞癌对放射治疗较敏感。阴囊基底细胞癌经过治疗预后较好。

（三）阴囊 Paget 病

阴囊 Paget 病，又称阴囊炎性癌或阴囊皮肤湿疹样癌，发病率较低，是乳房外 Paget 病的表现形式之一。1894 年由 James Paget 首先报道乳房炎性癌或湿疹样癌中的恶性细胞的特征，后来将这种恶性细胞称为 Paget 细胞。

1. 病因

阴囊 Paget 病的病因与其他部位的恶性肿瘤一样尚不十分清楚。目前主要有以下 3 种学说。

（1）根据 Paget 病多发于汗腺区域，且 Paget 细胞和汗腺细胞在组织和超微结构方面类似，推断本病为汗腺腺癌表皮内转移。

（2）某种癌基因突变所致的多中心上皮组织致癌效应作用于表皮可致 Paget 病，作用于其他部位可致汗腺癌或内脏器官肿瘤。

（3）由表皮细胞直接恶变而来，是一种特殊类型的表皮原位癌。

2. 病理生理

阴囊 Paget 病的病理特征与发生在其他部位的相似，在增生的表皮内弥漫分布有 Paget 细胞，排列呈条索状、巢状或岛屿状。Paget 细胞多呈圆形，胞质丰富、淡染，胞核大而不规则，内含有 1 个或多个核仁，常见到丝状分裂。Paget 细胞不进入真皮，增多时可聚集于表皮下将基底细胞与真皮隔开，真皮内可见到明显的炎性细胞浸润。

3. 临床表现

本病属老年性恶性肿瘤，一般在 50 ~ 60 岁发病，且病程进展缓慢，有的甚至经历几年，甚至十几年的病程。病变初期为小水疱状皮疹，多因搔抓破溃而渗液。数月或数年后，病变逐渐扩大，可累及阴茎及会阴部等处皮肤，且经久不愈。病变局部的另一特征是乳头状增殖与溃烂常交替出现，有的呈红斑与糜烂交错，表面附有恶臭的分泌物。阴囊皮肤呈局限性红斑状皮损，并有表面渗出、糜烂、脱屑及结痂等改变。肿块周边和正常皮肤一般有分界。有时可出现单侧或双侧腹股沟区淋巴结肿大，主要为慢性炎性癌刺激所致，很少为肿瘤转移。

4. 诊断与鉴别诊断

根据阴囊皮肤局限性红斑状皮损伴表面渗出、脱屑、结痂及病损经久不愈的特征，临床诊断并不难。本病极易误诊为阴囊慢性湿疹，对于反复发作的阴囊湿疹且经久不愈者，应早做组织活检，病理检查结果可确诊本病。

临床上阴囊炎性癌应与鲍恩（Bowen）病、无黑色素颗粒的恶性黑色素瘤相鉴别，鉴别诊断主要依据病理组织学检查。Bowen 病又称原位鳞癌，病理特征有高度不典型鳞状细胞和有丝分裂，表皮明显增厚，无 Paget 细胞。无黑色素颗粒的恶性黑色素瘤可根据好发于中年人、病灶范围较小（< 2.5 cm）、转移较快以及病理上无腺样结构、印戒细胞和黏多糖阳性可做出诊断。阴囊炎性癌的临床分期同阴囊鳞状细胞癌。

5. 治疗

阴囊 Paget 病的治疗以手术治疗为主。一旦明确诊断应尽早手术，切除范围应包括肿瘤边缘以外 2 cm 以上的正常皮肤，切除深度达睾丸鞘膜层。如病变范围大可转移下腹部皮瓣或大腿前内侧皮瓣修复皮损。腹股沟淋巴结肿大者多数是感染所致，因此术中应活检，如无转移可不行淋巴结清扫术。如活检明确为肿瘤转移，需行淋巴结清扫术，包括同侧睾丸、精索及腹股沟淋巴结在内的广泛切除。该病进程虽缓慢，但晚期患者预后极差。本病对放射治疗、化学治疗均不敏感。

（四）阴囊恶性黑色素瘤

阴囊恶性黑色素瘤为极为罕见的泌尿生殖系肿瘤，文献报道极少，多数为个案报道。阴囊皮肤见到典型的恶性黑色素瘤，其临床表现和组织学特点与其他部位恶性黑色素瘤相似。治疗主要以手术切除为主，术后可辅助一些免疫治疗。

有学者对无法进行病灶彻底切除者曾联合应用放射治疗及丝裂霉素、氟尿嘧啶化学治疗而使患者获得短期存活。

第十章
肛肠病的中医治疗

第一节　概述

肛门直肠疾病是指发生于肛门直肠部位的疾病。常见有内痔、外痔、混合痔、肛隐窝炎、肛裂、肛痈、肛漏、脱肛、肛门湿疹、肛门瘙痒、肛门尖锐湿疣、肛门直肠狭窄、息肉痔、锁肛痔、大瘕泄、便秘以及先天性肛门直肠畸形等，在古代文献中统称为痔疮、痔瘘。不论男女老幼均可发生，俗语有"十人九痔"之说。

一、解剖基础

肛门直肠是消化道的末端，直肠全长 12 cm，中间膨大部分称为直肠壶腹。直肠与肛管形成一近似于 90° 的角，称肛直角。直肠腔内有 3 个半月形的皱襞，称为直肠瓣。肛管长约 3 cm，其周围有内、外括约肌环绕。直肠与肛管相连处其黏膜被折成了 6 ~ 10 个纵行的皱襞，称为直肠柱。相邻的两个直肠柱下端之间有半月形皱襞，称为肛门瓣。肛门瓣与直肠柱之间的肠壁黏膜形成开口向上的袋状间隙，称肛隐窝或肛窦。直肠柱基底部有 2 ~ 6 个乳头状突起，称为肛乳头。直肠与肛管交界处有一条不整齐的交界线，称为齿线。

肛门括约肌分为内括约肌与外括约肌。内括约肌是直肠环肌在下端的增厚部分，围绕肛管的上 2/3，对控制肛门功能有重要作用。外括约肌分皮下部、浅部、深部，受脊髓神经支配，为随意肌。手术时皮下部常被切断，不致引起大便失禁。外括约肌的深、浅二部围绕直肠纵肌及肛门内括约肌并联合肛提肌的耻骨直肠肌，环绕肛管直肠连接处，组成一肌环，称为肛管直肠环。手术时切断该环可引起肛门失禁。

肛管和直肠周围有 5 个间隙：①2 个骨盆直肠间隙。②1 个直肠后间隙。③2 个坐骨直肠间隙。肛门直肠部位的血液供应主要来自于 4 支动脉——直肠上动脉、直肠下动脉、肛门动脉及骶中动脉。肛门直肠的淋巴组织分为上、下两组。上组在齿线以上，包括直肠黏膜下层、肌层、浆膜下以及肠壁外淋巴网。下组在齿线以下，包括外括约肌、肛管和肛门周围皮下的淋巴网。上、下组淋巴网经吻合支可彼此相通。直肠受属于自主神经系统的交感、副交感神经支配。肛管部的神经受属于体神经系统的阴部内神经的分支支配。

肛管与直肠的主要生理功能是排泄粪便、分泌黏液、吸收水分和部分药物。

二、病因病机

肛门直肠疾病的致病因素很多，但常见的主要有风、湿、燥、热、气虚、血虚、血瘀等。

（一）风

风性善行而数变，且多夹热，热伤肠络，血不循经，下溢而便血。因风而引起的便血，其色鲜红，出血急暴，呈喷射状，多见于内痔实证。施治时散风之中应兼清热。

（二）湿

湿性重浊，常先伤于下，故肛肠病中因湿邪致病者较多。湿与热结，热伤络脉，下血如烟尘；湿热蕴阻，热盛肉腐而成脓，易成肛痈；湿热下注大肠，肠道气机不利，经络阻滞，瘀血凝聚，发为直肠息肉。施治宜清化为主。

（三）热

热为阳邪，易伤津动血，热积肠道，耗伤津液而致热结肠燥，大便秘结不通。热与湿结，蕴阻肛门，腐蚀血肉而发肛痈。施治当以清热为主。

（四）燥

引起肛门疾病者多为内燥。常因饮食不节，恣饮醇酒，过食辛辣厚味而发，以致燥热内结，耗伤津液，大便干结。施治时宜清热通便为主，佐以养血润燥。

（五）气虚

气虚是肛门直肠疾病的发病因素之一。中气不足，气虚下陷，无以摄纳可引起直肠脱垂不收、内痔脱出不纳。施治当以补中益气为主。

（六）血虚

血虚常因失血过多或脾虚生血乏源所致。血虚生燥，无以润滑肠道，大便燥结，损伤肛门而致肛裂，血虚伤面失于濡养则难以愈合。施治当以补血润燥、生肌收敛为主。

（七）血瘀

久坐久立，或负重远行，或生育过多，或久泻久痢，或排便努挣，或气虚失摄等，均可导致血液瘀滞肛门不散。施治当以活血散瘀、消肿止痛为主。

总之，上述致病因素可以单独致病，也可多种因素同时存在，如风多夹热、湿热相兼等。在病程中，有的为实证，有的为虚证，有的则为虚中夹实。所以在审证求因时，要进行全面分析。

三、辨证要点

（一）辨症状

肛门直肠疾病常见的症状有便血、肿痛、脱垂、坠胀、流脓、便秘、便频、分泌物等。由于病因不同，表现的症状及轻重程度也不一致。

1. 便血

可见于内痔、肛裂、直肠息肉、直肠癌等多种疾病。血不与大便相混，附于大便表面，或便时点滴而下，或一线如箭，多为内痔；便血少而肛门部有撕裂样疼痛者，多为肛裂；儿童便血，大便次数和性质无明显改变者，多为直肠息肉；血与黏液相混，其色晦黯，肛门有重坠感者，应考虑有直肠癌的可能。

2. 肿痛

常见于肛旁脓肿、内痔嵌顿、外痔水肿、血栓外痔等。肿势高突，疼痛剧烈，多见于肛旁脓肿、外痔水肿等。微肿微痛者，多为结核性肛周感染。

3. 脱垂

脱垂是Ⅱ、Ⅲ、Ⅳ期内痔、息肉痔，直肠脱垂的常见症状。直肠脱垂呈管状、环形；内痔脱出呈颗粒状，如枣形；息肉痔头圆而有长蒂。

4. 坠胀

坠胀是便秘、肛隐窝炎、直肠炎患者常有的症状。坠胀伴有排便不畅或便次频数，多为粪便堵塞，俗称"热结旁流"；坠胀伴有脓血、黏液者，多见于锁肛痔、直肠炎、肛隐窝炎等；直立或行走时坠胀明显、卧床休息后减轻或消失者，多见于肠疝、直肠黏膜脱垂等。

5. 流脓

常见于肛痈或肛瘘。脓出黄稠带粪臭者，多为湿热蕴阻肛门，热盛肉腐而成脓。脓出稀薄不臭，或微带粪臭，淋漓不尽，疮口凹陷，多为气阴两亏兼湿热下注之证。

6. 便秘

便秘是痔、肛裂、肛痈等许多肛门直肠病的常见症状。腹满胀痛拒按，大便秘结，多为燥热内结，热结肠燥；腹满作胀，喜按而大便燥结，多为血虚肠燥。

7. 便频

便次突然增多，伴有腹痛、呕吐者，多为急性肠炎；便意频繁，但排出不畅，无脓血、黏液者，多见于出口梗阻型便秘；便次增多，伴有脓血黏液，里急后重，多见于直肠癌、溃疡性结直肠炎。

8. 分泌物

常见于内痔脱出、直肠脱垂、肛瘘等。多为湿热下注或热毒蕴结所致，若分泌物清稀不臭，多见于气虚脱肛、内痔脱垂或虚证肛瘘。

（二）辨部位

截石位标记法：内痔好发于齿线以上3点、7点、11点处；赘皮外痔多发生于6点、12点处；环形结缔组织性外痔多见于经产妇；血栓外痔好发于肛缘3点、9点处；肛裂好发于6点、12点处。过3点、9点做一连线，瘘管外口在连线上方的，其管道多直行；在其下方的，其管道多弯曲，且内口多在6点附近；凡瘘管外口距肛缘近的，其管道也短（直通向肛内），肛瘘外口距肛缘较远的，其管道也长；环肛而生的肛瘘，其内口往往在6点附近。

四、专科检查

（一）肛门视诊

取侧卧位，查看肛门周围有无外痔、内痔、息肉、脱垂、肛周脓肿、瘘管外口、肛周湿疹、肛门白斑、肛管裂口等。

（二）肛门指诊

又称肛诊或直肠指诊。查看肛管及直肠下部有无异常改变，如狭窄、硬结、肿块及肿块的大小、质地、活动度以及指套有无染血等。

（三）窥肛器检查

俗称肛门镜检查。观察直肠黏膜有无充血、溃疡、息肉、肿瘤等病变，再将窥肛器缓缓退到齿线附近，查看有无内痔、肛瘘内口、乳头肥大、肛隐窝炎等。

（四）探针检查

通过检查可以探知肛瘘管道的走向、深度、长度，以及管道是否弯曲、有无分支、与肛管直肠是否相通等。

（五）亚甲蓝染色检查

肛管直肠内放置一纱布卷，从肛瘘外口注入亚甲蓝（俗称美蓝）稀释液，缓慢取出纱布卷，观察有无染色及染色的部位，以此判定有无内口及内口的位置。

（六）X线检查

瘘管造影检查是将适量碘化油注入管道，了解瘘道有无内口、分支及其他异常情况等。大肠造影检查可了解直肠和结肠的形态，钡剂通过是否顺利，有无梗阻、狭窄或直肠移位等。

（七）电子结肠镜检查

可以查看结直肠黏膜有无充血、水肿、糜烂、溃疡、狭窄、增生物等，同时可取活体组织检查，早期明确诊断。

（八）其他检查

如直肠腔内超声检查、肛门直肠压力测定、排粪造影、结肠传输试验，磁共振、CT、血管造影检查等，也越来越广泛应用于临床，根据病情需要可选择使用。

五、治疗

（一）内治法

1. 清热凉血

适用于风热肠燥便血，血栓外痔初期等。方用凉血地黄汤或槐角丸等。

2. 清热利湿

适用于肛痈实证、肛隐窝炎、外痔肿痛等偏湿盛者。方用萆薢渗湿汤或龙胆泻肝丸加减。

3. 清热解毒

适用于肛痈实证、外痔肿痛等。方用黄连解毒汤或仙方活命饮加减。

4. 清热通腑

适用于热结肠燥便秘者。方用大承气汤或脾约麻仁丸加减。

5. 活血化瘀

适用于气滞血瘀或瘀血凝结之外痔。方用活血散瘀汤加减。

6. 补养气血

适用于素体气血不足或久病气血虚弱者。方用八珍汤或十全大补汤加减。

7. 生津润燥

适用于血虚津乏便秘者。方用润肠汤或五仁汤加减。

8. 补中益气

适用于小儿或年老体衰者、经产妇气虚下陷之直肠脱垂、内痔脱出等。方用补中益气汤。

（二）外治法

1. 熏洗法

以药物加水煮沸或用散剂冲泡，先熏后洗，具有清热解毒、消肿止痛、收敛止血、祛风除湿、杀虫止痒等作用。适用于内痔脱垂、嵌顿、术后水肿，外痔肿痛，脱肛，肛周湿疹等。常用五倍子汤、苦参汤加减。

2. 敷药法

即以药物敷于患处。每日大便后先坐浴，再外敷药物，每日1～2次，方用九华膏、五倍子散、黄连膏、消痔膏等。具有消炎、止痛、生肌、收敛、止血等作用。此外，尚有清热消肿的金黄膏，提脓化腐的九一丹，生肌收口的生肌散和白玉膏等。

3. 塞药法

塞药法是将药物制成栓剂，纳入肛内，可以溶化、吸收，直接作用于病变部位。一般用于内痔、肛裂、肛瘘、肛周脓肿、肛隐窝炎及其术后，直肠炎也可用栓剂治疗。常用的栓剂有痔疮栓、九华栓等。

（三）其他治疗

肛门直肠疾病的其他治疗方法较多，因病种、病情不同可选择应用，如灌肠疗法（或结肠水疗）、枯痔疗法、注射疗法、结扎疗法、挂线疗法、拖线疗法、切开疗法、挑痔疗法、针灸疗法、生物反馈疗法、痔上黏膜环切术、选择性痔上黏膜切除术、痔套扎术、痔动脉结扎术、冷冻疗法、激光疗法、微波疗法、射频疗法、骶神经刺激疗法及其他手术治疗等。

六、预防与调护

（1）保持大便通畅，养成定时排便习惯，临厕不宜久蹲努责。

（2）注意饮食卫生，少食辛辣刺激性食物，多饮凉开水，可食水果（糖尿病除外）。

（3）保持肛门清洁，常用温水清洗肛门，勤换内裤，便纸要柔软，防止擦伤。

（4）加强锻炼，增强体质，促进全身气血流畅和增加肠道蠕动。采用导引法、提肛运动等方法加强肛门功能锻炼。

（5）积极治疗及预防高血压、门静脉高压症、糖尿病、急慢性腹泻、顽固性便秘等疾病。可有效减少肛门直肠疾病的发生。

第二节 痔

一、概述

痔是肛垫病理性肥大、移位及肛周皮下血管丛血流淤滞形成的局部团块。属于中医学"痔"的范畴。其临床特点是好发于 20 岁以上成年人，儿童很少发生。内痔好发于截石位 3 点、7 点、11 点处。临床上以便血、痔核脱出、肛门不适、异物感为主要特点。

二、病因病机（图 10-1）

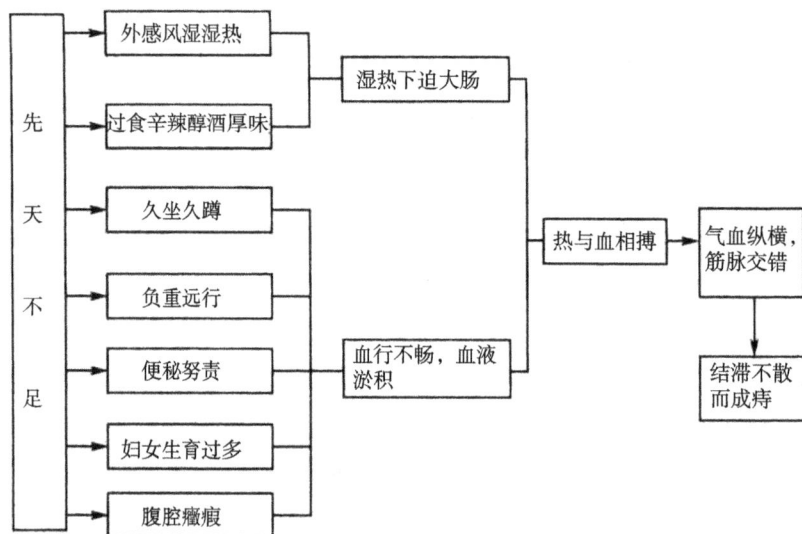

图 10-1 病因病机

三、诊断

（一）痔的分类

（1）痔分为内痔、外痔、混合痔。

（2）发于肛管齿线以上、直肠末端黏膜下称为内痔，肛管齿线以下称为外痔，在同一点位内痔和外痔同时存在则为混合痔。

（二）诊断要点

1. 内痔

（1）临床表现：便血，肛内肿物脱出，疼痛，肛门潮湿，瘙痒，肛门坠胀，便秘。

（2）体征：肛内指诊可触及柔软、表面光滑、无压痛的黏膜隆起，肛门镜下见齿线上黏膜隆起，呈黯紫色或深红色。

（3）内痔分期如下文所示。

Ⅰ期：便血鲜红，无便后肿物脱出。

Ⅱ期：便血鲜红，便后肿物脱出，可自行回纳。

Ⅲ期：偶有便血，便后或久站、咳嗽、负重时肛内肿物脱出，需手托回纳。

Ⅳ期：偶有便血，肛内肿物脱出不能回纳，发生嵌顿、坏死，疼痛剧烈。

注意事项：结合患者病史、症状、体征可诊断，便血者须行电子肠镜检查，排除肠道其他疾病即可确诊。

2. 外痔

（1）临床表现：肛门坠胀、疼痛、有异物感。

（2）体征：暴露肛门可见肛缘赘皮，质地柔软，若感染发炎则红肿，或皮下见血栓形成，若为静脉曲张，则肿物呈黯紫色，腹压增加时，肿物随之增大。

（3）分类：①血栓性外痔：因肛门静脉炎症或用力过猛而致肛门静脉丛破裂、血栓形成。肛缘突发青紫色肿块，疼痛剧烈。②结缔组织性外痔：因慢性炎症刺激、反复发作致肛缘局部皮肤纤维化、结缔组织增生，形成皮赘。常表现为肛门异物感，无疼痛、出血。③静脉曲张性外痔：久蹲或吸引时，肛门皮下肿胀，可见曲张静脉团，不能立即消散。④炎性外痔：肛缘皮肤损伤或感染，肛门皮肤皱襞突起，呈红肿热痛表现。

3. 混合痔

（1）具有内外痔的临床表现

（2）体征：可见肛缘外痔增生，对应肛管齿线上黏膜隆起，外痔感染发炎可见红肿，并发血栓可见皮下黯紫色硬块，触痛明显。

四、鉴别诊断

应当与直肠息肉、肛乳头肥大、脱肛、直肠癌、下消化道出血、肛裂等相鉴别。

五、治疗

（一）内痔

1. 内治法

（1）风热肠燥证：大便出血、滴血或喷射状出血，血色鲜红，大便秘结或有肛门瘙痒；舌质红，苔薄黄，脉数。

治法：清热凉血祛风。

代表方：凉血地黄汤加减。

加减法：大便秘结者，加火麻仁、桃仁。

（2）湿热下注证：便血色鲜红、量较多，肛内肿物外脱，可自行回纳，肛门灼热，重坠不适；苔黄腻，脉弦数。

治法：清热利湿止血。

代表方：脏连丸加减。

加减法：出血多者，加地榆炭、仙鹤草；大便干结者，加枳壳、火麻仁、郁李仁。

（3）气滞血瘀证：肛内肿物脱出，甚或嵌顿，肛管紧缩，坠胀疼痛，甚则内有血栓形成，肛缘水肿，触痛明显；舌质红，苔白，脉弦细涩。

治法：清热利湿，行气活血。

代表方：止痛如神汤加减。

加减法：气滞甚者，加枳实、厚朴行气通便；瘀甚、脉涩者，加红花；便秘甚者，加生大黄、麻仁、枳实；痛甚者，加羌活、郁李仁；血下多者，加地榆、荆芥穗、槐花。

（4）脾虚气陷证：肛门松弛，内痔脱出不能自行回纳，需用手还纳。便血色淡；伴头晕、气短、面色少华、神疲自汗、纳少、便溏等；舌淡，苔薄白，脉细弱。

治法：补中益气，升阳举陷。

代表方：补中益气汤加减。

加减法：血虚者，合四物汤加减。

2. 外治法

（1）熏洗法：以药物加水煮沸，先熏后洗，或用毛巾蘸药液做湿热敷，具有活血止痛、收敛消肿等作用，常用五倍子汤、苦参汤等。

（2）外敷法：将药物敷于患处，具有消肿止痛、收敛止血、祛腐生肌等作用。应根据不同症状选用油膏、散剂，如消痔膏、五倍子散等。

（3）塞药法：将药物制成栓剂，塞入肛内，具有消肿、止痛、止血等作用，如痔疮栓。

3. 其他疗法

（1）注射疗法：硬化萎缩注射法、消痔灵注射法。适用于Ⅰ期、Ⅱ期、Ⅲ期内痔，内痔兼贫血者，混合痔的内痔部分。

（2）结扎疗法：贯穿结扎法适用于Ⅱ期、Ⅲ期内痔及混合痔的内痔部分，对纤维型内痔更为适宜；胶圈套扎法适用于Ⅱ期、Ⅲ期内痔及混合痔的内痔部分。

（3）吻合器痔上黏膜环切钉合术（PPH术）：适用于Ⅱ期、Ⅲ期环形内痔及混合痔的内痔部分。

（4）多普勒超声引导下痔动脉结扎术（DG-HAL术）：适用于Ⅰ期、Ⅱ期、Ⅲ期内痔及混合痔的内痔部分。

（5）选择性痔上黏膜钉合术（TST术）：适用于Ⅰ期、Ⅱ期、Ⅲ期内痔及混合痔的内痔部分。

（二）外痔

1. 内治法

（1）湿热下注证：便后肛缘肿物隆起不缩小，坠胀明显，甚则灼热疼痛；便秘溲赤；舌红，苔黄腻，脉滑数。

治法：清热利湿，活血散瘀。

代表方：萆薢化毒汤合活血散瘀汤加减。

加减法：大便秘结者，加润肠汤。

（2）血热瘀结证：肛缘肿物隆起，其色紫黯，疼痛剧烈难忍，肛门坠胀；伴口渴便秘；舌紫，苔薄黄，脉弦涩。

治法：清热凉血，散瘀消肿。

代表方：凉血地黄汤合活血散瘀汤加减。

加减法：气滞甚者，加枳实、厚朴行气通便；便秘甚者，加生大黄、麻仁、枳实；痛甚者，加羌活、郁李仁。

2. 外治法

肿胀疼痛者，可用苦参汤加减熏洗，外敷黄连膏等。

3. 其他疗法

必要时行外痔切除术或血栓剥离术。

（三）混合痔

1. 内治法

参考内痔。

2. 外治法

参考外痔。

3. 其他疗法

必要时行外痔剥离、内痔结扎术。

六、注意事项

（1）每天定时排便，防止便秘，蹲厕时间不宜过长。

（2）多食蔬菜水果，少食辛辣食物。

（3）避免久坐久站，进行适当运动。

（4）发病后及时治疗。

（5）注意肛门清洁，避免感染。

第三节　肛裂

一、概述

肛裂是肛管的皮肤全层纵行裂开或形成溃疡，属于中医学"钩肠痔""裂痔"范畴。其临床特点是好发于青壮年，女性多于男性。肛裂的部位一般在肛门前后正中位，尤以后位多见，位于前正中线的肛裂多见于女性。临床上以肛门周期性疼痛、出血、便秘为主要特点。

二、病因病机（图 10-2）

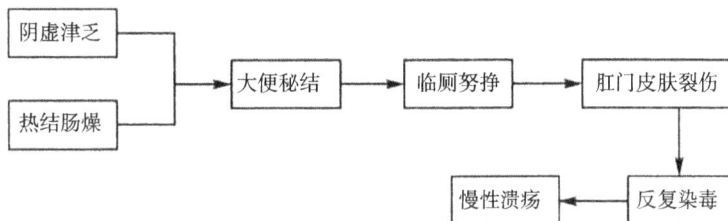

图 10-2　病因病机

三、诊断

（1）多有便秘病史，好发于青壮年。
（2）便后肛门周期性疼痛、便后擦拭见血或有滴血。
（3）可见肛管纵行裂口或纵行梭形溃疡，多位于截石位 6 点和（或）12 点处。
（4）陈旧性肛裂可见赘皮外痔、肛乳头肥大、皮下瘘等并发症。

四、鉴别诊断

本病应当与结核性肛裂、肛门皮肤皲裂、梅毒性肛裂、肛管直肠癌、克罗恩病肛管溃疡等相鉴别。

五、治疗

早期肛裂可采用保守治疗，陈旧性肛裂多需手术治疗。注意治疗便秘，解除括约肌痉挛。

（一）内治法

1. 血热肠燥证

大便二三日一行，质干硬，便时肛门疼痛，便时滴血或手纸染血，裂口色红；腹部胀满，溲黄；舌偏红，脉弦数。

治法：清热润肠通便。

代表方：凉血地黄汤合脾约麻仁丸。

加减法：大便干结，舌质偏红，脉弦数者，加枳壳、火麻仁、郁李仁，出血甚者，加地榆、茜草、仙鹤草等。

2. 阴虚津亏证

大便干结，数日一行，便时疼痛，点滴下血，裂口深红，口干咽燥，五心烦热；舌红，苔少或无苔，脉细数。

治法：养阴清热润肠。

代表方：润肠汤。

加减法：阴血虚者，加制首乌、肉苁蓉养血润燥；津亏甚者，可加桑葚、沙参、麦冬。

3. 气滞血瘀证

肛门刺痛明显，便时便后尤甚，肛门紧缩，裂口色紫黯；舌紫黯，脉弦或涩。

治法：理气活血，润肠通便。

代表方：六磨汤加红花、桃仁、赤芍等。

加减法：气滞甚者，加枳实、厚朴行气通便；瘀甚、脉涩者，加红花、桃仁；疼痛明显者，加小春花、槟榔。

（二）外治法

1. 早期肛裂

可用生肌玉红膏蘸生肌散涂于裂口，每天 1 ~ 2 次，便后用苦参汤、止痛如神汤或 1：5 000 高锰酸钾液坐浴。

2. 陈旧性肛裂

选用封闭疗法，于长强穴用 0.5% ~ 1.0% 普鲁卡因 5 ~ 10 mL 做扇形注射，隔天 1 次，5 d 为 1 个疗程。也可于裂口基底部注入长效止痛液（亚甲蓝 0.2 g，盐酸普鲁卡因 2 g，加水至 100 mL，过滤消毒）3 ~ 5 mL，每周 1 次。

（三）其他疗法

1. 扩肛法

适用于早期肛裂，无结缔组织外痔、肛乳头肥大等合并症者。

2. 切开扩创术

适用于陈旧性肛裂，伴有结缔组织外痔、肛乳头肥大者。

3. 肛裂侧切术

适用于不伴有结缔组织外痔、皮下瘘等的陈旧性肛裂。

4. 纵切横缝术

适用于陈旧性肛裂伴有肛管狭窄者。

5. 肛裂挂线术

适用于二三期肛裂，以线代刀，缓慢切割，术后疗效好，疗程短，但疼痛较明显。

六、注意事项

（1）养成良好的排便习惯，及时治疗便秘。

（2）饮食中多含蔬菜水果，防止大便干燥，避免粗硬粪便擦伤肛门。

（3）注意肛门清洁，避免感染。肛裂发生后宜及早治疗，防止继发其他肛门疾病。

第四节 肛痈

一、概述

肛痈是肛管、直肠周围间隙发生急、慢性感染而形成的脓肿，相当于西医学的肛门直肠周围脓肿。由于发生的部位不同，可有不同的名称，如肛门旁皮下脓肿、坐骨直肠间隙脓肿、骨盆直肠间隙脓肿等。中医学对本病也有不同的称谓，如脏毒、悬痈、坐马痈、跨马痈等。其特点是多发病急骤，疼痛剧烈，伴高热，破溃后多形成肛漏。任何年龄均可发生，但以 20 ~ 40 岁居多，婴幼儿也时有发生，男性多于女性。

二、病因病机（图 10-3）

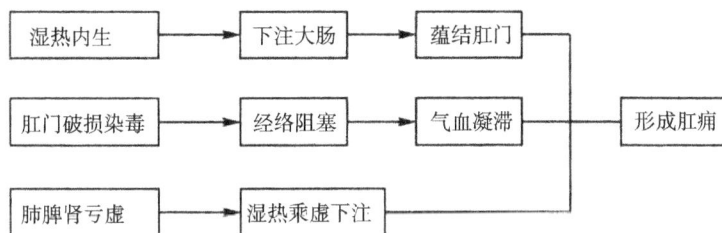

图 10-3　病因病机

三、诊断

（1）肛周疼痛明显，呈灼痛，持续加剧。
（2）疼痛周围肿胀、有结块，按之或有波动感。
（3）肛提肌以下浅部脓肿，局部症状明显而全身症状较轻。
（4）肛提肌以上间隙脓肿，全身症状明显，如发热、全身困倦。
（5）或伴有大便不畅、小便困难等。

四、鉴别诊断

本病应当与肛周毛囊炎及疖肿、化脓性大汗腺炎、克罗恩病肛周脓肿、骶前畸胎瘤溃后感染等相鉴别。

五、治疗

一般以手术治疗为主，内治法多用于手术前后，以增强体质，减轻症状，控制炎症发展。

（一）内治法

1. 火毒蕴结证

肛门周围突然肿痛，持续加剧，伴有恶寒、发热、便秘、溲赤；肛周红肿，触痛明显，质硬，表面灼热；舌红，苔薄黄，脉数。

治法：清热解毒。

代表方：仙方活命饮、黄连解毒汤加减

加减法：红肿痛甚、热毒重者，可加蒲公英、连翘、紫花地丁、野菊花等；便秘者，加大黄以泻热通便；血热盛者，加丹皮以凉血，气虚者，加黄芪以补气。

2. 热毒炽盛证

肛门肿痛剧烈，可持续数日，痛如鸡啄，夜寐不安，伴有恶寒发热，口干便秘，小便困难；肛周红肿，按之有波动感或穿刺有脓；舌红，苔黄，脉弦滑。

治法：清热解毒透脓。

代表方：透脓散加减。

加减法：热甚者，加生石膏、三叶青；兼风热者，加金银花、僵蚕；津伤渴甚者，加桂枝、葛根、玄参等。

3. 阴虚毒恋证

肛门肿痛、灼热，表皮色红，溃后难敛；伴有午后潮热，心烦口干，夜间盗汗；舌红，少苔，脉细数。

治法：养阴清热，祛湿解毒。

代表方：青蒿鳖甲汤合三妙丸加减。

加减法：肺虚者，加沙参、麦冬；脾虚者，加白术、山药、扁豆；肾虚者，加龟甲、玄参，生地改熟地。

（二）外治法

（1）初起实证用金黄膏、黄连膏外敷，位置深隐者，可用金黄散调糊灌肠；虚证用冲和膏或阳和解凝膏外敷。

（2）成脓宜早期切开引流，并根据脓肿部分深浅和病情缓急选择手术方法。

（3）溃后用九一丹纱条引流，脓尽改用生肌散纱条。日久成漏者，按肛漏处理。

（三）其他疗法

（1）肛周脓肿切开排脓术适用于低位及高位肛门直肠周围脓肿，无切开挂线条件者，也是各种术式的基础。

（2）肛周脓肿切开术适用于低位肛门直肠周围脓肿。

（3）高位脓肿切开挂线术或高位脓肿低位切开高位旷置术适用于高位肛门直肠周围脓肿。

（4）脓肿切开挂线术适用于坐骨直肠间隙脓肿、高位肌间脓肿、肛管后间隙脓肿、前位脓肿。

六、注意事项

（1）保持大便通畅，注意肛门清洁。

（2）积极防治肛门病变，如肛隐窝炎、肛腺炎、肛乳头炎、直肠炎、内外痔等。

（3）患病后应及时治疗，防止炎症范围扩大。

参考文献

[1] 金中奎，钟朝辉，林晶．胃肠外科围术期处理［M］．北京：人民军医出版社，2015.

[2] 林擎天．普通外科临床解剖学［M］．上海：上海交通大学出版社，2015.

[3] 徐建，胡志前．普外科医师查房手册［M］．北京：化学工业出版社，2016.

[4] 刘文志，常庆勇．普通外科学高级医师进阶［M］．北京：中国协和医科大学出版社，2016.

[5] 郑武平，余壮明，李军．普通外科疾病诊思维与策略［M］．海口：海南出版社，2015.

[6] 卢云．普通外科诊疗术后并发症预防与处理［M］．北京：人民卫生出版社，2015.

[7] 汪晖，方汉萍．外科手术并发症预警及护理［M］．北京：人民军医出版社，2015.

[8] 陈焕朝．结直肠癌的治疗与康复［M］．武汉：湖北科学技术出版社，2016.

[9] 刘荣．腹腔镜胰腺外科手术操作要领与技巧［M］．北京：人民卫生出版社，2016.

[10] 潘凯．腹腔镜胃肠外科手术学［M］．北京：人民卫生出版社，2016.

[11] 洪流．消化外科疾病整合诊治与临床思维［M］．西安：第四军医大学出版社，2016.

[12] 韩少良，周蒙滔，李文峰．普外科知识问答［M］．杭州：浙江大学出版社，2016.

[13] 陈焕朝．肝癌的治疗与康复［M］．武汉：湖北科学技术出版社，2016.

[14] 李荣祥，张志伟．基层医院外科手术经验与技巧［M］．北京：人民卫生出版社，2016.

[15] 施宝民，艾开兴．老年普通外科学［M］．上海：上海科学技术出版社，2016.

[16] 兰平．炎症性肠病外科治疗学［M］．北京：人民卫生出版社，2016.

[17] 杨牟，张居文．血管外科技术临床精粹［M］．北京：人民卫生出版社，2016.

[18] 王天宝．胃肠手术策略与操作图解［M］．广州：广东科技出版社，2015.

[19] 李开宗，岳树强．普通外科医师培训手册［M］．北京：人民军医出版社，2015.

[20] 李南林，凌瑞．普通外科诊疗检查技术［M］．北京：科学出版社，2016.